Vascular Access

著●小林大樹
編集●寺島　茂
監修●末光浩太郎

エコーで
できる
評価と管理

バスキュラーアクセス
超音波50症例

中山書店

監修にあたって

　バスキュラーアクセス（VA）は維持透析に必要不可欠であり，"良好な透析"を行うためには"良好な状態"を保たなければならない．以前は医師，看護師，臨床工学技士などによる触診や聴診でシャントの状態を把握していたが，個々の経験や技術の差が大きく影響するため，正確な評価とは言い難かった．しかし，近年シャントの状態把握に超音波検査が用いられるようになり，この領域には劇的な変化が訪れている．

　VA超音波検査の歴史は，人工血管内シャントの血流測定から始まった．現在はあらゆるVAの状態把握に用いられており，その用途は治療領域にまで広がってきている．さらに超音波検査機器もめざましい進化を遂げ，従来見えないと思われていた脈管も見えるようになり，検査すべき範囲が拡大してきている．そのなかで，他領域の超音波検査のように確立した基本走査法がないVA超音波検査は，非常に難解であると誤解されやすい．

　また，シャント自体が透析のために作製された異常な血流であり，検査を行うと狭窄は必ず見つかるといっても過言ではない．どの狭窄を有意と捉え，報告するかという情報の取捨選択が非常に難しい領域である．しかし，VA超音波検査の最大のミッションは，"良好な透析"を行うためにVAが"良好な状態"にあるかを判断するための情報を得ることである．ストレスのない穿刺が可能か，血流量は十分か，狭窄の形態や場所などポイントを押さえていくことで，その判断はそれほど難解なものではなくなる．そして，今やその情報は，その後の治療戦略をたてるにあたっても大きな役割を果たしている．

　このたび，この領域のトップランナーである小林大樹氏が"エコーでできる評価と管理"をテーマに執筆するのは来るべくして来た彼の務めであろう．これを機にこの領域がそれほど難しいものではないことが世に浸透し，VA超音波検査が特殊な検査ではなく一般的な超音波検査の一つとして認知されることを期待している．また，VA超音波検査でできないことはないと信じ，日々模索している彼の集大成である本書が，読者の診療レベル向上に役立つことを確信している．

関西ろうさい病院
監修　末光浩太郎

本書を手に取られた皆様へ

　このたび，まさに今が"旬"ともいえる書籍を発刊することができました．日常の臨床業務のなかで，バスキュラーアクセス（VA）超音波検査を実施したいが，指導者がいないためにどうして良いかわからない，頼まれてとりあえず実施したものの，基本的な走査方法もわからず判定にも不安があるなど，悩んでいる読者も多いのではないでしょうか．透析患者の血管管理の重要性はいうまでもなく，VA の作成における血管マッピングに始まり，VA 超音波検査は術前・術後管理を非侵襲的かつ短時間に評価可能なことから，必要不可欠な検査法となっています．

　筆者の小林大樹先生は，症例豊富な臨床病院の第一線で長年勤務した経験から，検査技術の腕前や症例評価における適切な判読において，VA 超音波検査の第一人者であります．筆者が講演会などで受講生から聞かれる質問は，年々多種多様な内容となり，今後さらに高度な検査技術が求められるものと考えられます．現在，基本走査や検査手順などを中心に解説した教本は，少ないものの発刊はされております．一方，いろいろなVA が存在するなかで，それぞれに発生するトラブルはさまざまであり，もう一歩進んだ詳細な教本の必要性が感じられます．本書籍では，VA 超音波検査を始める前のシャント肢の観察から，どのような疾患を疑い検査を進めたら良いのか，各症例の機能的評価・形態的評価ポイントを詳細に観察し，鮮明なエコー画像を豊富に盛り込み，図や表を多用して簡潔な内容で構成しました．本書籍のコンセプトは，「多くの症例を鮮明で的確な画像で学ぶ，VA 超音波検査の解説書」となっています．

　筆者の思いは，透析室や病棟業務における VA 超音波検査のレベルアップであります．『バスキュラーアクセス超音波 50 症例』は VA 超音波検査に携わる臨床検査技師，看護師，臨床工学技士，放射線技師の初心者から中級者，及び臨床研修医などの方々の教本となり得る書籍であり，読者の方々のさらなるレベルアップを期待するものであります．

編集　寺島　茂

序

　私がシャントエコーを始めたのは，約20年前である．バスキュラーアクセス（VA）を作製する血管外科の先生の勧めで，検査のやり方もわからず，試行錯誤のなか，必死で何事にもチャレンジしたことを今でも鮮明に覚えている．我々は超音波パルスドプラ法を用いたアクセス血流量の測定に着目し，VAの管理に有益な検査法であることを証明した．その後，超音波診断装置の進歩により，体表面に近い部位を走行する皮静脈についても，明瞭に描出できるようになった．人工血管内シャントの管理のみならず，次第に自己血管内シャントの管理にも活用されていくことになった．

　近年では，学会発表や講演会，また数々の書籍の出版により，本検査法が普及してきている．VAに関わる多くの先生方のご尽力によって，ここ数年で飛躍的にエコーによるシャント管理が浸透し，多用されている．私自身も，さまざまな講演会や執筆活動のお手伝いをさせていただいたが，講演会や書籍で与えられるテーマについては時間や頁数に制限がある．講演会や書籍全体の流れを考えると，基礎的なことや主要な疾患について述べるのが限界である．

　本書は，シャント管理を行う臨床検査技師や手術を施行する医師をはじめ，画像検査に関わる放射線技師，外来や手術室，透析に従事する看護師や臨床工学技士を対象にした書籍である．AVF，AVG，動脈表在化の種類別に分け，エコーから始める検査ではなく，臨床症状や理学所見から疑われる疾患を推測し，そこから必要な情報をエコーで収集していくという効率の良い，かつ見逃しが少ない検査手順で記した．そして，これまで他の書籍では多くても10症例程度しか掲載できなかったものが，本書では50症例を提示していることが最大の特徴である．基本的な症例から応用的な症例について，エコーで引き出しておきたい情報や検査の進め方，どこに注目するかの観察ポイントを中心に示した．

　執筆中，私の度重なる提出期限の遅れに対して，叱咤激励をいただいた中山書店の鈴木様，編者の寺島 茂先生にも感謝申し上げたい．そのような状況で完成した本書をご熟読いただくと，さまざまな知識を身につけることができ，自己のスキルアップにつながると確信している．しかし，その先にある真の目的は，"超音波の力"が，患者様のために最大限に活かされることであり，それが達成されることを切に願っている．

　2019年1月

関西ろうさい病院 中央検査部

小林　大樹

CONTENTS

STEP UP！ バスキュラーアクセス超音波検査

著者略歴

●著者

小林　大樹（こばやし　ひろき）

南大阪臨床検査技師専門学校卒業
大阪バスキュラーアクセスセンター，近畿中央病院などを経て平成26年より関西ろうさい病院
現職：労働者健康安全機構 関西ろうさい病院　中央検査部

[所属学会]
日本透析アクセス医学会，日本透析医学会，日本超音波検査学会，日本超音波医学会

[認定資格]
日本超音波医学会認定 超音波検査士（消化器領域・体表領域）

[著書]
「バスキュラーアクセス超音波テキスト」（共著）医歯薬出版，2011
「透析スタッフのためのバスキュラーアクセス超音波検査」（共著）医歯薬出版，2018
ほか多数

●編集

寺島　茂（てらじま　しげる）

麻布大学大学院博士課程修了（Ph.D.取得）
神奈川県厚生連伊勢原協同病院医療技術部長などを経て麻布大学
現職：麻布大学客員教授

[著書]
「頸動脈エコー検査アトラス」中山書店，2007
「超音波検査報告書の書き方」（編著）ベクトル・コア，2010
「乳房超音波検査アトラス」（編著）中山書店，2011
ほか多数

バスキュラーアクセス超音波の

基本知識

VA 超音波の概要

- バスキュラーアクセス（vascular access：VA）とは，血液透析を施行するために必要な血液の出入り口であり，透析患者にとって必要不可欠なものである．数十年前までは，ブラッドアクセスやシャントと呼ばれていたが，欧米の影響を受け，最近ではバスキュラーアクセスと呼称されることが多い．
  ※本書において，「シャント」という言葉の方がなじみ深い場合は，その用語を使用していることをご了承いただきたい．

- シャント（shunt）とは「短絡」という意味である．透析を行うには，多くの血流が必要である．動脈は，それに必要な血流を有するが，血管走行が深いため週3回の透析で穿刺するにはあまりにもリスクが高い．一方，穿刺しやすい皮静脈は血流が少ないため，透析を行うには不十分である．そこで穿刺しやすい静脈に血流が多い動脈をつなぐ（短絡をつくる）ことで，透析に必要な血流量を確保できるようになる．それが「シャント」である．

- VA の種類は，自己血管内シャント（arteriovenous fistula：AVF），人工血管内シャント（arteriovenous graft：AVG），動脈表在化，長期留置カテーテルなどがある．それらの特徴を表1に示す．

- VA に対する超音波検査の役割を図1に示す．本法は，透析導入前から導入した後の維持透析まで，多岐かつ長期にわたり活用される．

表1　VA の種類

VA	短絡	特徴
AVF	あり	自己の動脈と静脈を皮下で外科的に吻合する．他の VA に比べて合併症が少なく，開存率も良い．現在，我が国で最も多く使用されている．
AVG	あり	AVF が作製できない場合に本術式が選択される．しかし，血流量が多いため，心機能が不良である症例に適応はない．また，開存率も AVF に比べて不良であるため，定期的なモニタリングが必要になる．また，人工物であるため感染しやすい．
動脈表在化	なし	血管走行が深い動脈を皮下に持ち上げて穿刺を容易にする（脱血側）．短絡を形成しないため，心機能が不良の症例が適応となる．ただし返血静脈が必要である．
長期留置カテーテル	なし	内頚静脈や大腿静脈からカテーテルを挿入し，その先端を太い血管の近く（上大静脈や下大静脈）に留置する．こうすることで，多くの血流を得ることができる．人工物であるため感染しやすい．

短絡を意味するシャントは AVF と AVG のみになる．動脈と静脈に短絡がない動脈表在化や長期留置カテーテルは非シャントである．これらを総称して VA と呼ばれている．

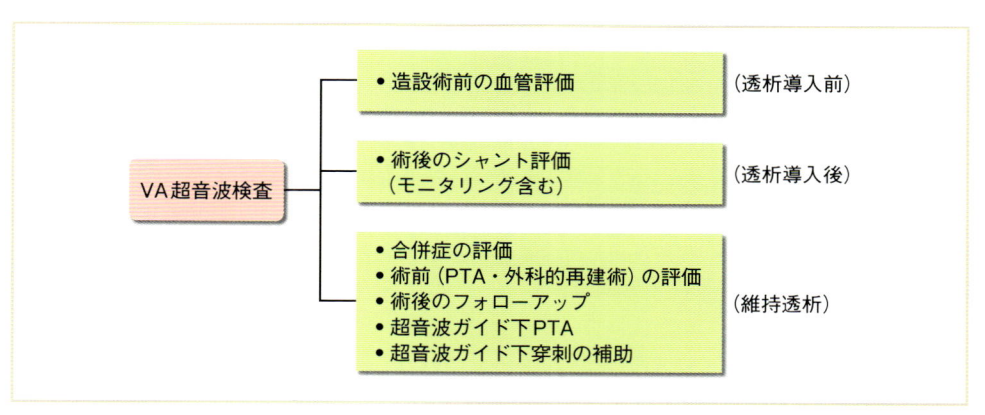

図1　VA超音波検査の役割

表2　超音波診断装置の機能

方法	機能	使用する場面
B-mode 断層法	グレースケールで表示するエコー検査の基本画像である.	• 狭窄や閉塞，血管の周囲組織の観察
カラードプラ法	ドプラ効果を用いた手法で，血流の有無や速さ，血流方向がわかる. 一般的に赤と青の色で表示する.	• 狭窄部や閉塞部の観察 • 逆流している血流の評価
パワードプラ法	カラードプラ法より血流の検出感度が高い手法である.	• 閉塞部近傍などの微弱な血流の検出
パルスドプラ法	血流速度を時間軸で表現できる.	• 血流量や末梢血管抵抗指数（RI），加速時間の計測

※低ブルーミング（色のはみだしが少ない），高分解能，高フレームレートで微細な血流を描出できる手法もある. メーカーによって名称が異なり，GE ヘルスケアジャパンでは B-flow や HDC (High Definition Color)，キャノンメディカルシステムズでは ADF (Advanced Dynamic Flow) や SMI (Superb Micro-vascular Imaging) と呼ばれる. ハイエンド機種に搭載されており，狭窄病変のより詳細な観察が可能である.

● VA の評価に使用する超音波診断装置の機能を**表2**に示す. 適切な設定を行い，機能を最大限に活用することを心がける（STEP UP！1 参照，p.182）.

● 前述の通り，VA は透析を行ううえで患者にとって非常に大切なものである. 特に初回に作製する VA は，できるだけ AVF を第一選択とし，吻合部位は可能な限り末梢側で作製することが，日本透析医学会から公刊されている「2011 年版　慢性血液透析用バスキュラーアクセスの作製および修復に関するガイドライン」にも示されている. また，『動・静脈の視診・触診にて，VA の種類や作製部位を決定できない場合は，超音波検査を施行することが望ましい』と記されており，術前の評価に有用である.

● 透析導入が間近になった患者は，造影剤の使用による腎機能悪化を考慮し，血管造影検査は行わず，非侵襲的に実施可能な超音波検査による血管評価が多用され，その位置付けも重要視される.

表3　VA 超音波の長所と短所

長所	短所
他のモダリティに比べて装置が安価である．そのため，ほとんどの施設が保有している．	得られる情報量やデータの信頼性は検者の技量に影響される．
造影剤が使用できない保存期の患者にも非侵襲的に検査できる．	上肢の全体的な血管走行が把握しにくい．
血流を定量的に評価できる．	石灰化病変を伴う部位を評価できない．
病変の部位や程度，範囲を定量的に評価できる．	未穿刺のポリウレタン製人工血管の内腔を観察できない．
閉塞部位を観察できる．	心臓に近い部位の血管は評価が困難である．
得られた数値を活用し，経時的な変化を捉えることができる．	
理学所見では得られない血管走行や血行動態を把握することができる．	

● 一度作製した VA は，永久的に維持できるわけではない．AVF や AVG においては，何らかの原因により狭窄病変が発現し，それが進行すると血栓を形成し閉塞する．当然，シャントが閉塞すると透析ができなくなる．同時に，閉塞するとインターベンション治療の成功率も低下する．シャント閉塞の前段階である狭窄の時点で病変を指摘し，適切な時期に治療介入することがシャント管理の理想である．

● シャント管理においては，これまで理学所見（視診・触診・聴診）による客観的な評価が行われてきた．近年では，血流を定量的に評価できるクリットラインや HD-02 が使用されている．主にシャントの全体像，および病変の部位や程度を評価できる血管造影や 3D-CT などもある．

● シャントを管理するひとつのツールとして，超音波診断装置を用いたシャント管理が広く普及している．本法の特徴は，機能（血流の程度）と形態（病変の部位や程度）を同時に評価できるところにある．しかしながら，万能な検査法ではない（表3）．超音波検査で評価が困難な場合は，他のモダリティーに委ねることも必要である．

● VA 超音波検査は，さまざまな診療の場面で活用でき，得られる情報量も多い．ただし，それに対する透析と超音波検査の両面の知識を取得することが重要である．

上肢の血管解剖と
プローブ走査

動脈系の名称と特徴

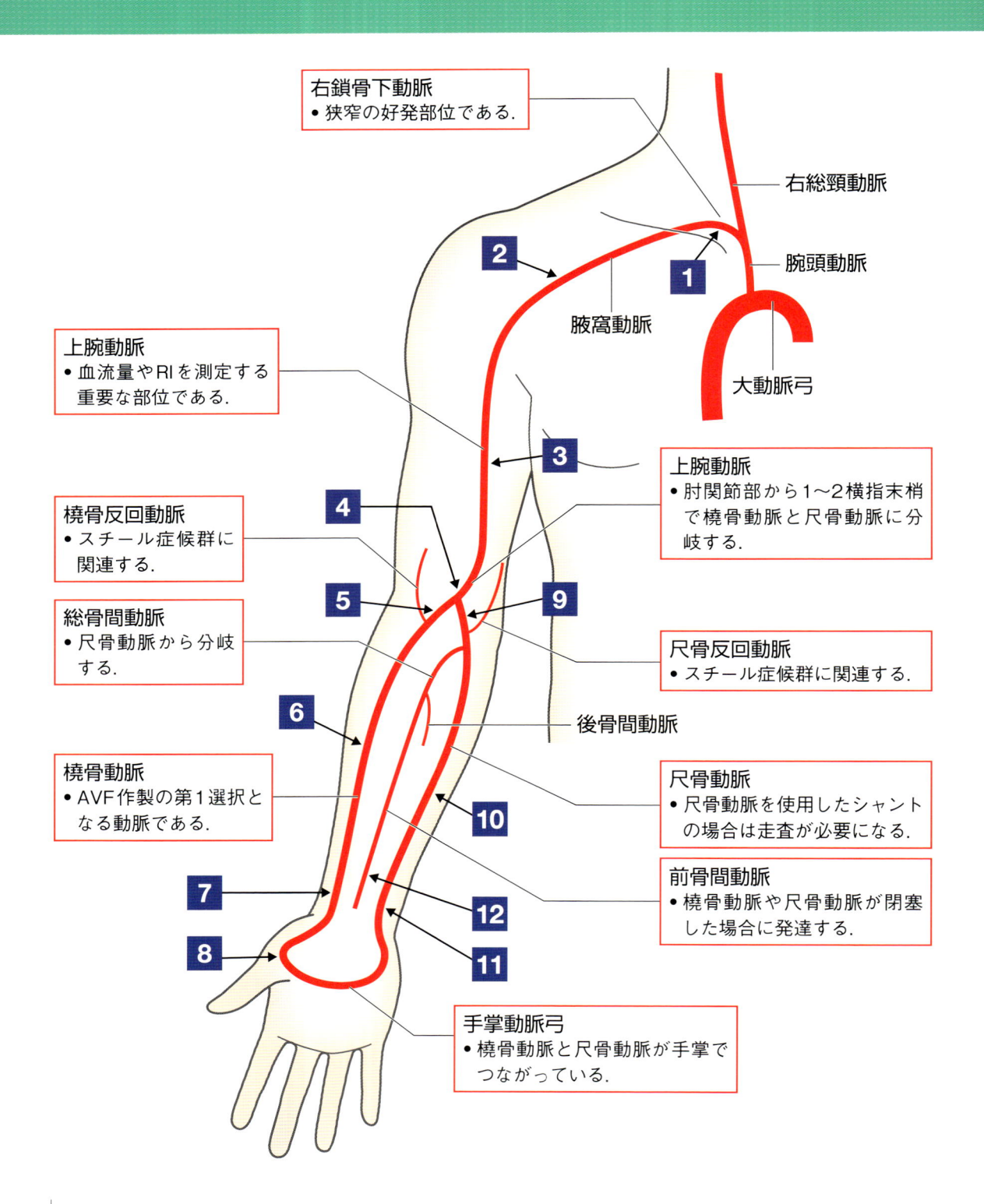

右鎖骨下動脈
- 狭窄の好発部位である.

右総頸動脈

腕頭動脈

腋窩動脈

大動脈弓

上腕動脈
- 血流量やRIを測定する重要な部位である.

上腕動脈
- 肘関節部から1〜2横指末梢で橈骨動脈と尺骨動脈に分岐する.

橈骨反回動脈
- スチール症候群に関連する.

総骨間動脈
- 尺骨動脈から分岐する.

尺骨反回動脈
- スチール症候群に関連する.

後骨間動脈

橈骨動脈
- AVF作製の第1選択となる動脈である.

尺骨動脈
- 尺骨動脈を使用したシャントの場合は走査が必要になる.

前骨間動脈
- 橈骨動脈や尺骨動脈が閉塞した場合に発達する.

手掌動脈弓
- 橈骨動脈と尺骨動脈が手掌でつながっている.

◎走査における注意点

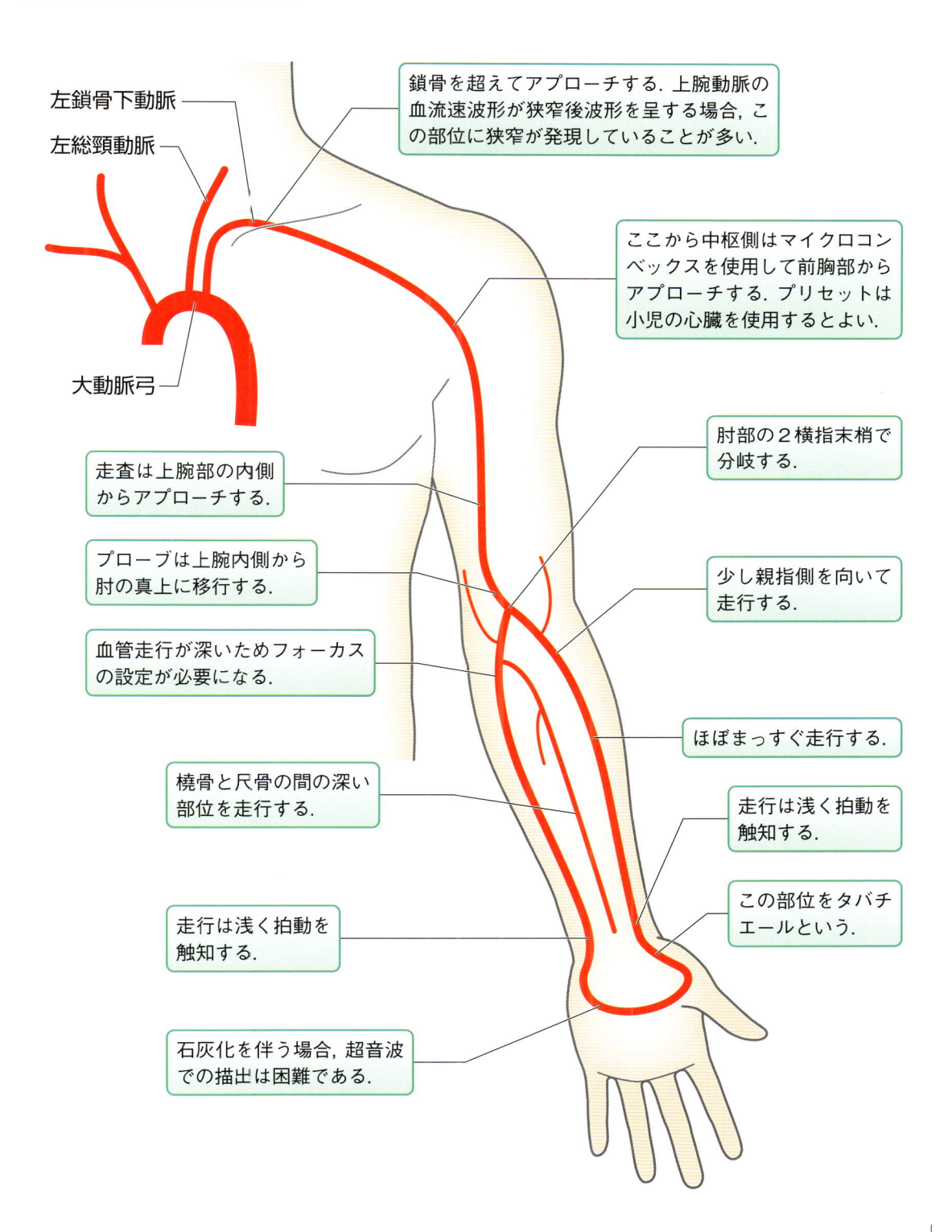

左鎖骨下動脈

左総頸動脈

大動脈弓

鎖骨を超えてアプローチする. 上腕動脈の血流速波形が狭窄後波形を呈する場合, この部位に狭窄が発現していることが多い.

ここから中枢側はマイクロコンベックスを使用して前胸部からアプローチする. プリセットは小児の心臓を使用するとよい.

走査は上腕部の内側からアプローチする.

プローブは上腕内側から肘の真上に移行する.

血管走行が深いためフォーカスの設定が必要になる.

橈骨と尺骨の間の深い部位を走行する.

走行は浅く拍動を触知する.

石灰化を伴う場合, 超音波での描出は困難である.

肘部の2横指末梢で分岐する.

少し親指側を向いて走行する.

ほぼまっすぐ走行する.

走行は浅く拍動を触知する.

この部位をタバチエールという.

1　鎖骨下動脈

鎖骨上窩からプローブを倒して心臓に向ける．血管が確認しにくい場合は，腋窩動脈から鎖骨を越えて連続的に追っていくと描出しやすい．

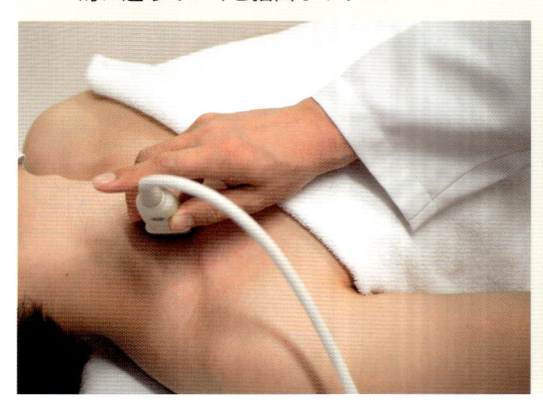
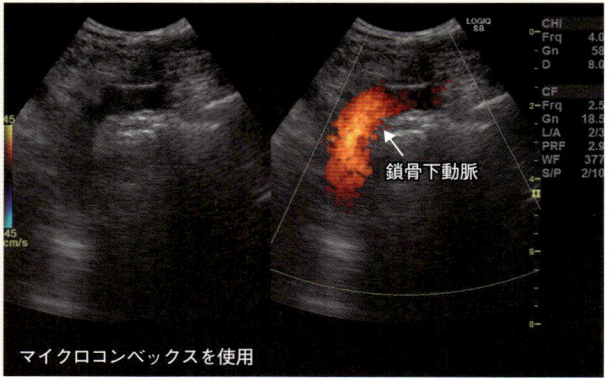

マイクロコンベックスを使用

鎖骨下動脈

2　腋窩動脈

前胸部からアプローチする．腋窩動脈と鎖骨下動脈はルーチン検査では走査しないが，中枢側の動脈病変が疑われた場合のみ走査する．

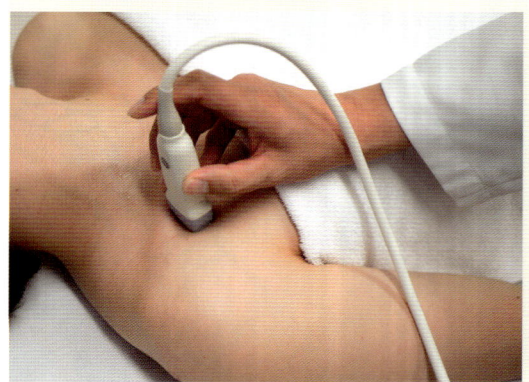
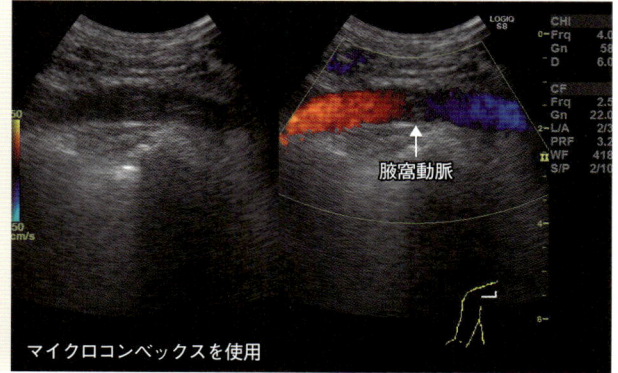

マイクロコンベックスを使用

腋窩動脈

3　上腕動脈（上腕中央部）

上腕部内側からアプローチする．尺側皮静脈が近傍に走行しているため，鑑別が必要である．血管短軸走査で確認する習慣をつけておく．

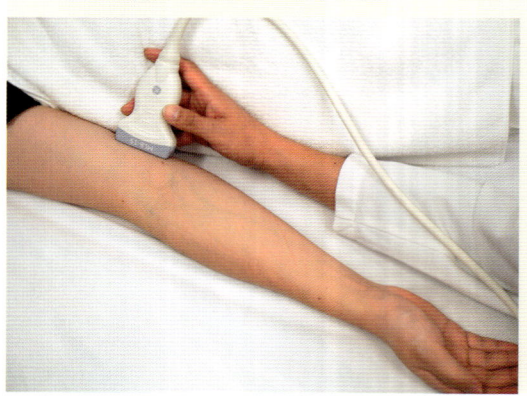
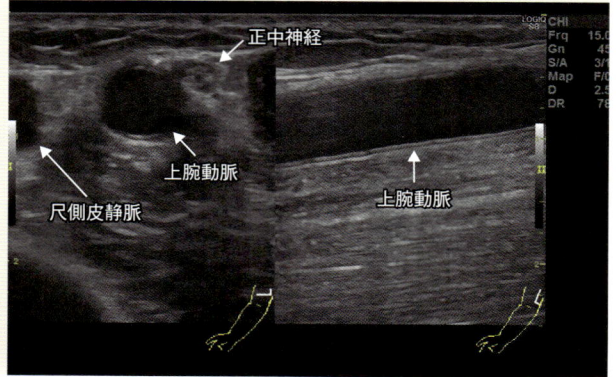

正中神経

尺側皮静脈

上腕動脈

上腕動脈

4 橈骨動脈・尺骨動脈分岐部

肘部にくるとプローブは肘上部に置くことになる．この部位では拍動も触知できる．条件が整えば上腕動脈，橈骨動脈，尺骨動脈が1つの断面で描出できる．

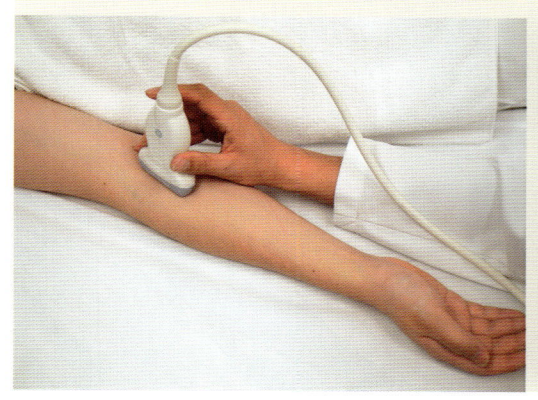
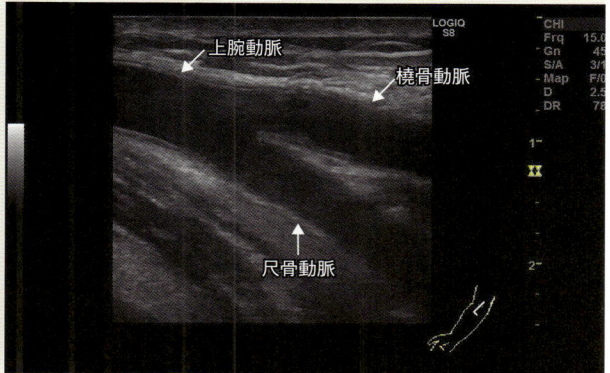

5 橈骨動脈（起始部）

橈骨動脈の起始部は浅い部位を走行する．プローブの末梢側が手関節部の拍動を触知する部位に向く方向でプローブを置く．

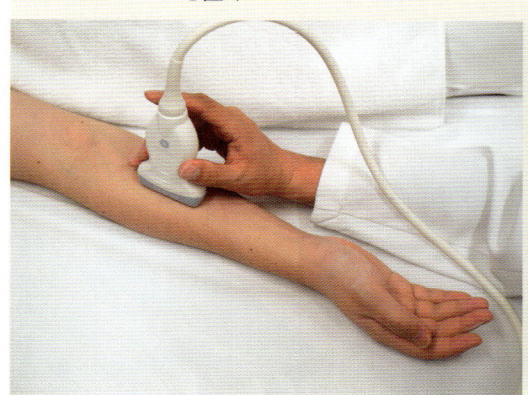
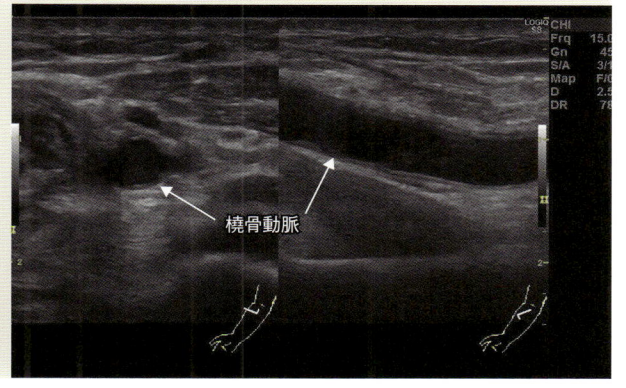

6 橈骨動脈（前腕中央部）

ここから末梢側へは，ほぼまっすぐ手関節部の拍動を触知する部位に向けてプローブをすすめる．徐々に血管走行が浅くなってくる．

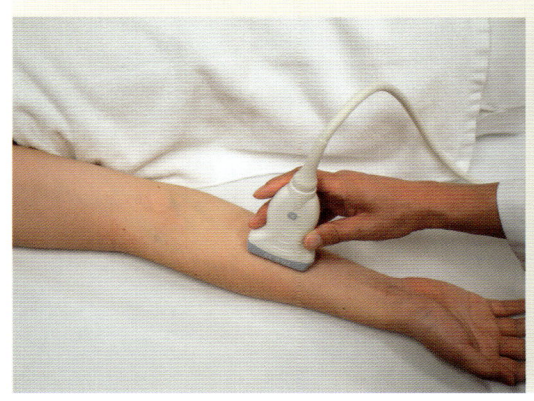
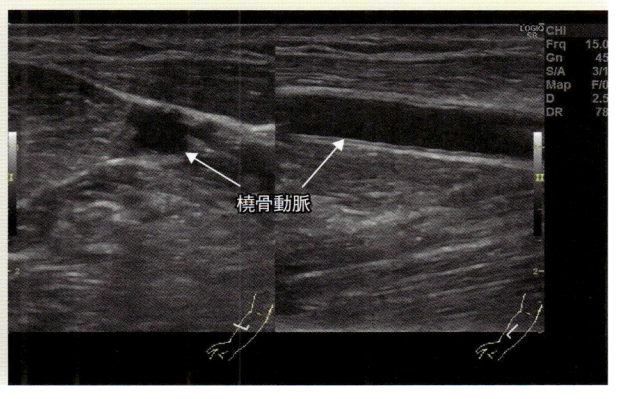

7　橈骨動脈（手関節部）

浅い部位を走行する．血管が細く描出が難しい場合は，動脈の拍動を触診で確認し，それが触れる部位にプローブを置くと良い．

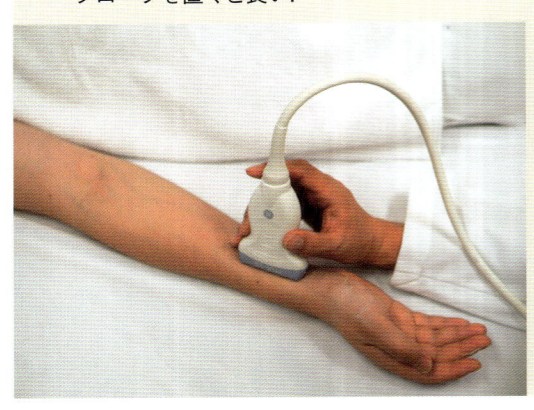
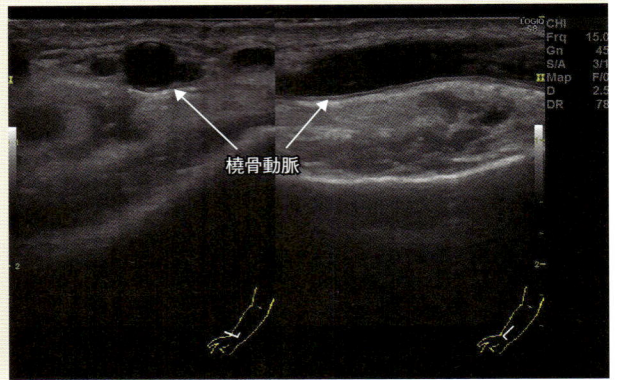

8　橈骨動脈（タバチエール部）

タバチエールでシャントを作製する場合は，この部位の走査が必要になる．手背側の第 I 指と第 II 指の間からアプローチする．

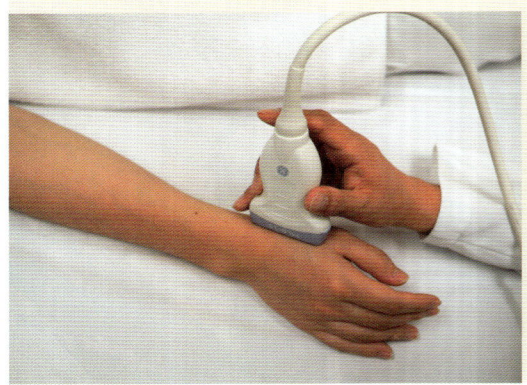
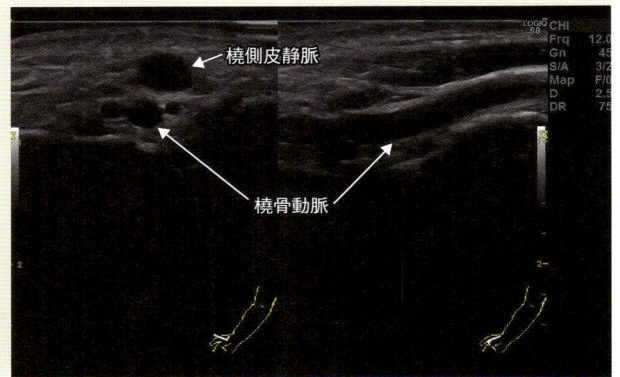

9　尺骨動脈（起始部）

上腕動脈から分岐したのち，血管は深く走行する．最も深い部位の描出が難しいこともあるが，その場合は末梢側から中枢側に走査すると良い．

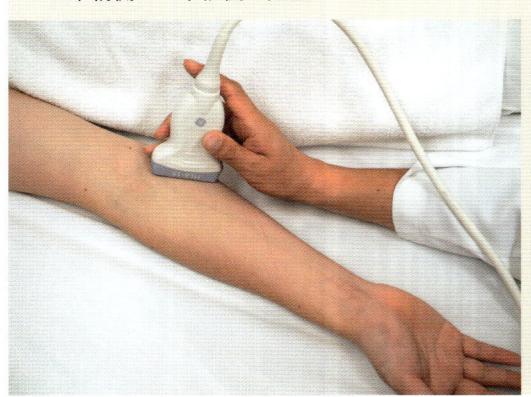
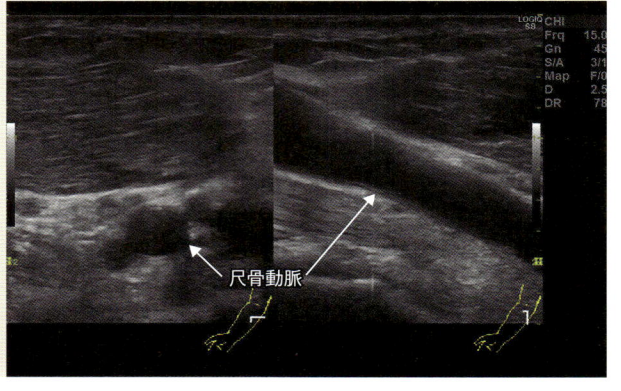

10 尺骨動脈（前腕中央部）

血管走行は徐々に浅くなってくる．短軸走査で描出する際はプローブを少し傾けて血管に対して垂直方向にビームを入射すると正円に描出され認識しやすくなる．

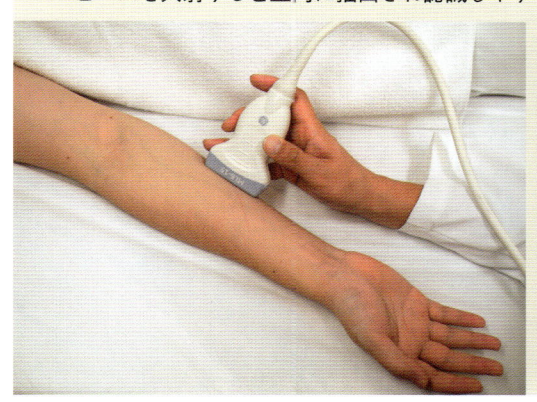
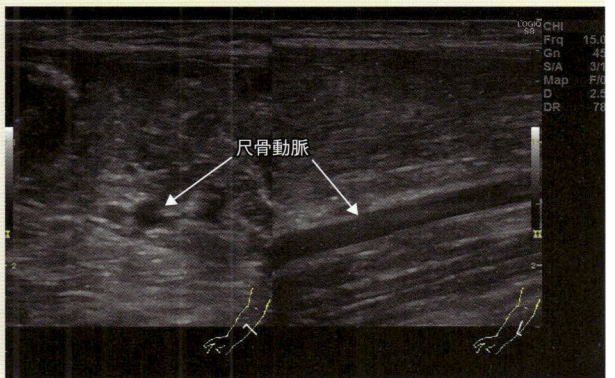

11 尺骨動脈（手関節部）

手関節部になると体表面に近くなる．橈骨動脈同様，触診にて拍動を確認すると良い．

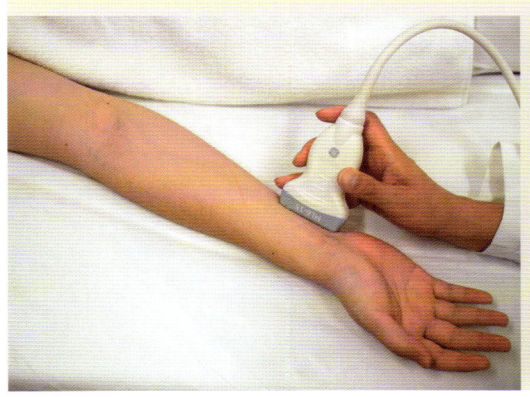
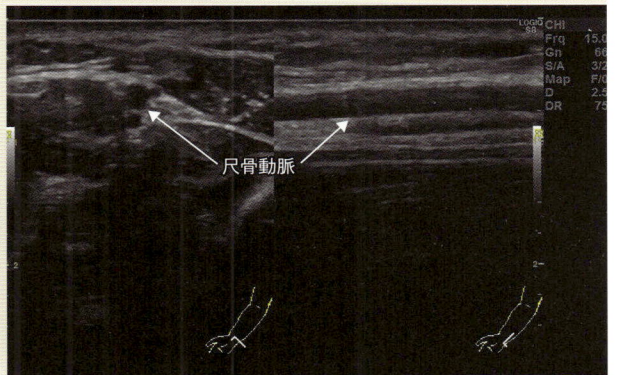

12 前骨間動脈

走行は深い．橈骨動脈あるいは尺骨動脈が良好に流れている場合は描出できないことが多いが，どちらか一方あるいは両方が閉塞すると描出しやすくなる．

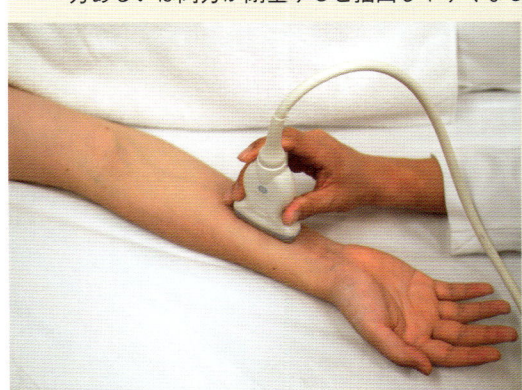
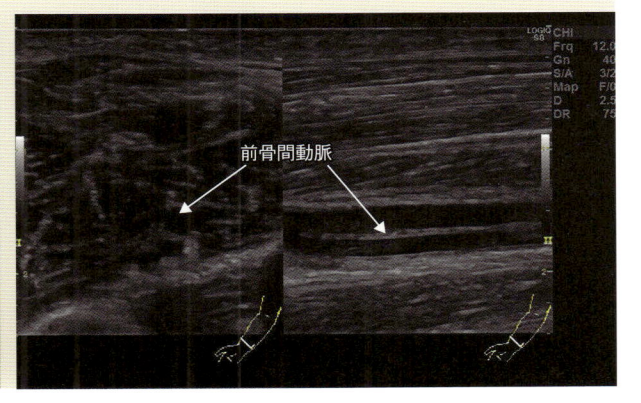

静脈系の名称と特徴

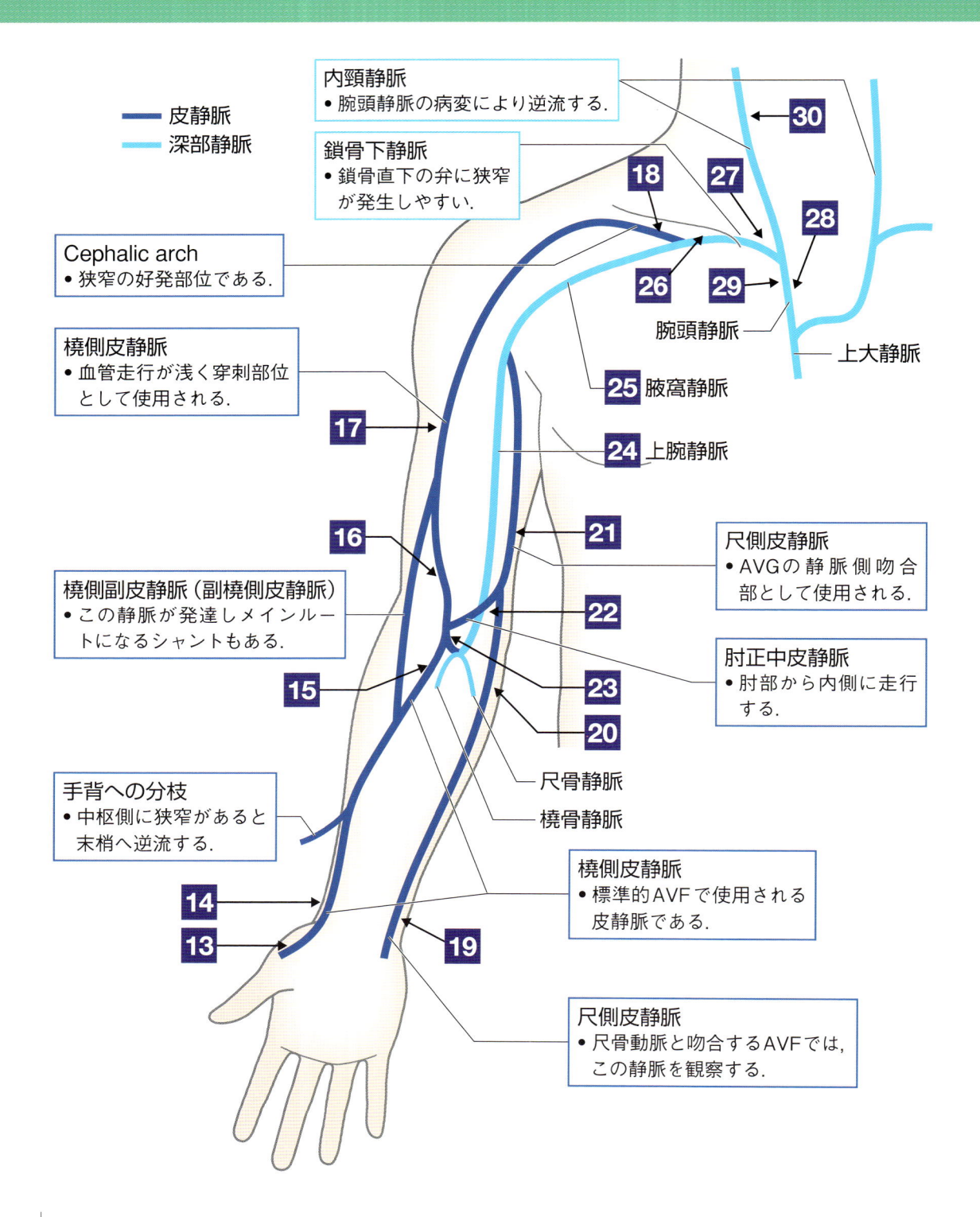

- 皮静脈
- 深部静脈

内頸静脈
- 腕頭静脈の病変により逆流する.

鎖骨下静脈
- 鎖骨直下の弁に狭窄が発生しやすい.

Cephalic arch
- 狭窄の好発部位である.

橈側皮静脈
- 血管走行が浅く穿刺部位として使用される.

橈側副皮静脈（副橈側皮静脈）
- この静脈が発達しメインルートになるシャントもある.

手背への分枝
- 中枢側に狭窄があると末梢へ逆流する.

尺側皮静脈
- AVGの静脈側吻合部として使用される.

肘正中皮静脈
- 肘部から内側に走行する.

橈側皮静脈
- 標準的AVFで使用される皮静脈である.

尺側皮静脈
- 尺骨動脈と吻合するAVFでは, この静脈を観察する.

腕頭静脈
上大静脈
腋窩静脈
上腕静脈
尺骨静脈
橈骨静脈

◎走査における注意点

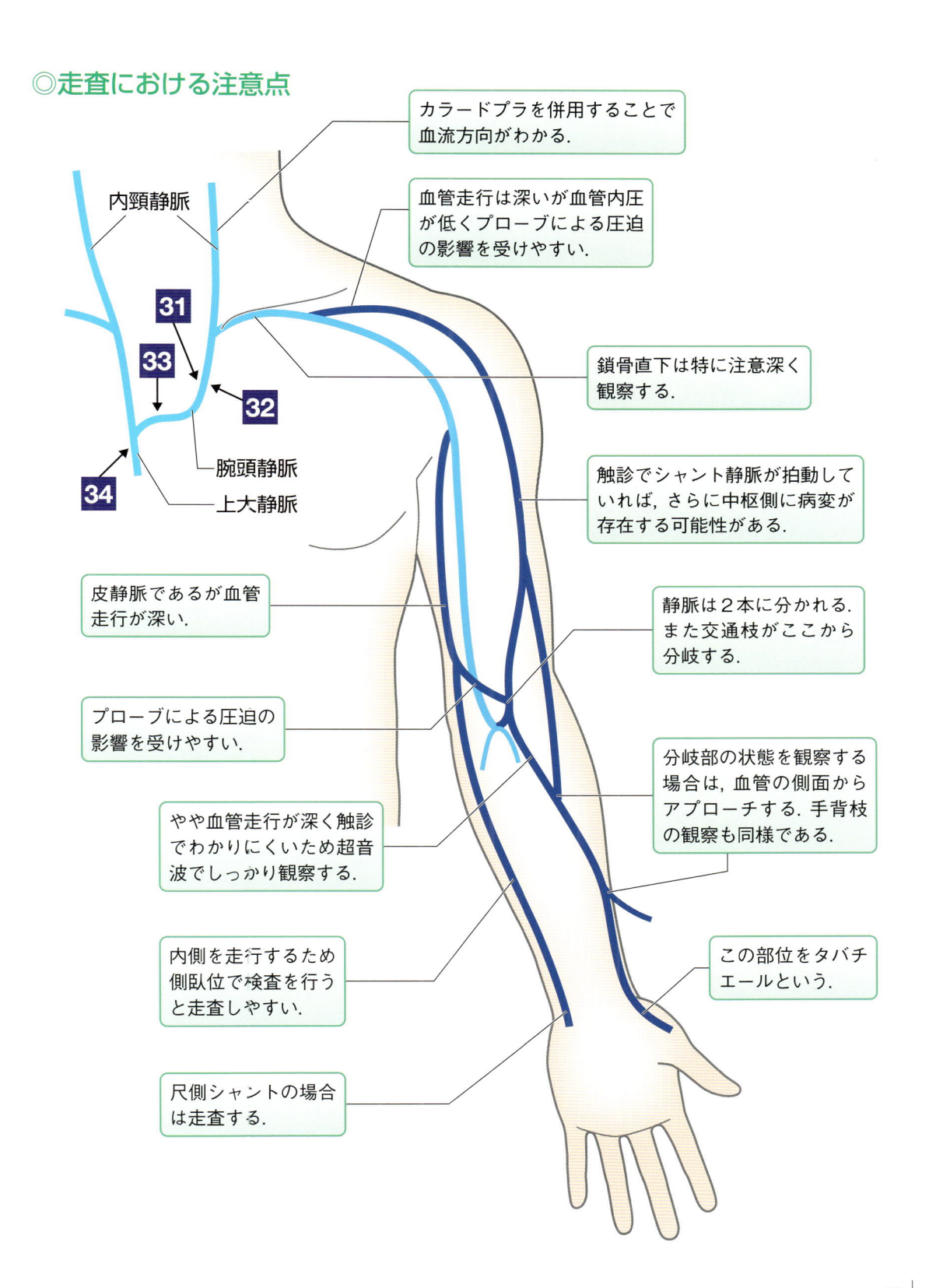

内頚静脈

31

33

32

34

腕頭静脈

上大静脈

カラードプラを併用することで血流方向がわかる.

血管走行は深いが血管内圧が低くプローブによる圧迫の影響を受けやすい.

鎖骨直下は特に注意深く観察する.

触診でシャント静脈が拍動していれば, さらに中枢側に病変が存在する可能性がある.

静脈は2本に分かれる. また交通枝がここから分岐する.

皮静脈であるが血管走行が深い.

分岐部の状態を観察する場合は, 血管の側面からアプローチする. 手背枝の観察も同様である.

プローブによる圧迫の影響を受けやすい.

やや血管走行が深く触診でわかりにくいため超音波でしっかり観察する.

内側を走行するため側臥位で検査を行うと走査しやすい.

この部位をタバチエールという.

尺側シャントの場合は走査する.

13 橈側皮静脈（タバチエール部）

タバコ窩を走行する．血管が細い，または描出されない症例も多い．ほぼ直下に橈骨動脈が走行する．

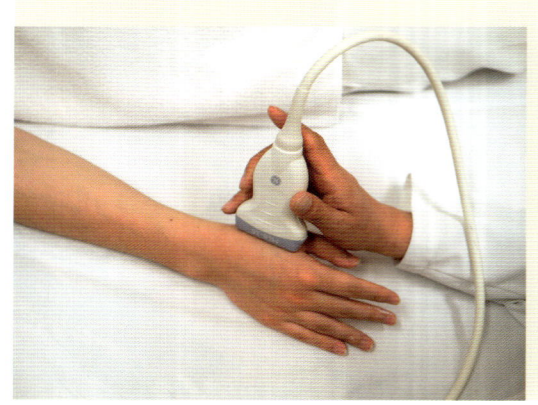
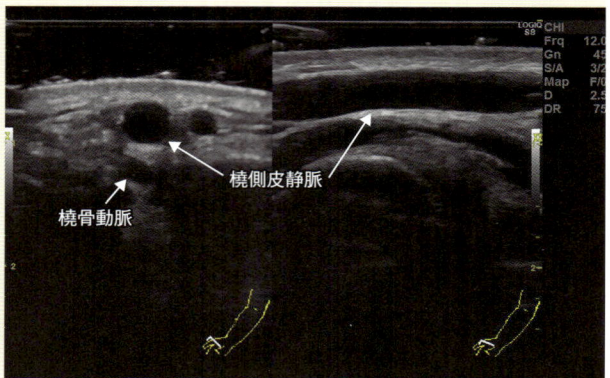

14 橈側皮静脈（手関節部）

AVF を作製する場合，第一選択となる皮静脈である．腕の側面を走行するため，手首を旋回させて走査すると描出しやすい．特に圧迫に注意する．

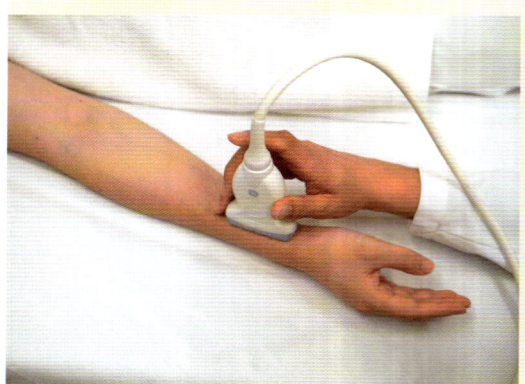
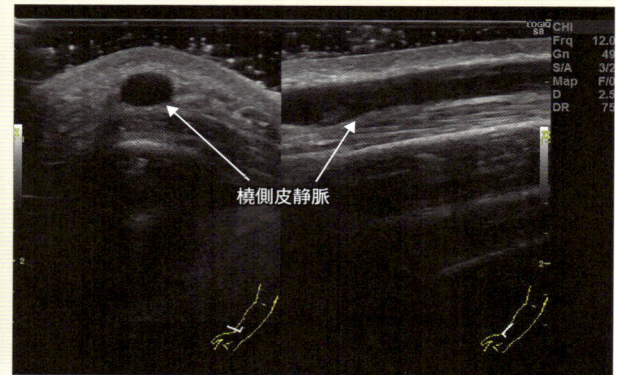

15 橈側皮静脈（前腕中枢部）

手首では腕の側面を走行しているが，前腕中枢部になると，ほぼ正中に向かって走行する．血管走行はやや深くなることがある．

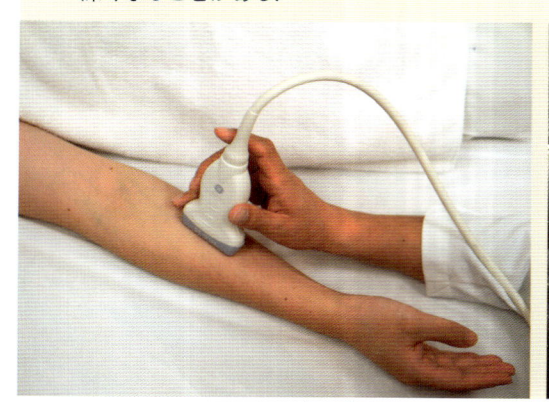
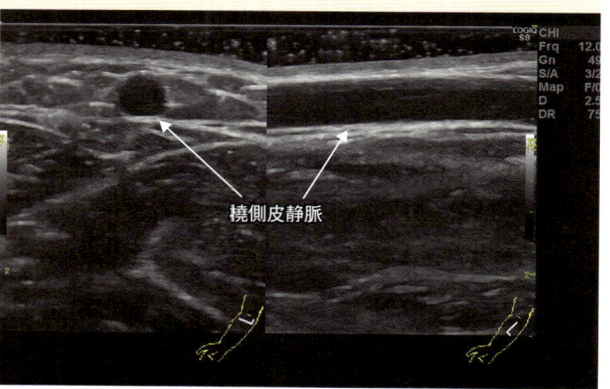

16 橈側皮静脈（肘部）

穿刺部位になることが多い．肘部手前で正中に向かって走行する橈側皮静脈が，肘上になると少し外側方向に向かって走行する．

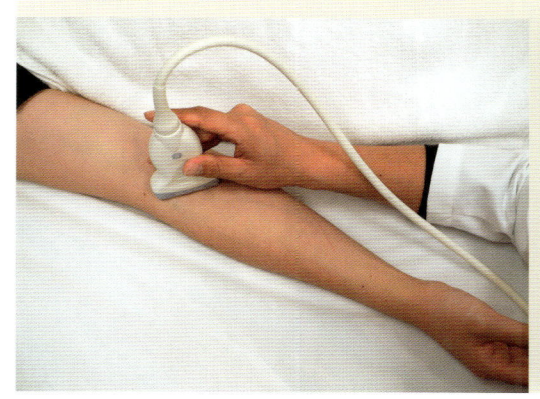
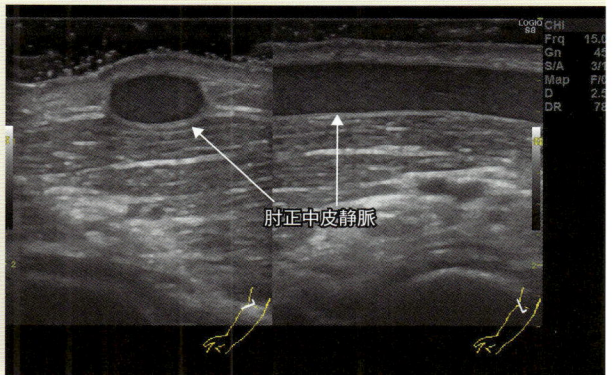

肘正中皮静脈

17 橈側皮静脈（上腕中央部）

この部位も血管走行が浅く，穿刺部位になることが多い．比較的まっすぐ走行するため走査しやすい．

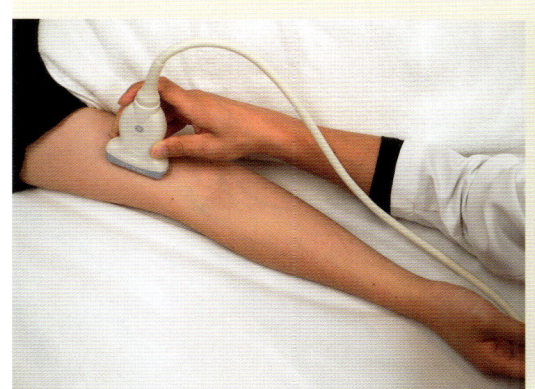
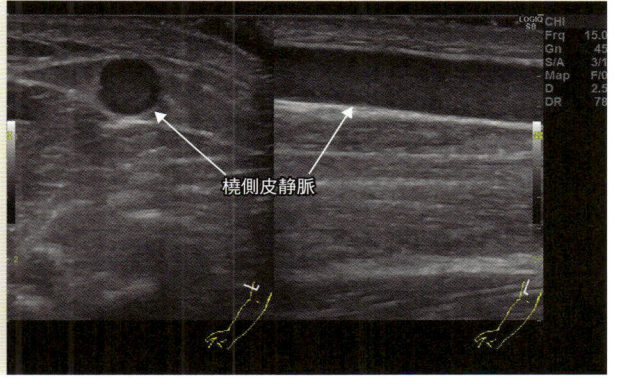

橈側皮静脈

18 橈側皮静脈（Cephalic arch）

鎖骨手前で弧を描くように走行し腋窩静脈（または鎖骨下静脈）に合流する．血管内圧が低いため，プローブによる圧迫に注意する．

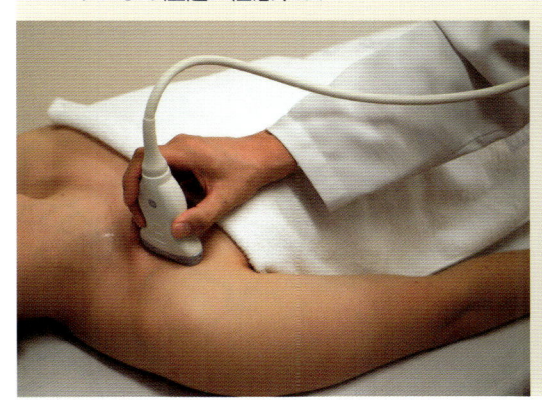
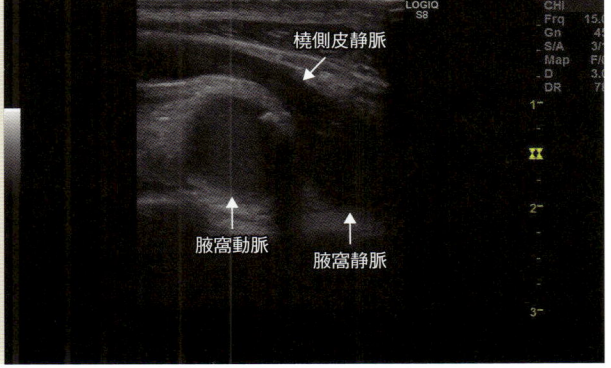

橈側皮静脈

腋窩動脈　　　腋窩静脈

19　尺側皮静脈（手関節部）

小指側を走行する．橈側でシャントが作製できない場合，この尺側皮静脈と尺骨動脈を吻合し AVF を作製することがある．

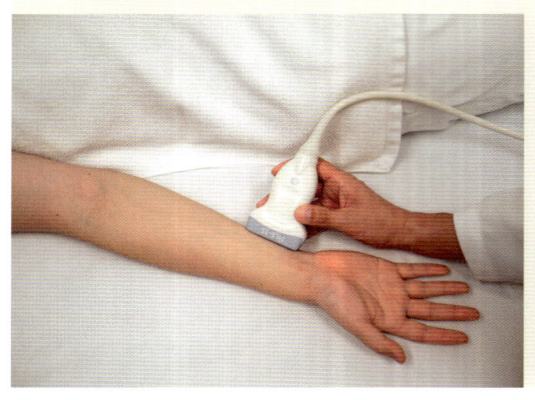
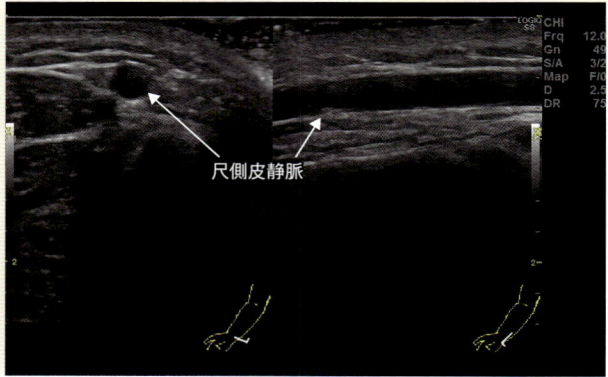

20　尺側皮静脈（前腕中枢部）

尺側で AVF を作製した場合，穿刺部位となることが多い．内側を走行するため，側臥位で検査すると走査しやすくなる．

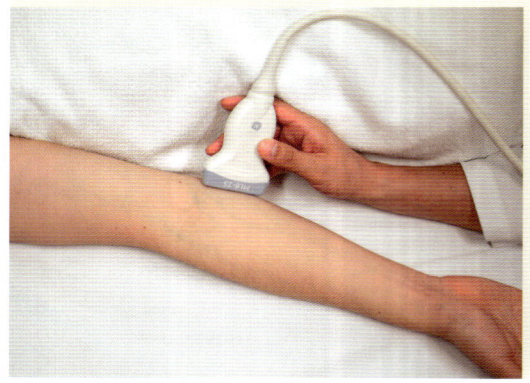
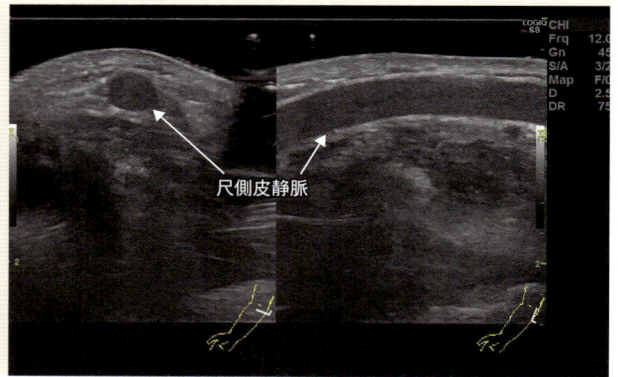

21　尺側皮静脈（上腕中央部）

皮静脈でありながら，他の部位に比べて血管走行が深い．AVG を作製する場合の静脈側の吻合血管として使用されることが多い．

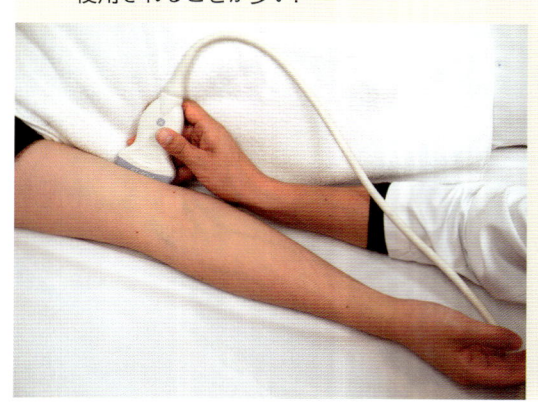
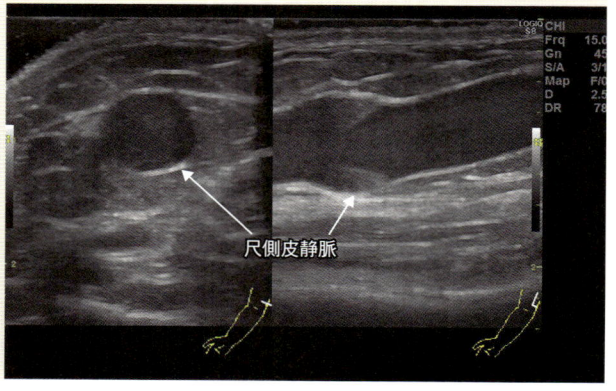

22 肘正中皮静脈

肘部で橈側皮静脈と尺側皮静脈を連絡する皮静脈である．この部位は穿刺に使用されることが多い．もともとこの血管がない症例もある．

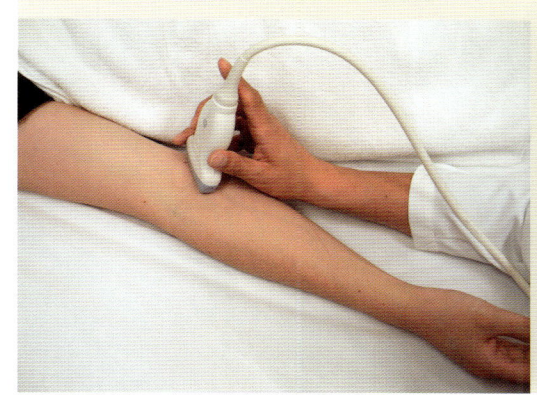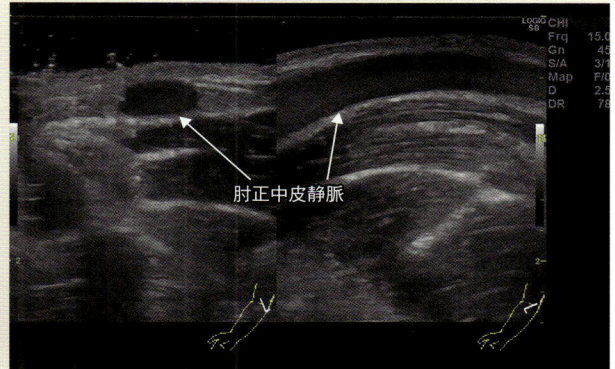

23 交通枝

肘部の橈側皮静脈と肘正中皮静脈が分岐する部位で，橈側皮静脈と上腕静脈とが連絡する．浅い部位から深い部位へと斜めに走行している．

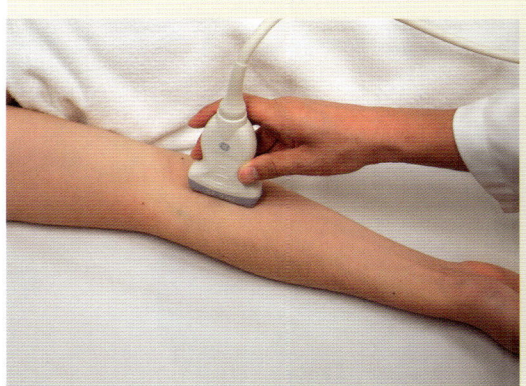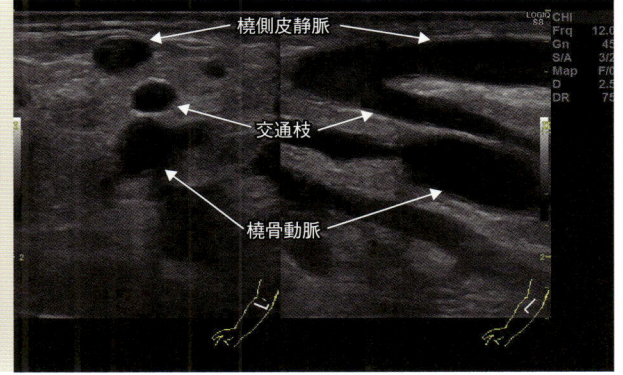

24 上腕静脈

上腕動脈1本に対して上腕静脈は2本伴走している．肘部の橈側皮静脈と肘正中皮静脈が閉塞した場合，交通枝を逆流して，この上腕静脈に多く流れる．

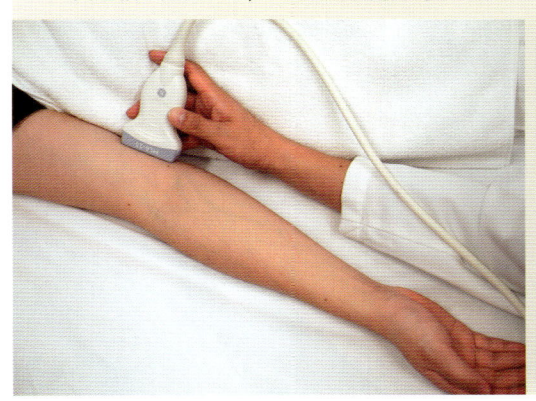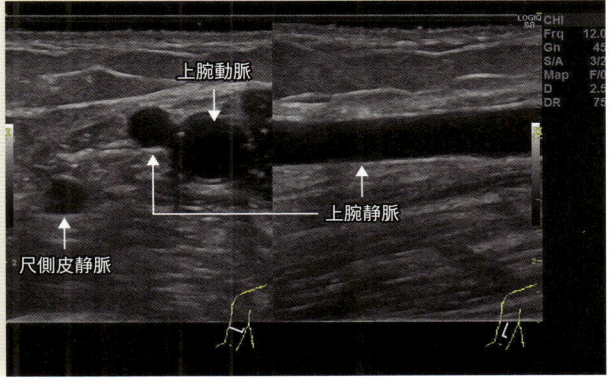

25 右腋窩静脈

マイクロコンベックスに持ち替え，前胸部からアプローチする．腋窩動脈と伴走するため，短軸で両者を描出し，血流方向から動静脈を判断する．

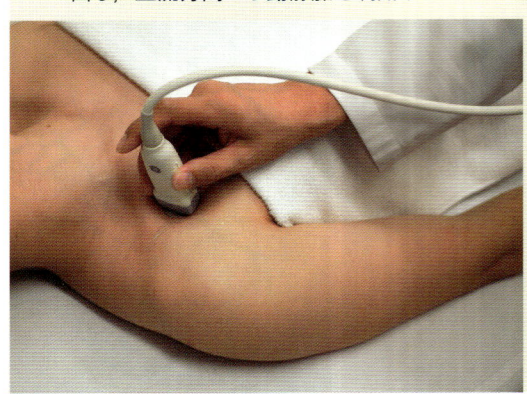 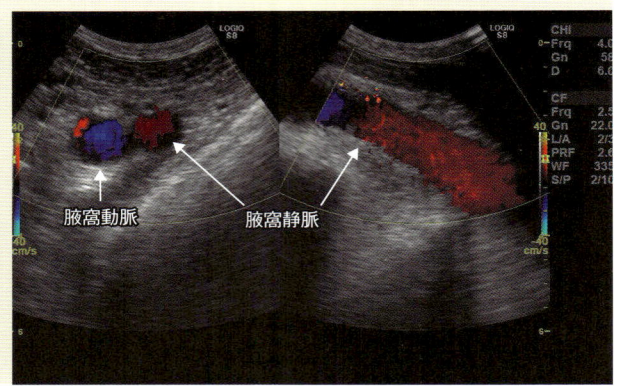

26 右鎖骨下静脈（前胸部側からアプローチ）

画面左に鎖骨が見えている．鎖骨の真下に狭窄病変が発現しやすいため，プローブを倒しながら鎖骨の下を注意深く観察する．

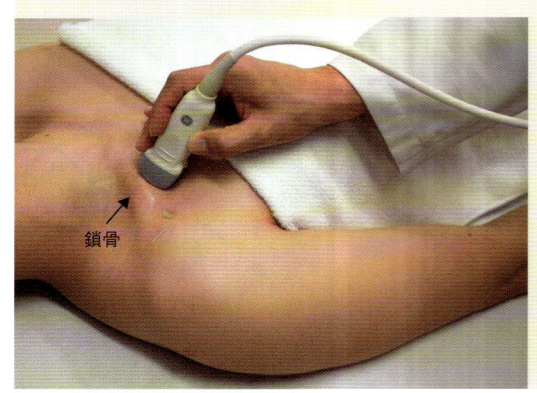 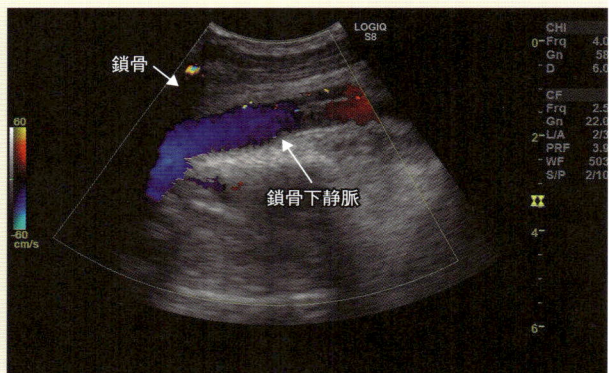

27 右鎖骨下静脈（鎖骨上窩からアプローチ）

鎖骨を越えた反対側からも，しっかりプローブをあてて鎖骨の真下を注意深く観察する．静脈弁が観察されることが多い．

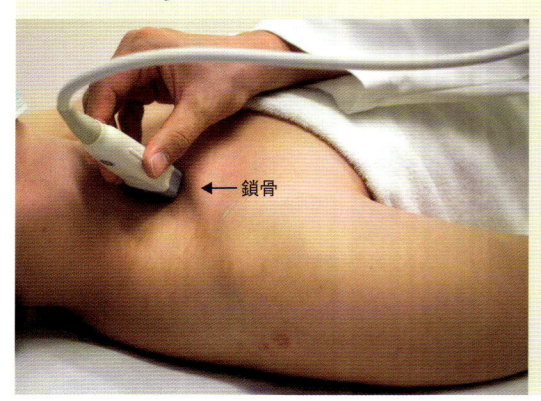 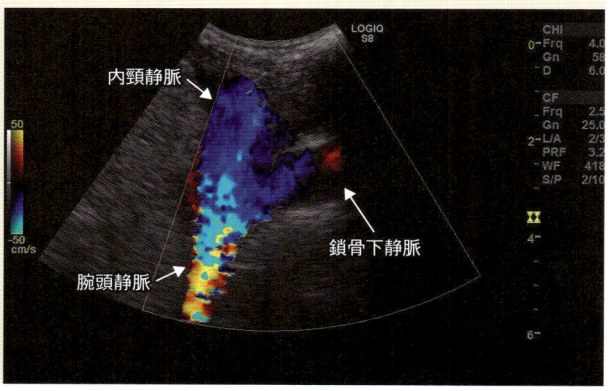

28 右腕頭静脈（鎖骨上窩からアプローチ）

内頸静脈を短軸像で描出し心臓側に向けて走査する．プローブが鎖骨に当たった時点で，プローブを傾けビームを心臓側に向けると描出できる．

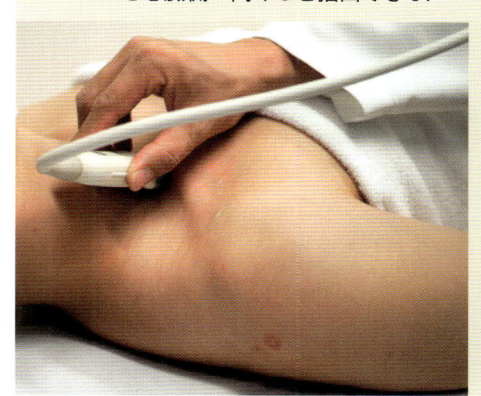 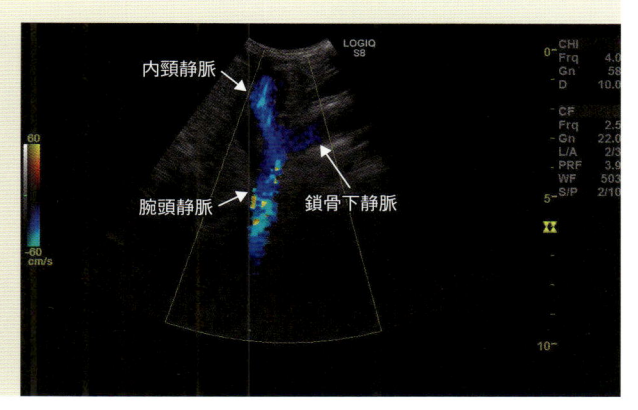

29 右腕頭静脈（前胸部からアプローチ）

前胸部から腋窩静脈の短軸像を描出し，プローブが鎖骨に当たった時点で，プローブを倒してビームを心臓側に向けると描出できる．

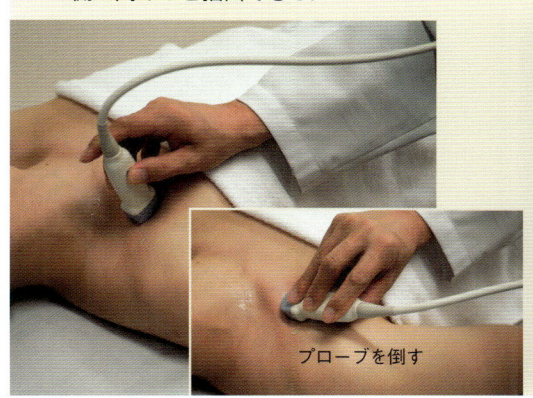 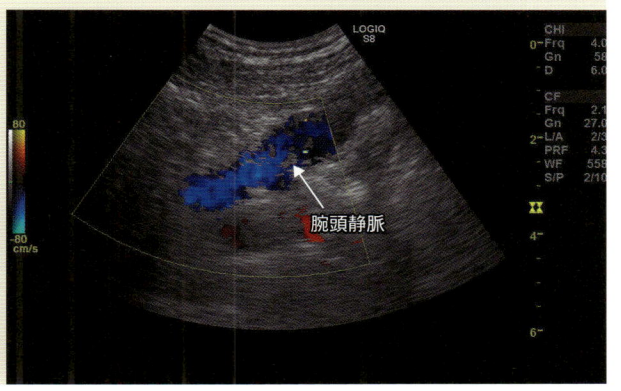

30 内頸静脈

内頸静脈は総頸動脈と伴走している．血流方向や呼吸性変動の有無から両者の鑑別は容易である．

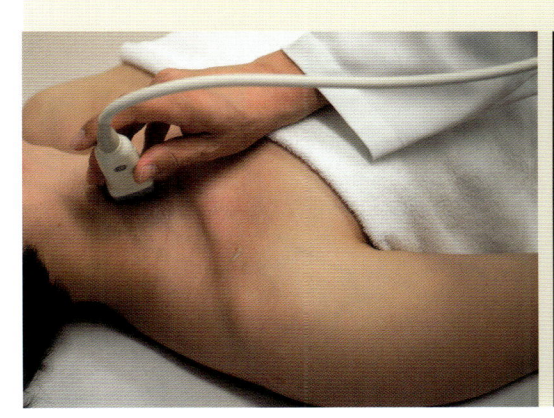 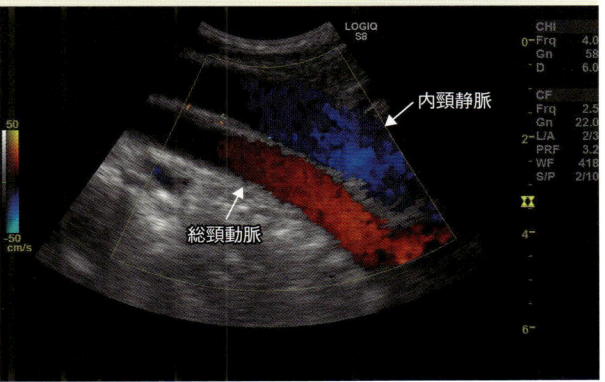

31 左腕頭静脈（鎖骨上窩からアプローチ）

内頸静脈を短軸像で描出し，心臓側に向けて走査する．プローブが鎖骨に当たった時点で，プローブを傾けビームを心臓側に向けると描出できる．

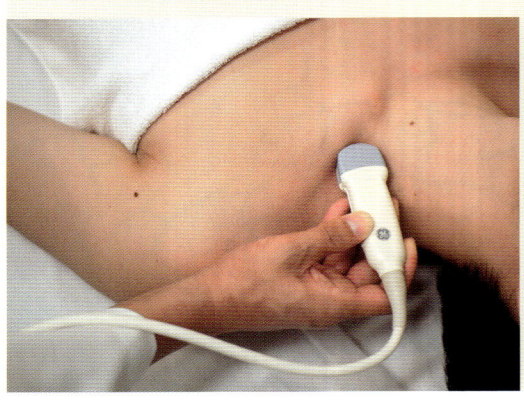
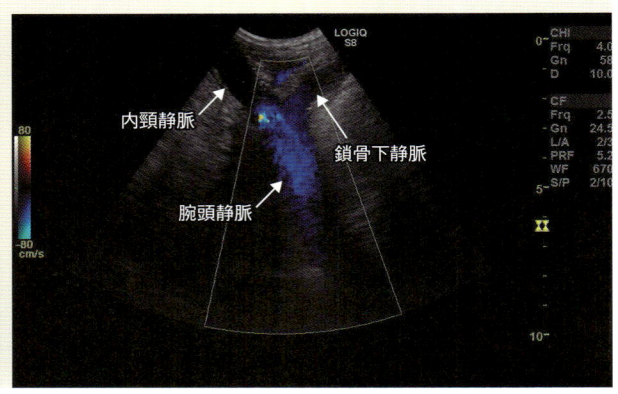

32 左腕頭静脈（前胸部からアプローチ）

前胸部から腋窩静脈の短軸像を描出し，プローブが鎖骨に当たった時点で，プローブを傾けビームを心臓側に向けると描出できる．

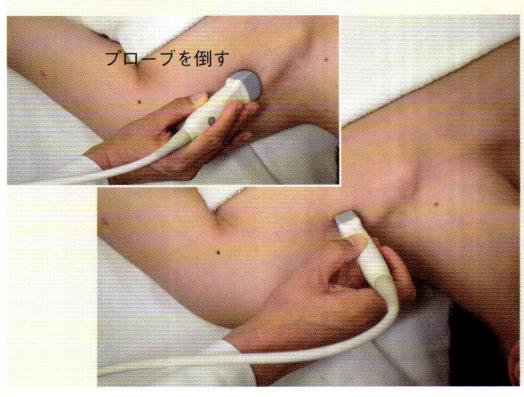
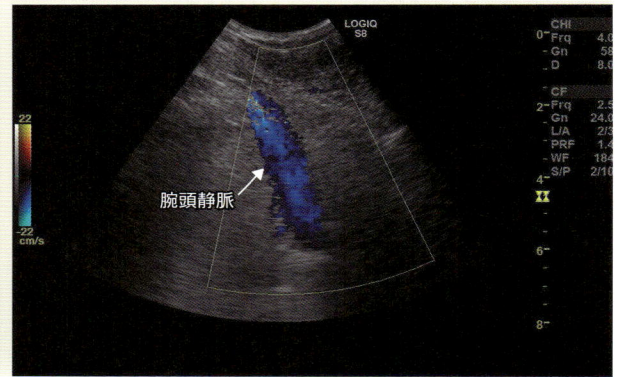

33 左腕頭静脈（鎖骨上窩からアプローチ）

鎖骨上窩から描出した腕頭静脈の連続性を追っていく．プローブを胸骨側に移動させるが，描出が難しいことが多い．

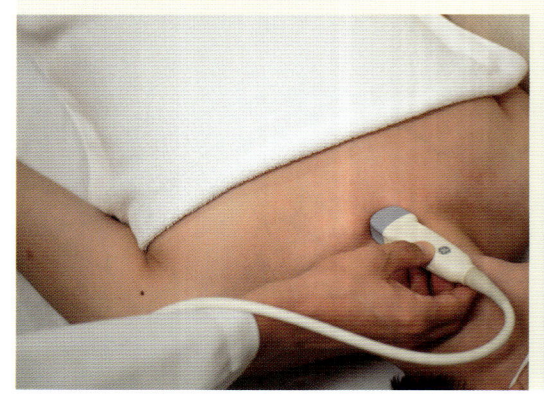
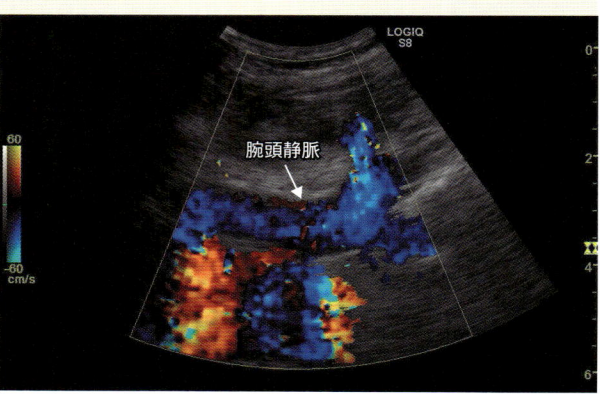

34 上大静脈（胸骨上窩からアプローチ）

胸骨上窩にプローブを置き，超音波ビームを右腰の方向に向ける．しかしながら，通常はこのように明瞭に描出されることはまれである．

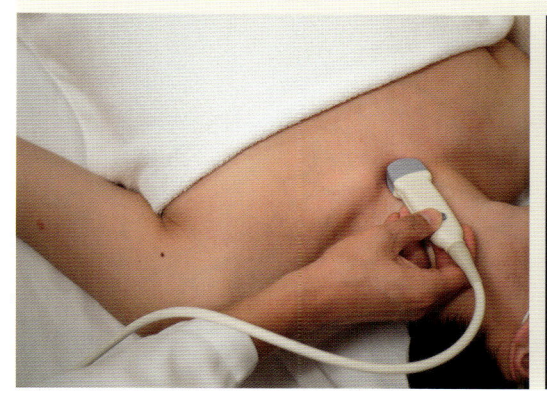 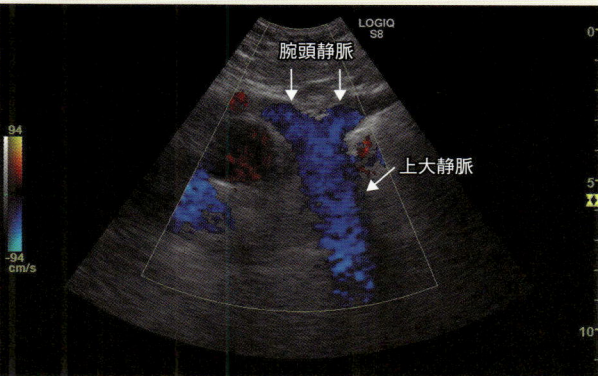

VA超音波特有の血管描出法

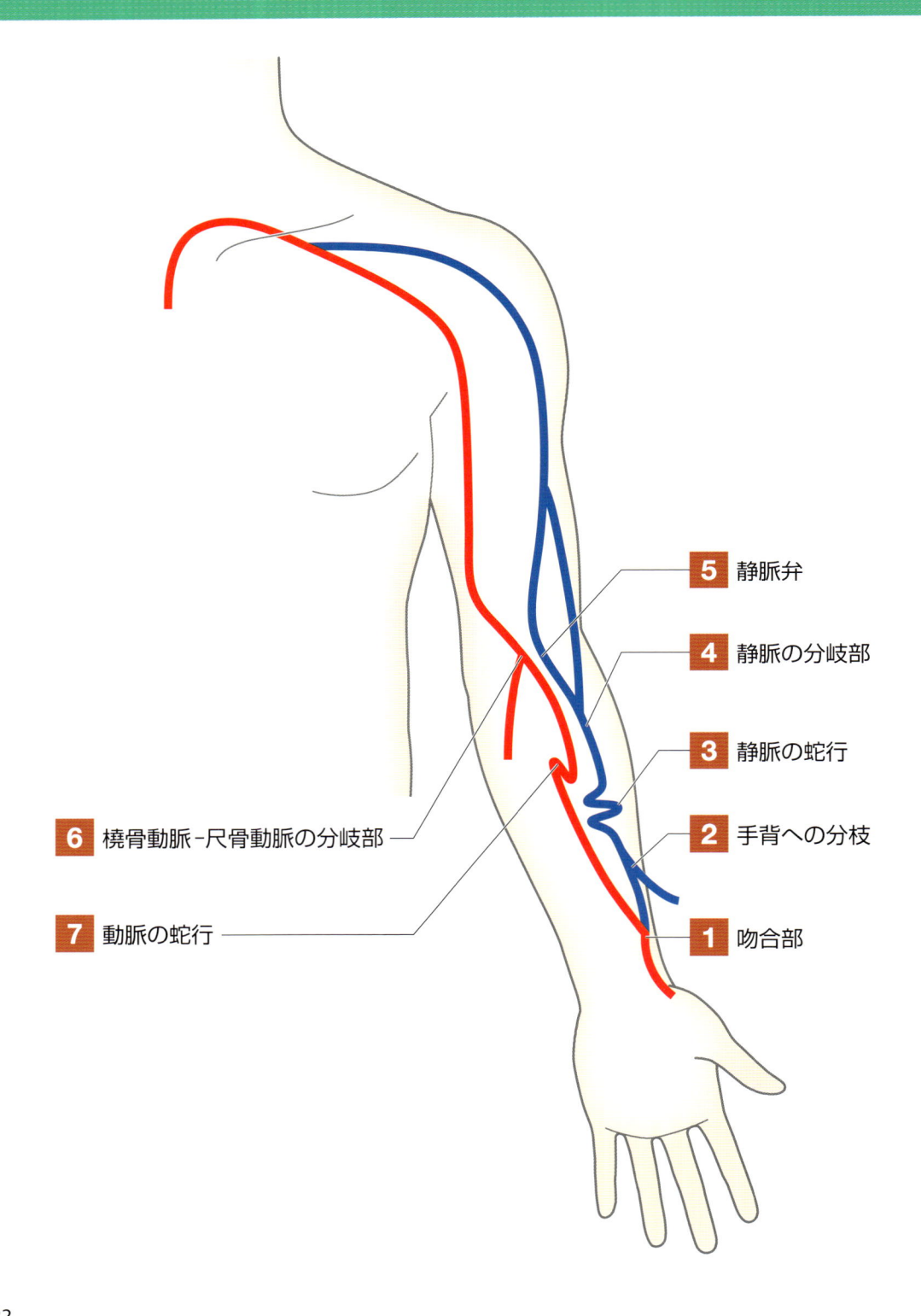

5 静脈弁

4 静脈の分岐部

3 静脈の蛇行

2 手背への分枝

1 吻合部

6 橈骨動脈-尺骨動脈の分岐部

7 動脈の蛇行

1 吻合部の基本的描出法：吻合部近傍や吻合口の観察が容易になる

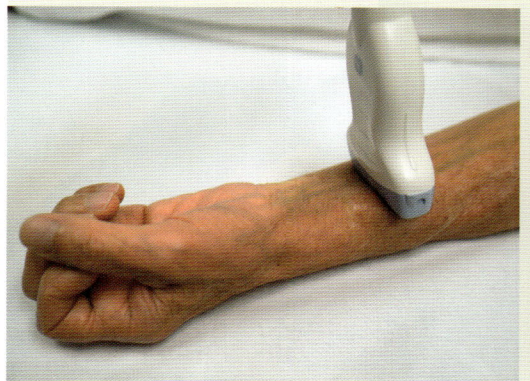 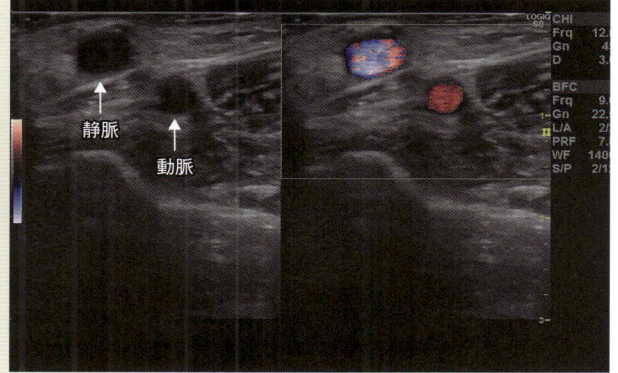

① 吻合部近傍で動脈と静脈が 1 画面に描出できる短軸像を出す.

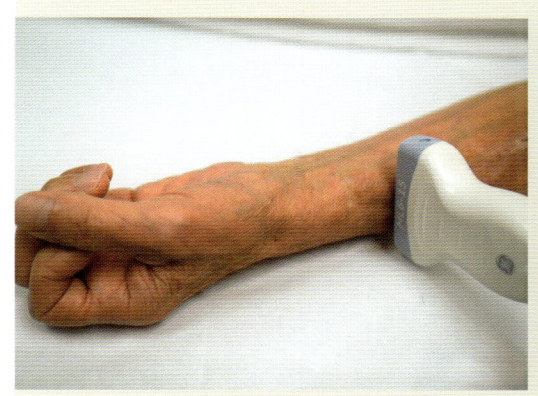 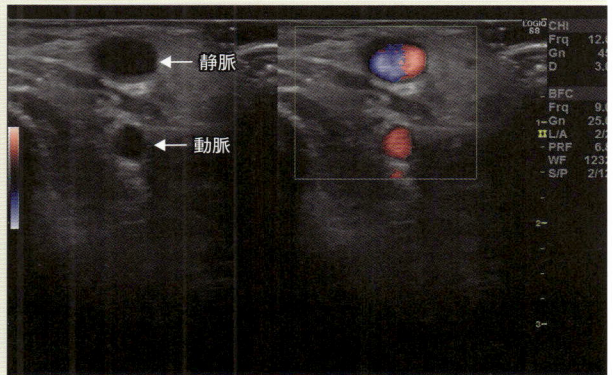

② 動脈と静脈が縦方向で上下の位置関係になるようにプローブを腕の側面に移動させる.

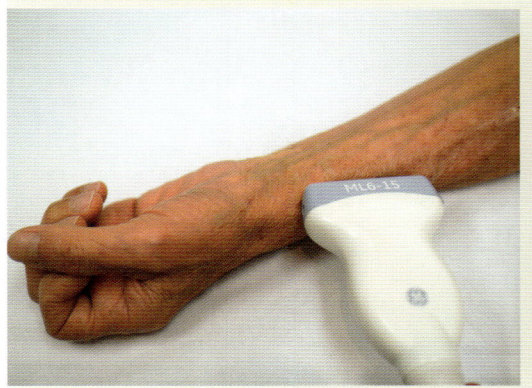 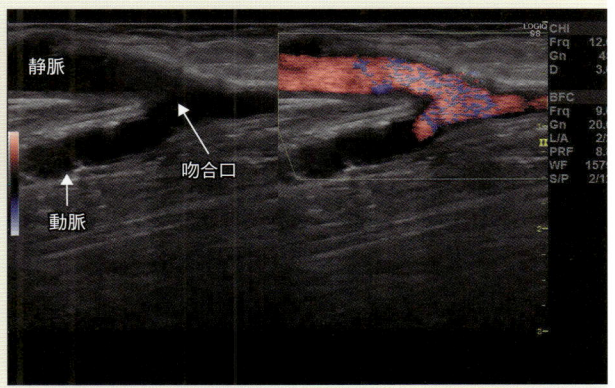

③ プローブを 90° 回転させ，吻合部直上のシャント静脈の走行に合わせると吻合部が描出できる.

吻合している角度が緩やかである場合

吻合している角度によっては描出できないこともある．そのような場合は，プローブを倒して，吻合部の末梢側から中枢側を見上げる方向からの描出を試みる．

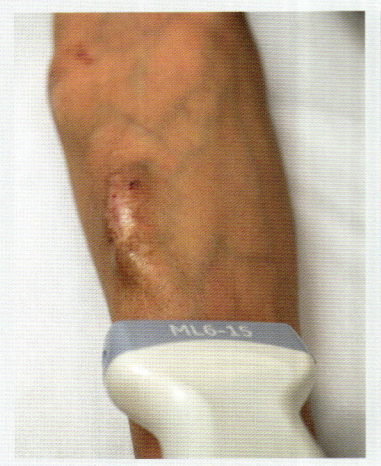
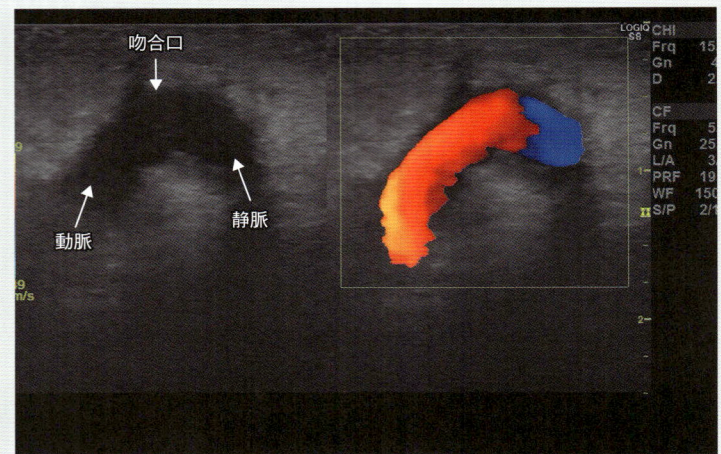

他の吻合形態の描出

AVF では，側端吻合の他に，動脈の側面と静脈の側面を吻合する側々吻合がある．基本的には，側端吻合の描出法と考え方は同じである．短軸で位置関係を確認し，どの角度から入射するとそれぞれの血管が同時に描出できるかを考えれば良い．

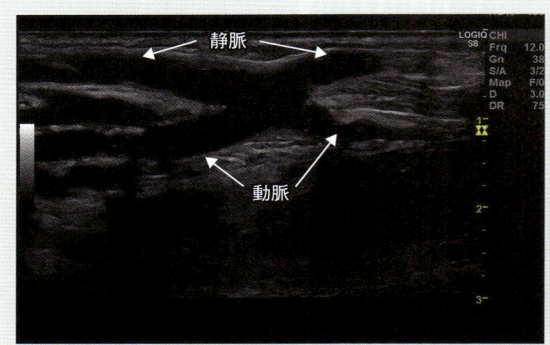
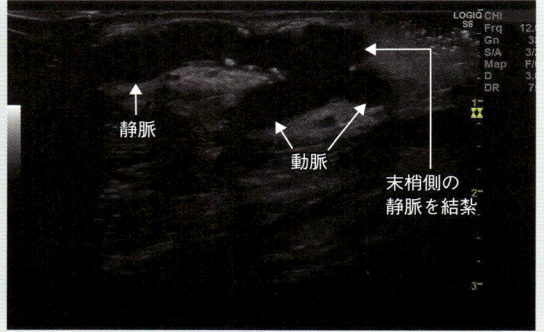

側々吻合　　　　　　　　　　　側々吻合で末梢側の静脈を結紮している AVF

2 手背枝の描出法

血管の側面にプローブをあて，超音波ビームが手背枝を捉えるようなイメージで描出する．ゼリーを多く塗布し，プローブを大きく横に倒すと描出できる．

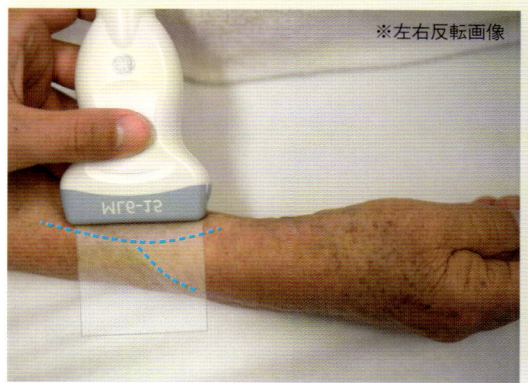

※左右反転画像

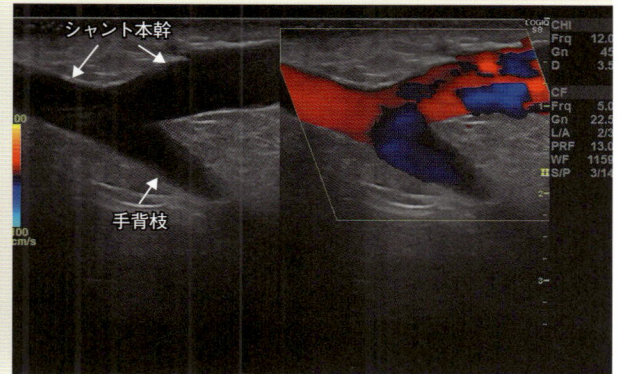

シャント本幹

手背枝

3 静脈の蛇行

短軸と長軸から血管の蛇行を把握するのは難しい．視診，触診で血管の走行を確認した後，血管の側面から超音波ビームを入射すると走行が理解しやすい画像が得られる．

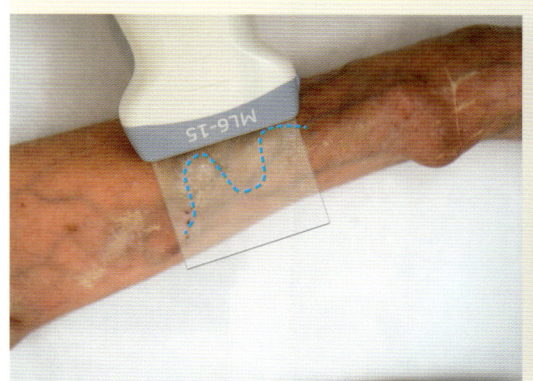

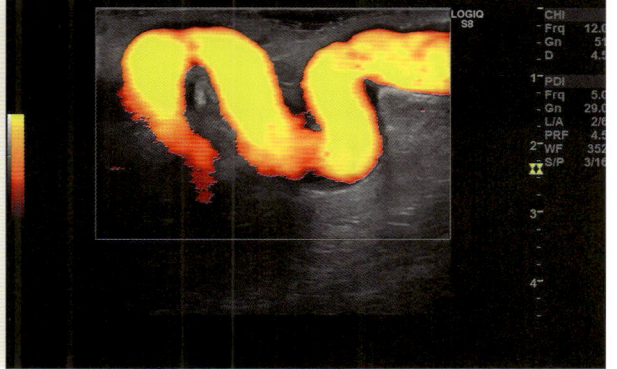

4 静脈の分岐部

血行動態を理解するうえでも，分岐部のどこに狭窄が存在するかを把握しておくことが重要である．長軸や短軸のみでは，それらの位置関係は理解し難く，狭窄も見逃しやすい．

※左右反転画像

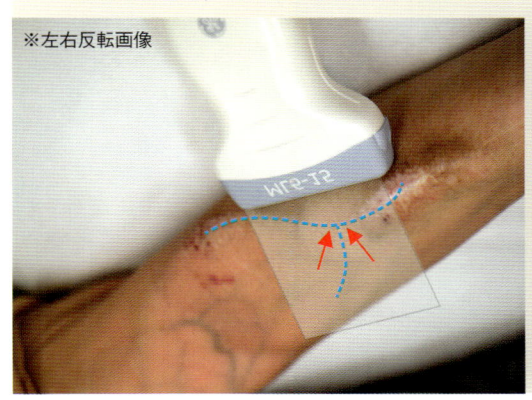

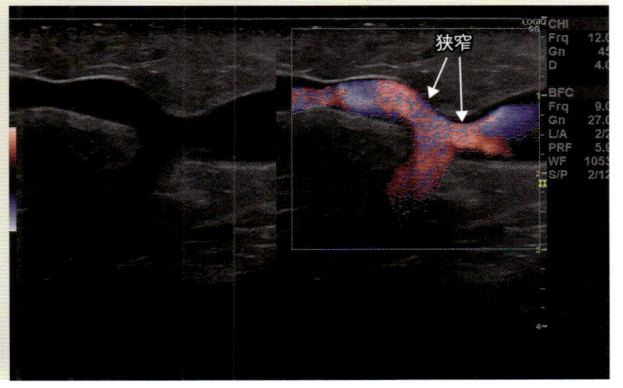

狭窄

5 静脈弁の描出法

短軸像で観察すると静脈弁の構造が把握しやすい．超音波ビームを正中（A）や左右斜め（B, C）から入射した場合，弁の見え方が異なる．最も明瞭に描出できる入射角度を短軸で確認すると良い．下の画像ではCが最も明瞭に描出されている．

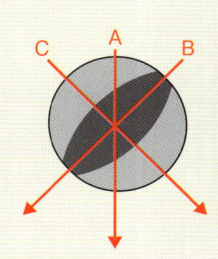
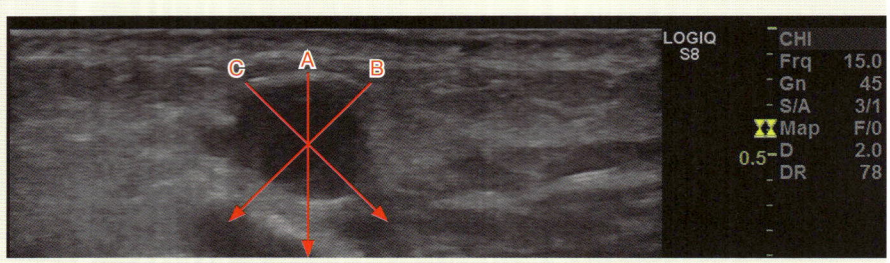

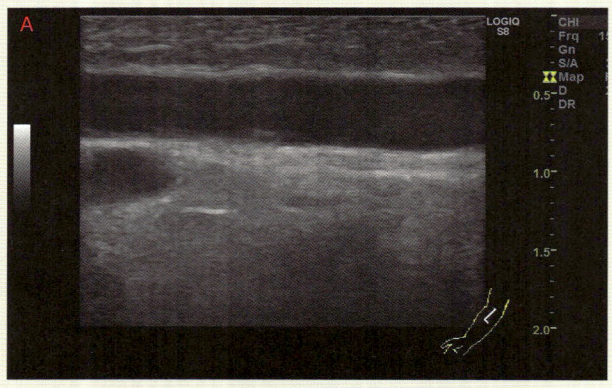

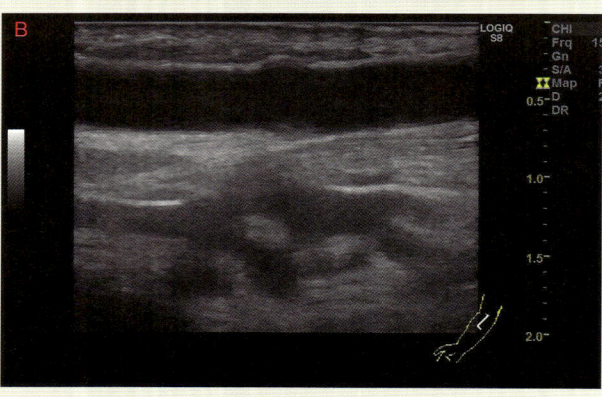

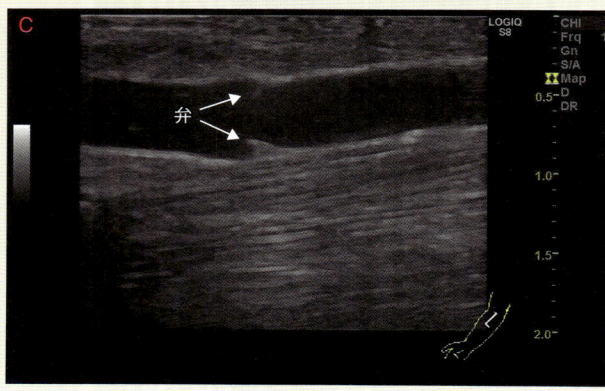

6 橈骨動脈-尺骨動脈の分岐

上腕動脈から橈骨動脈と尺骨動脈の分岐部を長軸で描出する際，短軸で橈骨動脈と尺骨動脈の位置関係を確認する．右図の赤線の角度から超音波ビームを入射すれば，両者を同一画面で描出できることがわかる．

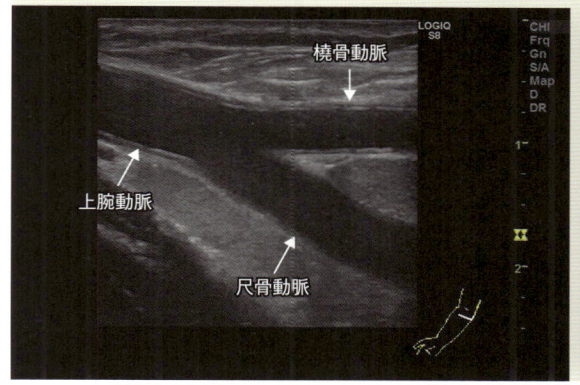
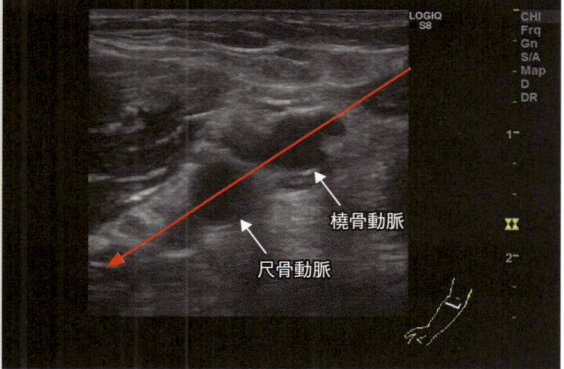

7 動脈の蛇行

a は短軸像で円形の血管が3つ描出されている．赤線から超音波ビームを入射すれば b の長軸像が得られる．一方，長軸像では黄線から短軸で入射すれば左の短軸像が得られる．

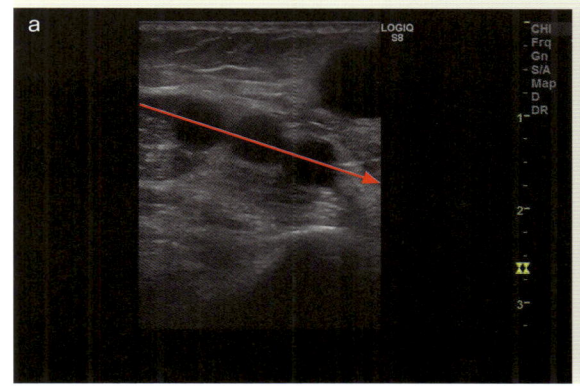
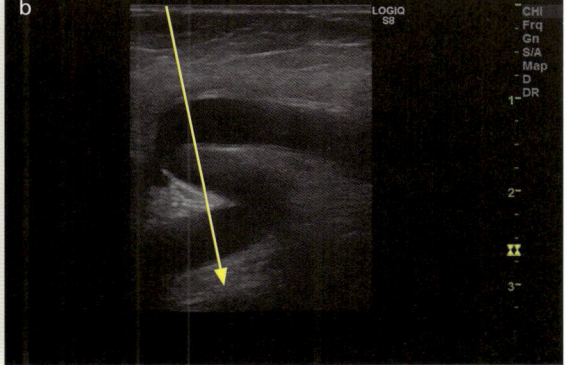

機能評価

血流量，RI，ATの計測

● バスキュラーアクセス（VA：vascular access）の機能評価において，自己血管内シャント（AVF：arteriovenous fistula），人工血管内シャント（AVG：arteriovenous graft）では，上腕動脈における血流量（FV：flow volume），末梢血管抵抗指数（RI：resistance index），および加速時間（AT：acceleration time）を用いるのが一般的である（**表1**）（STEP UP！2参照，p.184）．動脈表在化では，ATや血流速波形を用いて評価する．これらの数値から，血流の程度や状態を把握する．

装置の設定（図1）

● FVの算出には，平均流速の時間積分値（時間平均血流速度），および血管を正円と仮定した断面積の積で求められる．

$$FV\,(mL/min) = TAV\,(cm/s) \times CSA\,(mm^2) \times 60 \div 100$$

　　TAV（time averaged flow velocity）：時間平均血流速度
　　CSA（cross-sectional area）：血管を正円と仮定した断面積

● 平均流速の値は必ずTAVを用いて計算する．誤って，時間平均最大血流速度（TAMV：time averaged maximum flow velocity）を用いて計測すると過大評価になる．装置内で設定するため，使用している装置のメーカーに相談し，必ず正しい設定で検査を行う．

● RIは収縮期最大血流速度と拡張末期血流速度の比である．

$$RI = PSV - EDV/PSV$$

　　PSV（peak systolic velocity）：収縮期最大血流速度
　　EDV（end-dyastolic velocity）：拡張末期血流速度

● 計算式には，最低血流速度（Vmin）ではなく，EDVを用いる．理由として，症例に

表1　各種シャント評価に用いる機能評価の項目

シャントの種類	測定する項目
AVF	上腕動脈におけるFV，RI，AT
AVG	上腕動脈におけるFV，RI，AT
（上腕）動脈表在化	上腕動脈におけるAT（血流速波形）

FV	シャントに流れ込む全体的な血液の量を反映する．
RI	動脈血流速度から算出される指標で，末梢の血管抵抗を反映する．
AT	最小流速から最大流速までの時間であり，測定部位より中枢側に存在する病変の有無が推測できる．

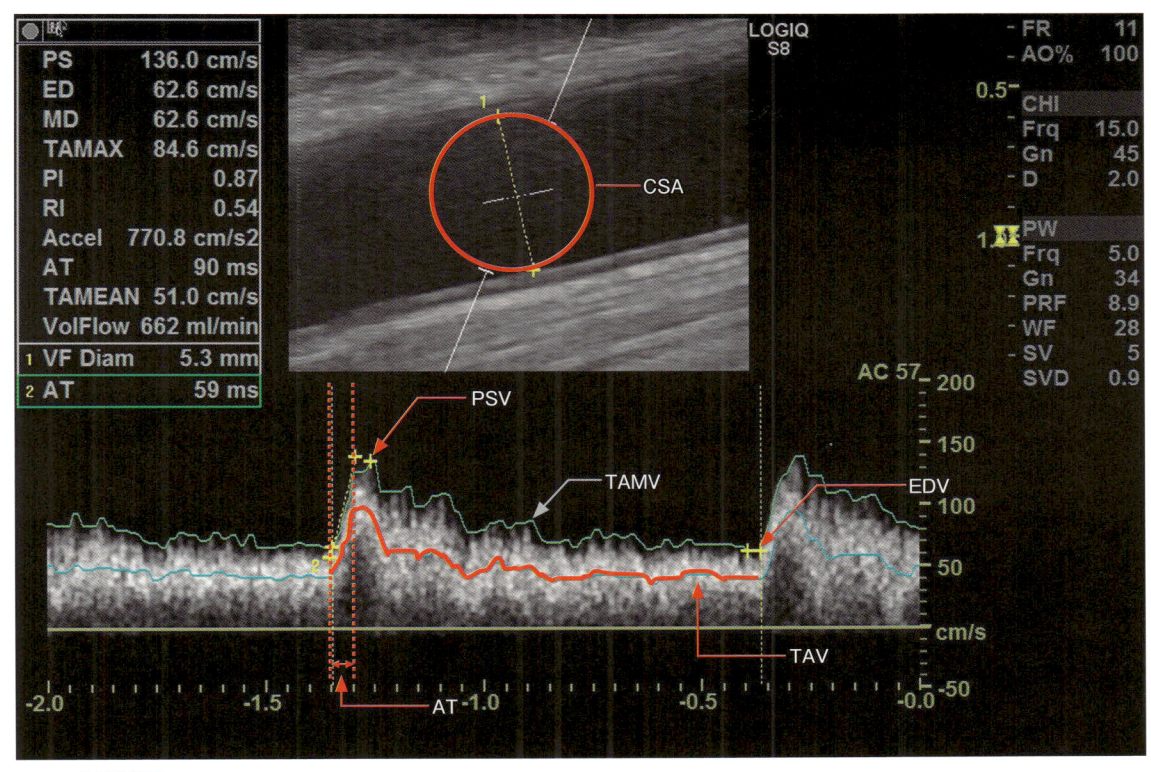

図 1 計測項目

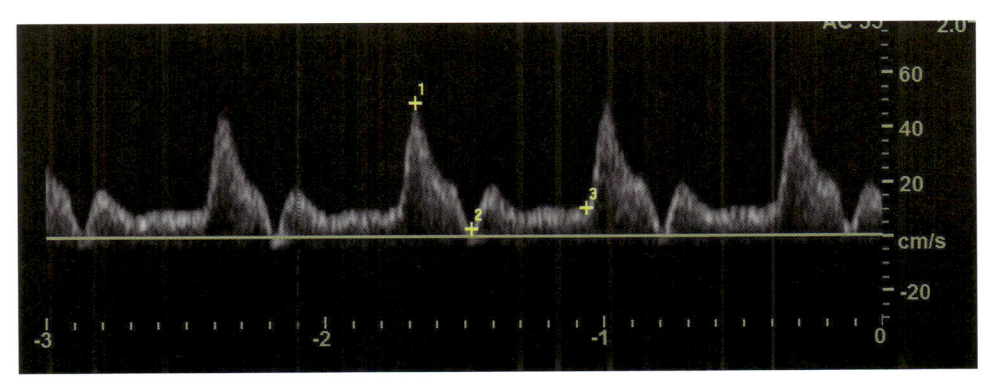

図 2 RI の測定
RI の計算式では，（PSV：＋1）と（EDV：＋3）の比で計算する．（Vmin：＋2）は使用しない．装置内で設定する．

よっては収縮期と拡張期の間に深い切痕を伴う波形を呈する場合がある．RI の計算式に Vmin を採用した場合，深い切痕での値で計算される．切痕を伴わない波形の大部分は，Vmin と EDV は，ほぼ同じであり問題はない．しかし，一部の症例だけ時相が異なる値を採用することは，共通の計測を行ううえで容認しがたい．したがって，RI の計算式では，Vmin ではなく EDV を用いる（図 2）．FV と同様に装置内で設定するため，使用している装置のメーカーに相談し，必ず正しい設定で検査を行う．

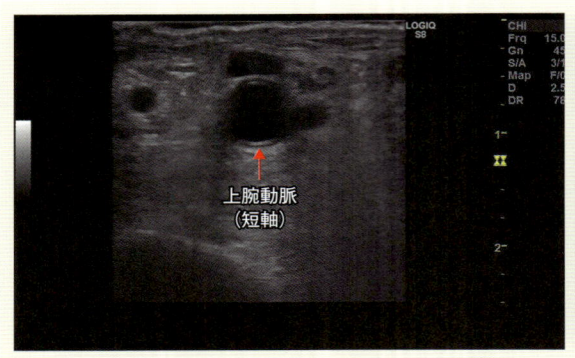

（a）上腕動脈を短軸で描出する．

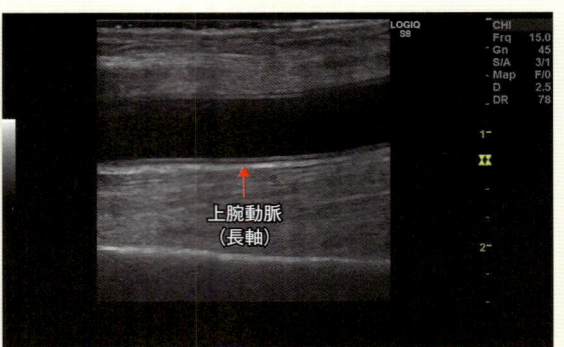

（b）長軸に切り替える．

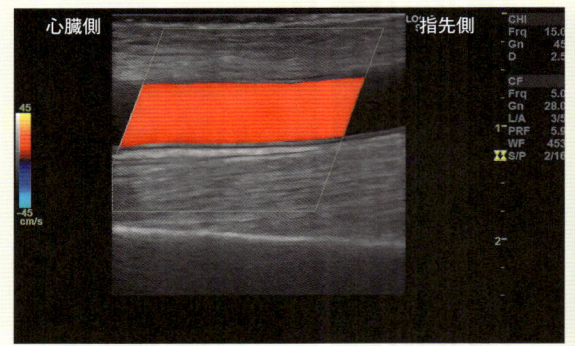

（c）カラードプラ法で血流方向を観察し，動脈であることを再確認する．

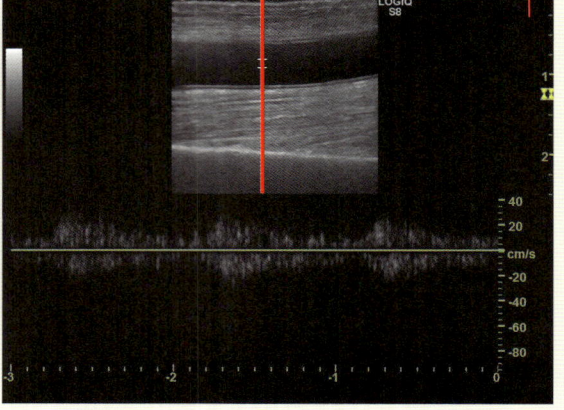

（d）パルスドプラ法を施行する．

図3　測定の手順

- RI 測定の特徴：
  値は比でとっているため，ステアリングや角度補正の影響を受けない．血管径を計測しないので，影響する因子が FV に比べて少ない．つまり，簡単で誤差が少ない指標である．測定部位より末梢側に存在する狭窄病変の検出には有用であるが，過剰血流に関しては評価が難しい．
- AT はオートトレース機能で値が出る装置もあるが，検者が思う通りにトレースされないまま，計測値が表示されることがある．この場合は，マニュアル操作で計測すべきである．AT に限らず，すべての計測項目において，正しくトレースされているかを確認したうえで評価する．

FV，RI，AT の測定手順（図3）

① 上腕中央部の上腕動脈を短軸にて同定する．
　プローブによる圧迫で動脈と静脈の鑑別を行う（a）．
② プローブを 90° 回転させ，上腕動脈を長軸で描出する．カラードプラ法で血流方向を確認する．確認後，カラードプラは解除する（b）（c）．

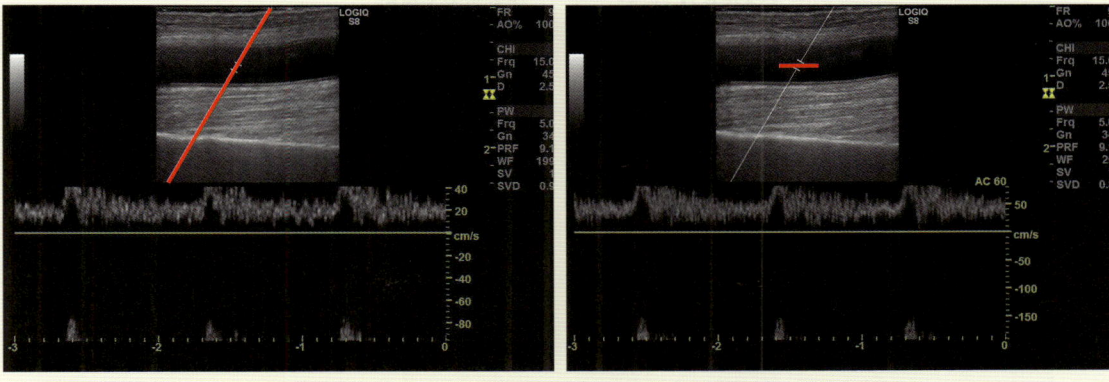

(e) パルスドプラ法のステアリングを調整する.

(f) 角度補正を 60°以内に調整する.

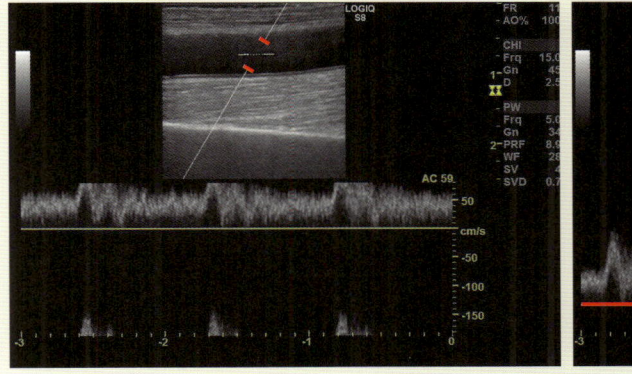

(g) サンプリングボリュームを血管内径からはみ出さない最大
径に調整する.

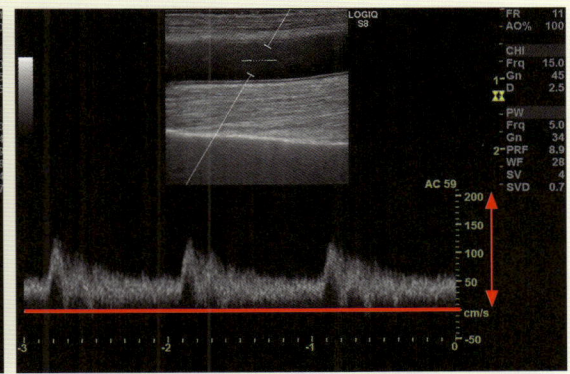

(h) 流速レンジとベースラインを調整し, 血流速波形を表示範
囲内に入るように調整する.

③パルスドプラ法を施行する (d).

④パルスドプラの入射角と角度補正の両方を調整し, 超音波ビームと血流のなす角度を
60°以内に設定する (e)(f).

⑤サンプルボリュームを血管内径からはみださない最大径に調節する (g).

⑥血流速波形が表示範囲内からはみ出している (エイリアシングが発生している) 場合,
流速レンジを広げ, 基線 (ベースライン) を調節する (h).

⑦血流速波形のゲインを低流速から高流速まで表示するように調整する.

⑧Bモード断層像において, 血管前壁と後壁が明瞭 (シャープ) になる部位でプローブ
が動かないようにしっかり固定する.

⑨Bモード断層像をフリーズし, パルスドプラのみアクティブになるモードに変更す
る (メーカーによっては UPDATE と呼称されている).

⑩血流速波形が安定したらフリーズを押す.

⑪角度補正を正確に微調整する.

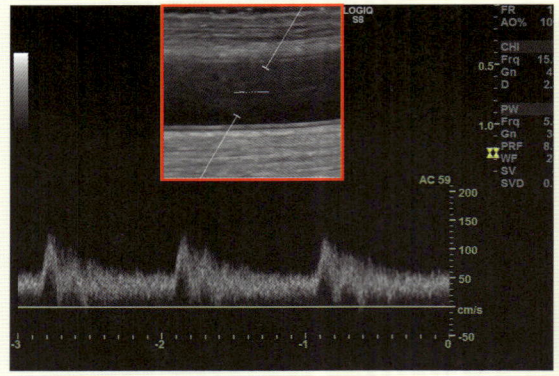

(a) B モード断層像を適度に拡大する.

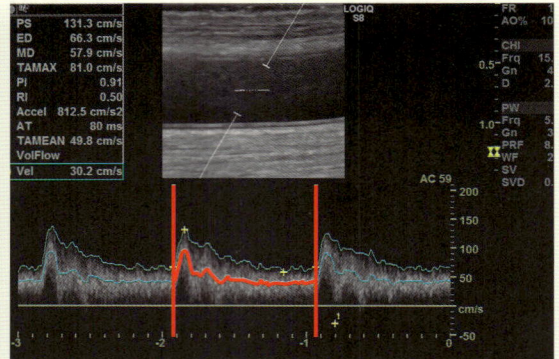

(b) 血流速波形の 1 心拍を選択する（TAV が計算される）.

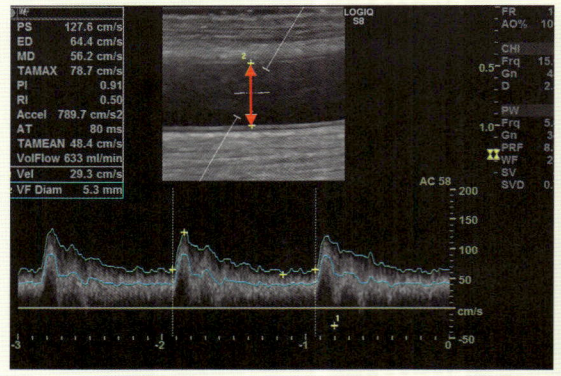

(c) 血管の直径を計測する（CSA が計算される）. →血流量と
RI が算出される.

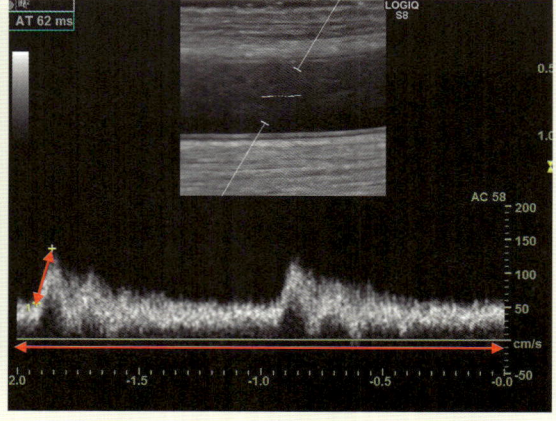

(d) スイープ速度を調整し AT を計測する.

図 4　計測の手順

計測の手順（図 4）

① 血流速波形の 1 拍の始まりから終わりまでを選択する. 波形がオートトレースされ
TAV が自動で算出される（a）（b）.

② 血管内径を計測する（c）.

③ 血流量が規定の計算式によって, 自動で算出される.

④ 波形の自動トレースにより, PSV と EDV も自動で計測され, RI が算出される

⑤ 波形の立ち上がり開始点から PSV までを計測すると AT が算出される（d）.

測定上の注意点

　いずれの項目においても正確な計測が重要である. 計測ミスによる臨床症状との不一
致や, 血行動態が説明できない所見では, VA を正しく評価できない. 特に, FV は測
定値に影響を与える因子が多いため, 各々少しの誤差がそのまま計算されると, 結果的
に最終値の誤差が大きくなる. 以下に, 特に注意すべき事柄を示す.

（1）測定の手順として, 必ず短軸で上腕動脈を同定することから始める:

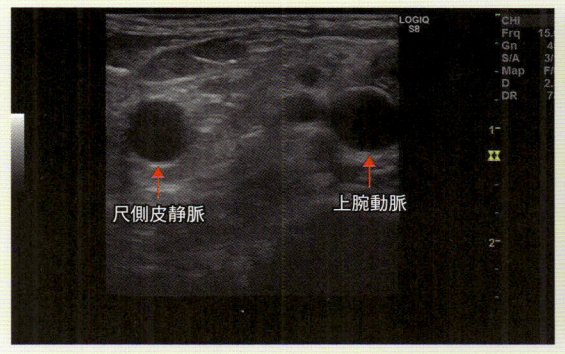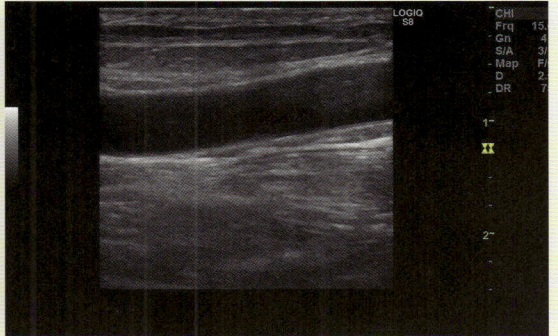

（a）尺側皮静脈が上腕動脈と同等の太さである．短軸で見ると　　（b）長軸で観察すると一見上腕動脈に見える．
　　鑑別は容易である．

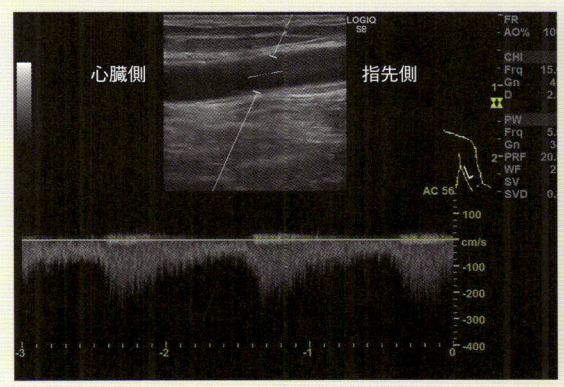

（c）尺側皮静脈の血流速波形は定常波ではなくシャント波形に　　（d）上腕動脈の血流速波形はシャント波形である．血流方向で
　　なる．　　　　　　　　　　　　　　　　　　　　　　　　　　尺側皮静脈との鑑別は可能である．

図5　尺側皮静脈

● 発達した尺側皮静脈を上腕動脈と間違えないよう注意する．上腕部の尺側皮静脈はシャント血流が多く流れ込むことがあるため，太く発達する．症例によっては，あたかも上腕動脈に見えることがしばしばある．カラードプラ法で血流方向を確認することで，これを上腕動脈と間違えていることに気づく（図5）．

● 動脈の高位分岐（腋窩付近で橈骨動脈がすでに分岐している症例）に注意する（STEP UP！4参照，p.188）．シャントの機能が良好な高位分岐例では，シャント静脈に吻合されている動脈で血流量を計測することにより，良好な値が算出される．一方，シャント静脈に吻合されていない動脈で血流量を計測した場合，通常の動脈波形になることが多い．高位分岐と気づかずに，シャント静脈に吻合されていない動脈で血流量を計測した場合，シャント機能は不良と判断され，誤診の原因となる．機能評価を行う際は，必ず短軸像から始め，動脈が1本か，あるいは2本かを判断してから評価を行う習慣をつけるべきである（図6）．

（2）短軸像で血管が正円形であることを確認する：
　動脈とはいえ，プローブによる強い圧迫で血管は楕円形になる可能性がある．また，

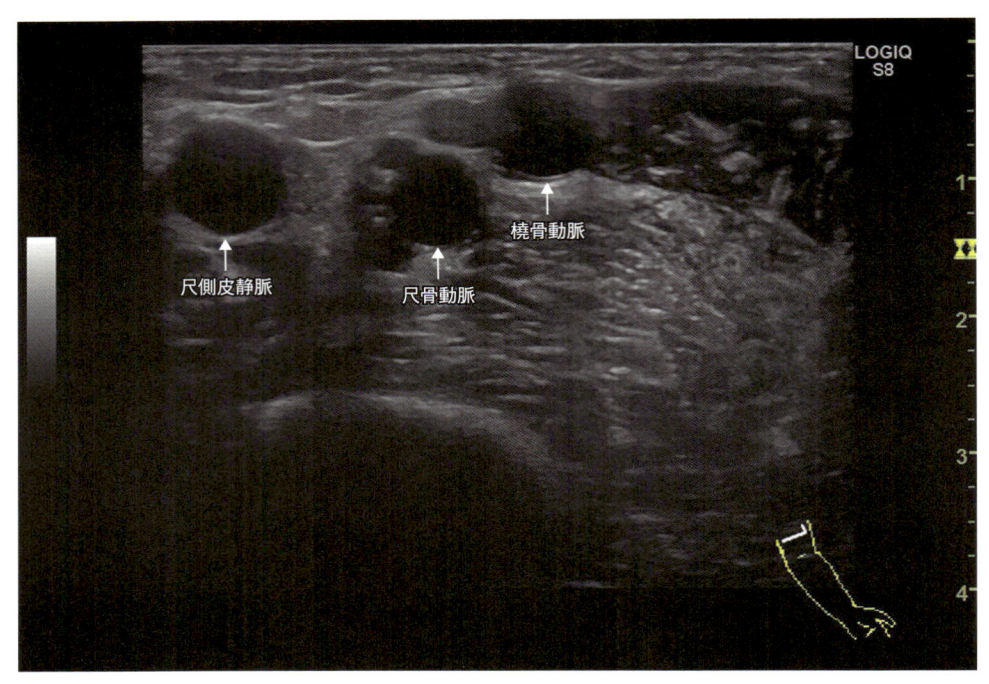

図6　動脈の高位分岐例
上腕中央部の短軸像である．通常この部位では動脈は1本であるが，高位分岐では，すでに分岐した後であるため，橈骨動脈と尺骨動脈が描出される．

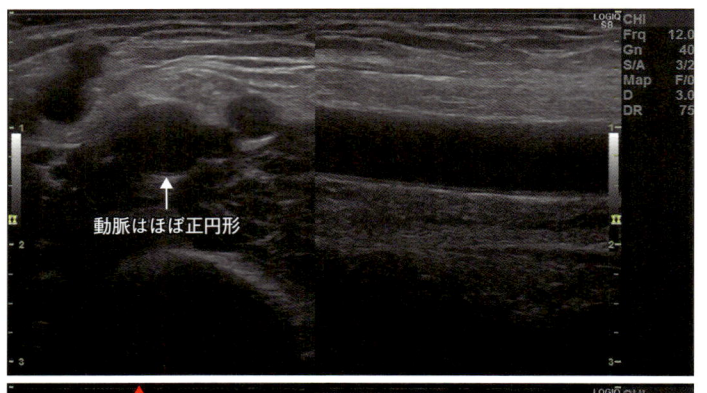

画像左の動脈は短軸で正円形である．この場合，画像右の長軸で血管内径の直径を計測すれば，ほぼ正円形の断面積として計算できる．

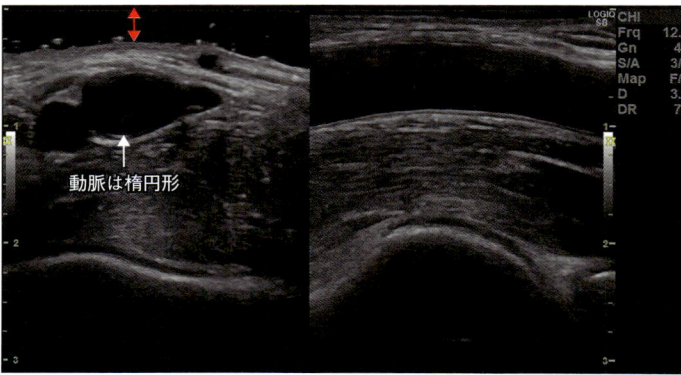

画像左の動脈はプローブによる圧迫がないにもかかわらず，動脈が楕円形になっている．この場合，画像右の長軸は一見きれいに描出されているように見えるが，血管を正円形と仮定した断面積では計算できない．

図7　短軸で正円形を確認

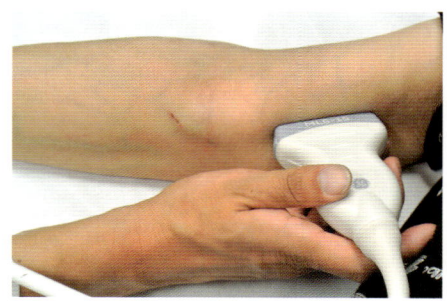

上腕中央部の上腕動脈では，血管が比較的直線的に走行するため，層流の血流速波形が得られやすい．

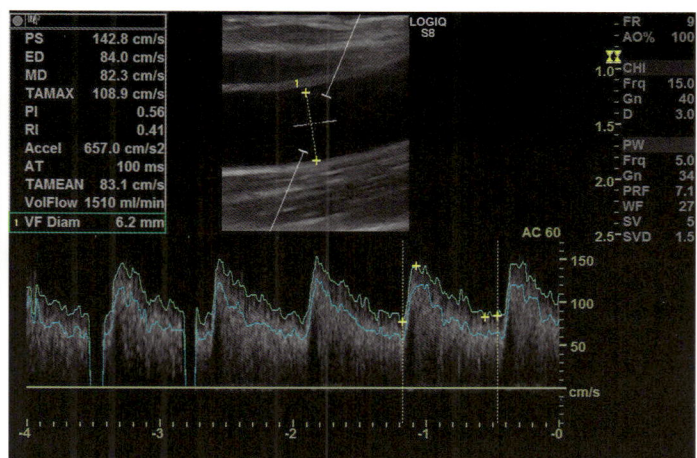

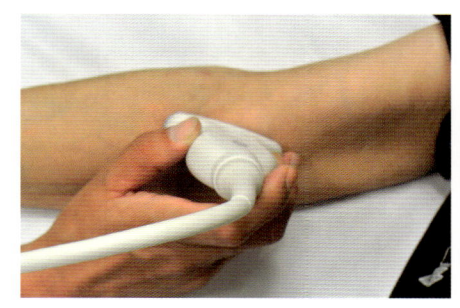

肘部の上腕動脈では，入射角度は調整しやすいが，肘部で血管が蛇行したり，その先で血管の分岐があるため，血流速波形が乱流になることがある．

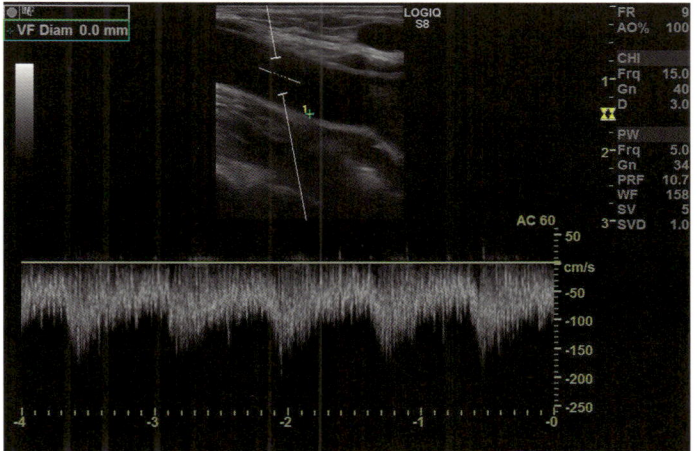

図 8　測定部位の選択

まれではあるが，圧迫なく血管が楕円形を呈していることもある（**図 7**）．長軸で描出した像のみでは正円形であるかどうかの判断は不可能である．必ず短軸像で正円形であることを確認したうえで長軸像に切り替える．

（3）計測部位となる上腕動脈はできるだけ直線的に走行する部位を選択する：

　この部位で計測することで層流に近い血流速波形を得ることができるため，TAV が安定する．蛇行している部位では，測定値のバラツキを伴うことが多いため，可能な限り避けたい（**図 8**）．1 画面で長軸像を描出できないような断面では測定しないことが望ましい．その他，サンプリングする部位の血管の前後径に大きな差がある場合や拍動を伴う部位も，測定部位として避けるべきである．

（4）血管正中部分の血流が最速とは限らない：

　流体力学において，血管中心部の血流速度が速く，血管壁の近傍は遅いとされる．しかし，シャントではまれに，血管の中心部よりも少し横にずれた部位で血流速度が速い

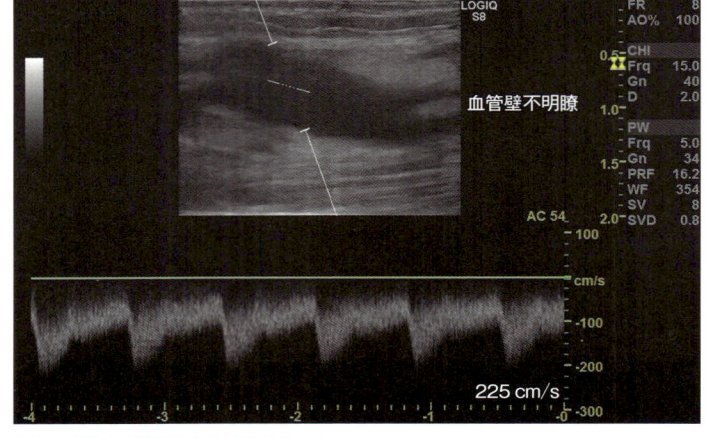

血管壁が明瞭であることから，血管の正中で測定していることがわかる．

血管壁がやや不明瞭であることから，血管の正中から少し外れていることがわかる．しかしながら血流速は速い．すなわち，TAV に誤差が生じる．

図 9　正中が最速とは限らない

場合も見受けられる．特に，血管が蛇行している部位では，血管の正中部分での血流速度が，必ずしも最高流速ではないことがある（**図 9**）．このような場合，この部位でのTAV に誤差が生じ血流量の値にも誤差が生じる．

（5）石灰化の沈着が高度の場合は，カラードプラ法を併用する：

　上腕動脈に高度の石灰化沈着がある場合，血流速波形の信号が弱い場合がある．そのような場合は，カラードプラ法を併用し，カラー信号がある部位にサンプルボリュームを合わせると，明瞭な血流速波形を得ることができる（**図 10**）．なお，血流量計測において，血管内径を計測する場合は，必ずカラードプラ法を解除した状態で計測する．

（6）血流速波形のエンベローブに注目する：

　できるだけ層流の波形を選択する．石灰化の強い部位，および狭窄部位や蛇行している部位は乱流になりやすく，測定値が不安定になる．特に，高度石灰化を呈する部位では，超音波ビームの通過が困難になり，血流速波形が不安定になる（**図 11**）．

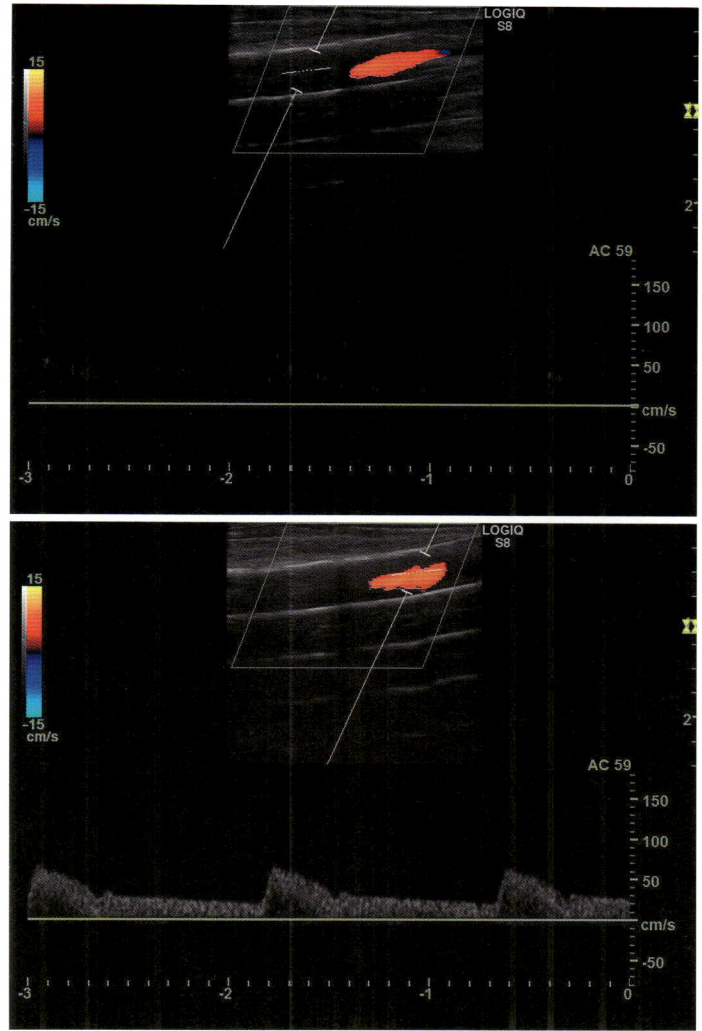

画像上は，カラードプラ法での血流信号が欠損した部位にサンプルボリュームがあるため，血流速波形の信号も弱い．画像下は，血流信号が観察される部位でパルスドプラ法を施行していることから，血流速波形も明瞭に描出されている．血流速波形が描出されにくい場合は，カラードプラ法を併用すると良い．

図10 上腕動脈の石灰化が高度

（7）超音波ビームの入射角を工夫する：

　パルスドプラ法での入射角（ステアリングまたはオブリーク）の調整は，装置やプローブによって異なる．入射角の調整が30°まで可能となる装置では，対象となる血管が体表面に対して平行に走行している場合でも，入射角を30°にすれば，角度補正が60°となり，正しい計測値を得ることができる．しかしながら，入射角が20°までしか調節できない装置では，血管を10°以上斜めに描出する必要がある．これができない場合，角度補正の値が70°となり，超音波の角度補正の大原則である60°以内を破ってしまうことになる（図12）．

（8）不整脈のため血流速波形が不規則である場合，3心拍の波形を連続選択している：

　決まったルールは未だないが，当院では心エコー検査に倣って本法を採用している．

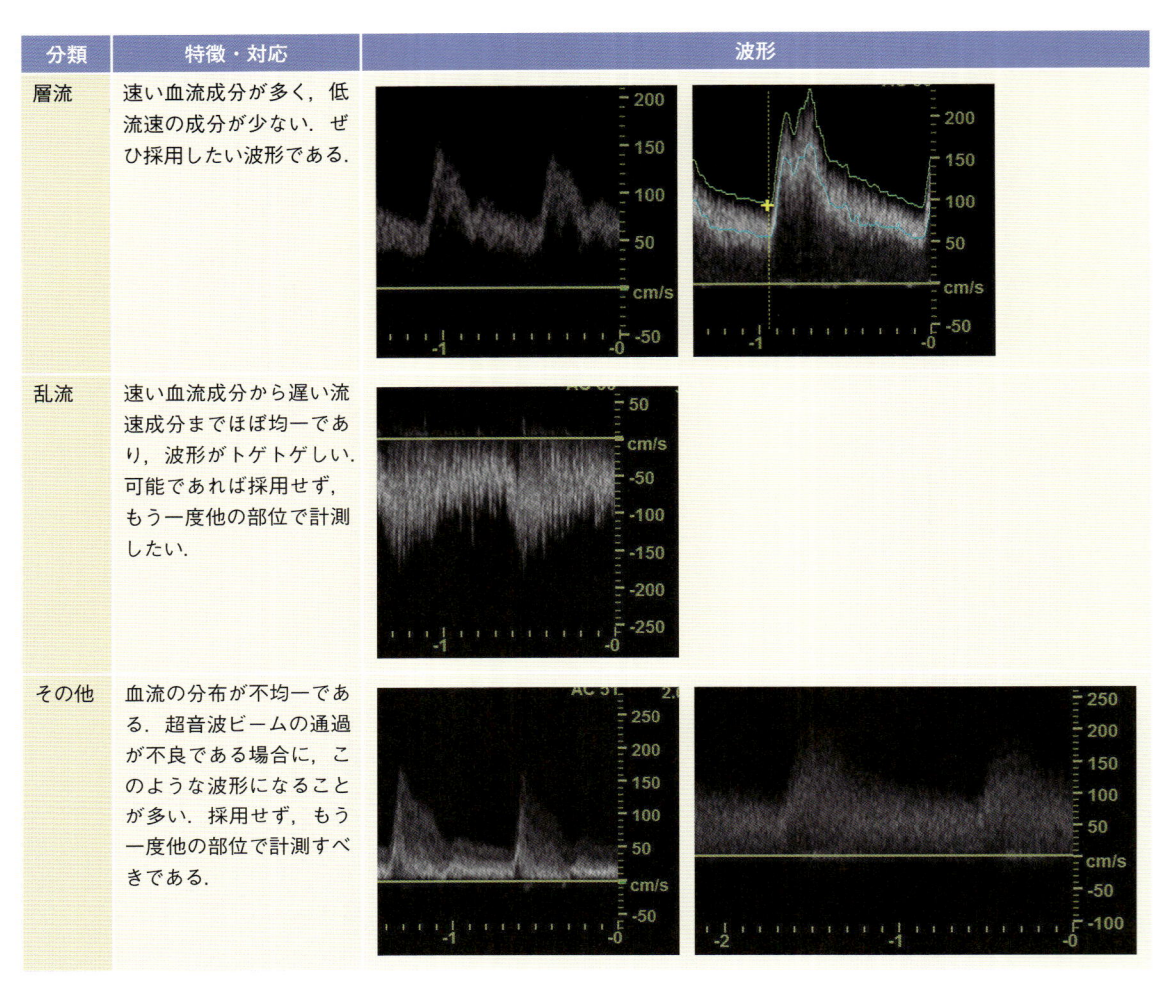

分類	特徴・対応	波形
層流	速い血流成分が多く，低流速の成分が少ない．ぜひ採用したい波形である．	
乱流	速い血流成分から遅い流速成分までほぼ均一であり，波形がトゲトゲしい．可能であれば採用せず，もう一度他の部位で計測したい．	
その他	血流の分布が不均一である．超音波ビームの通過が不良である場合に，このような波形になることが多い．採用せず，もう一度他の部位で計測すべきである．	

図 11 エンベロープのパターン

TAV は時間積分値で求めており，複数個の波形を選択しても，さらにその平均で計算されるため値に影響はない（図 13）．ただし，血流速波形の大きさにバラツキがある場合，再現性がやや低下する傾向にある．

(9) 血管径を正しく評価する：

　血流量の算出には，血管を正円形と仮定した断面積が用いられる．測定部位を選択する場合に，必ず横断像で動脈が正円形であることを確認する．次に，血管内腔の最大径を捉えた縦断像で直径を計測するために，血管前壁と後壁の 3 層構造が明瞭になる画像を描出することを心がける．最後に，血管直径の計測は，血管壁に対して垂直方向に計測する（図 14-1，2）．

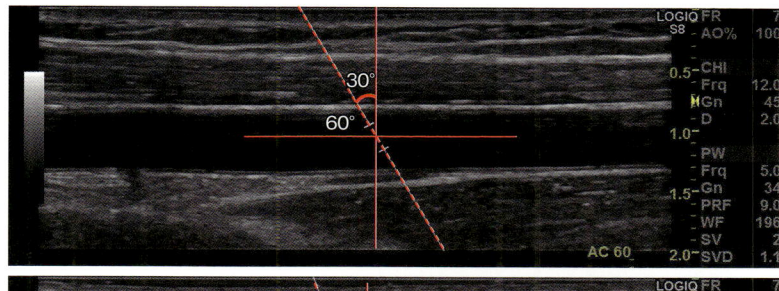

パルスドプラ法のステアリングが30°まで調節できる装置では，体表面と平行に走行する血管においても測定可能である．

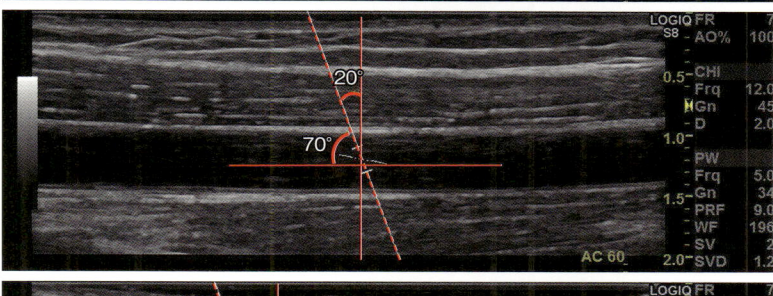

パルスドプラ法のステアリングが20°までが限界の装置では，体表面と平行に走行する血管に対しては，角度補正が70°になってしまい，正しく測定できない．

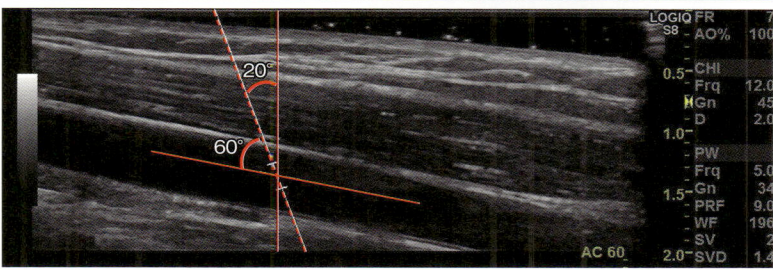

その場合，プローブ面の片側を浮かせて，血管を圧迫しない状態で血管を斜めに描出する工夫が必要となる．これで角度補正を60°以内に調節できる．

図12 ステアリングと画像の描出

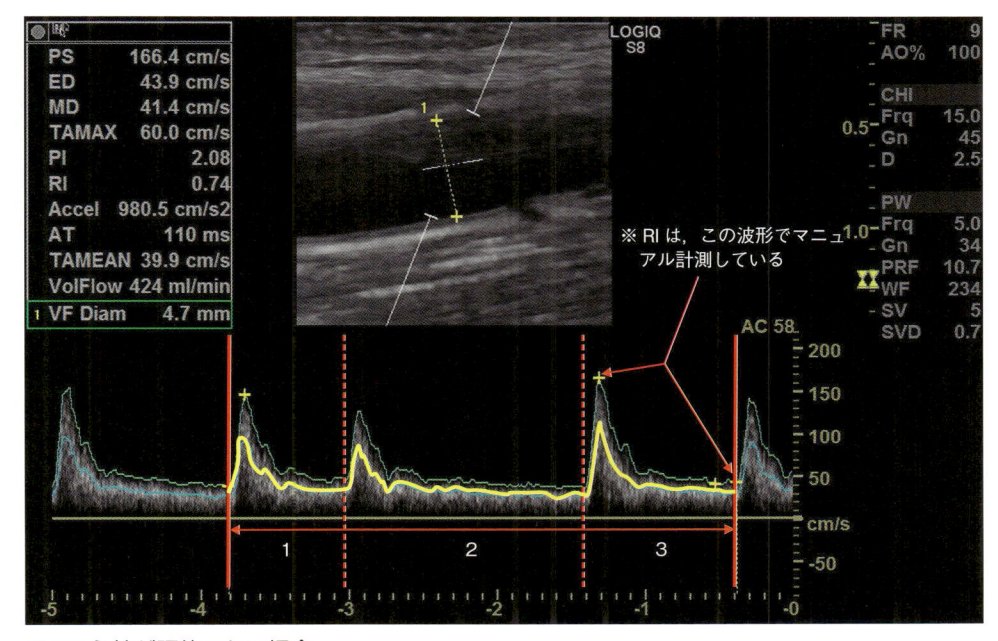

図13 心拍が調律でない場合
統一した方法ではないが，当院では3心拍のTAVの平均値（3心拍を選択すれば自動的に計算される：図の黄色線）を採用し，血流量を算出している．ただし，再現性がやや不良になるため，複数回の測定を行っている．

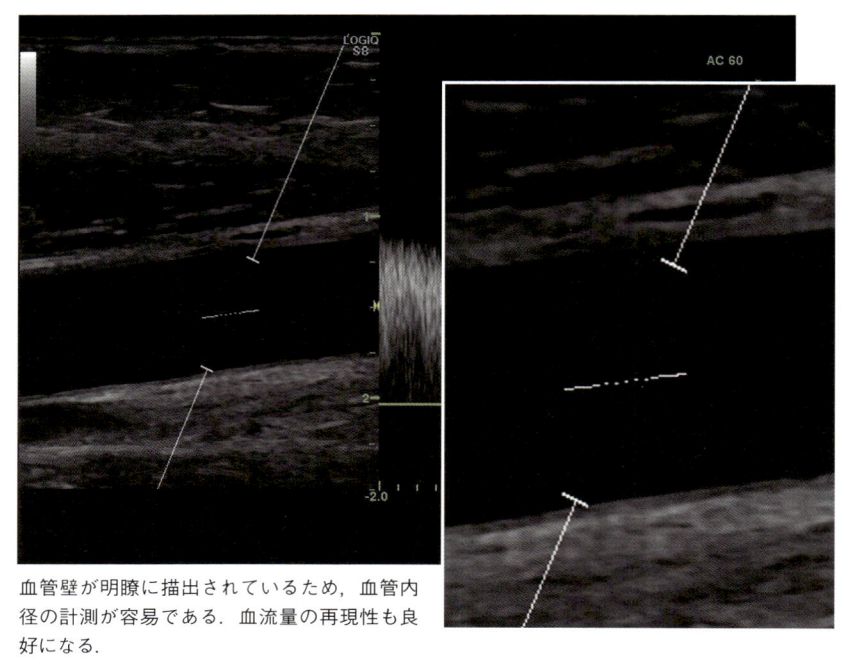

血管壁が明瞭に描出されているため，血管内径の計測が容易である．血流量の再現性も良好になる．

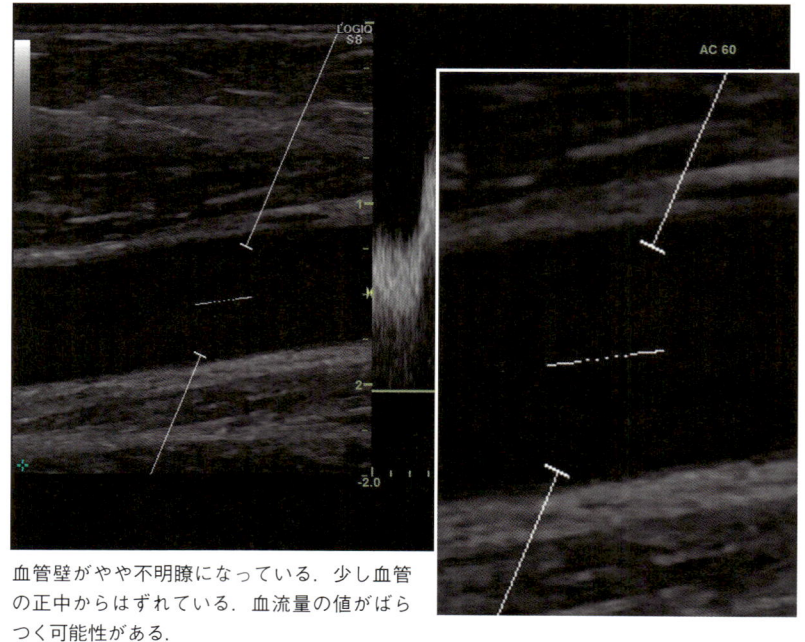

血管壁がやや不明瞭になっている．少し血管の正中からはずれている．血流量の値がばらつく可能性がある．

図 14-1　血管内径を正確に計測する

(10) 血管の直径を計測する B モード断層像を適度に拡大してから計測する：
　計測する場合，小さい画像よりもやや大きい画像の方がより正確に計測できる（図 15）．ただし，拡大しすぎると，血管壁に対して垂線が引きにくくなるため，あくまで適度に拡大して計測する．

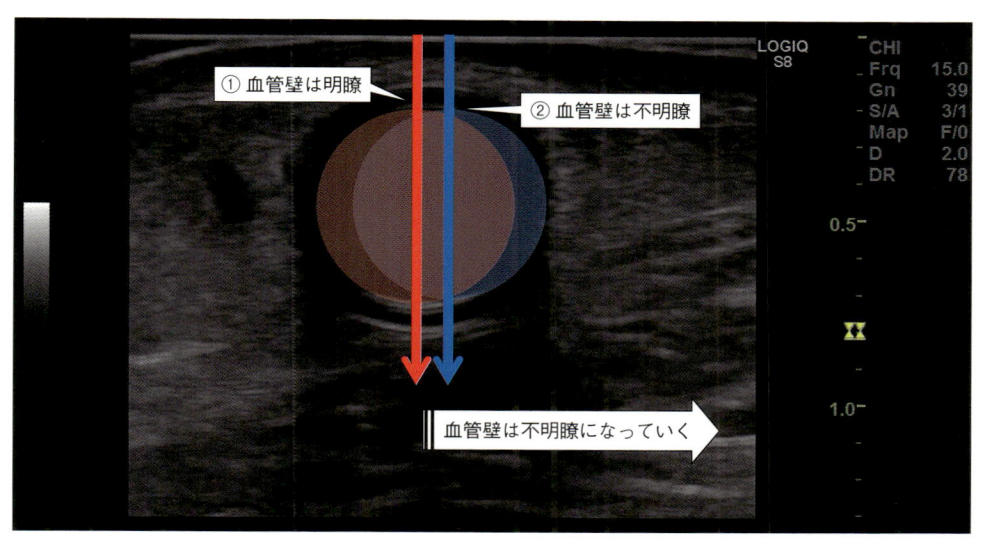

図14-2 血管内径を正確に計測する

血管の正中では血管壁は明瞭である（①）．したがって，血管内径は最大径で計測できており，長軸においても正円形と仮定した断面積で計算できる．一方，血管の正中で測定されていない場合，血管壁は不明瞭であるため最大径で計測できていない（②）．断面積は過小評価となり，血流量の値に誤差が生じる．

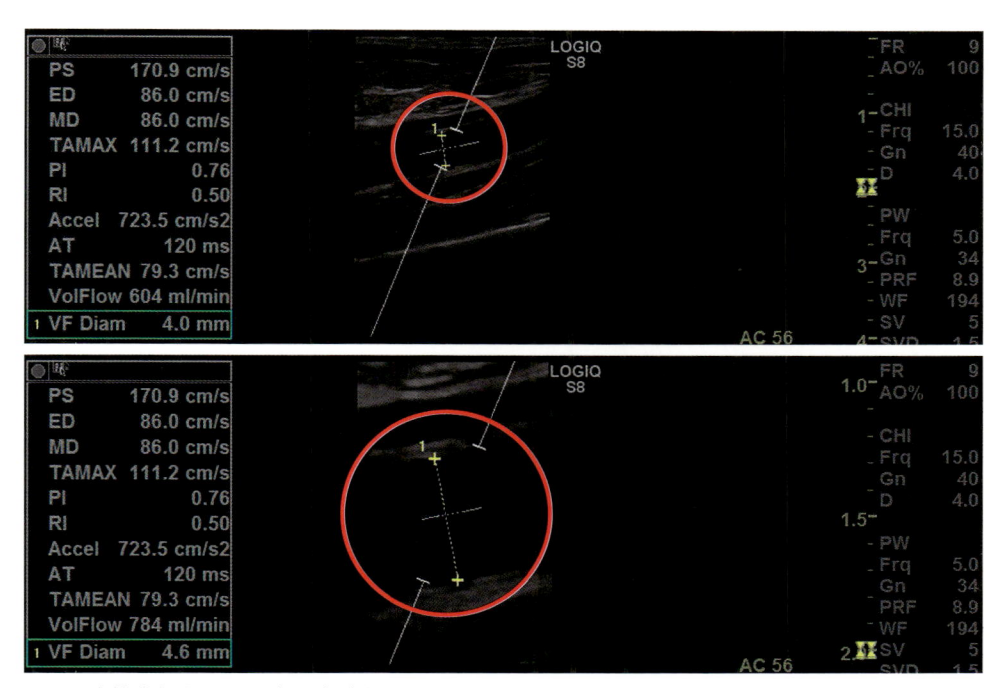

図15 血管内径をより正確に計測する

血管内径を計測する場合，Bモード断層像の拡大率を上げることで，より正確な計測が可能となる（画像下）．

表2　基準値

評価	FV (mL/min)	RI	AT (msec)
良好	500〜1000（※1）	0.6 未満	100 未満（※2）
境界	350〜500	0.6 以上	
不良	350 未満		

※1：血流量において，1000〜1500 mL/min を良好としている．また，経験的な評価であるが，1500〜2000 mL/min は過剰血流傾向，2000 mL/min 以上はエコー検査上の過剰血流としている．しかし，VAエコーに関する過剰血流の evidence がなく，その判断は非常に難しい．

※2：シャントを有さない上肢動脈においては，AT の基準値は 100 msec 以内とされているが，シャントを有する症例での AT の基準値は決められていない．当院では，大幅に延長している症例に関し，中枢の動脈を走査することにしている．

(11) 2 回以上の測定を推奨する：

　これまで述べたように，さまざまな要因で測定値がばらつく場合がある．たとえば(4)血管正中部分の血流が最速とは限らない（p.37）のような値が測定1回目に算出されると，その値が真の値から外れていることに気づく余地がない．そこで当院では，再現性を保証するためにも，同一症例で，それぞれ少し異なる部位で2回以上の測定を行っている．これにより，1回目と2回目の値が乖離した場合，測定上の問題に気付くことができ，3日目の測定に移行することができる．

(12) 測定値の再現性：

　検者は，1回目と2回目の測定値の差に関し，どの程度のレンジに抑えられるか注目しなければならない．血流量では，高血流量であるほど，1回目と2回目の測定値にバラツキが出やすい．ただし，2000 mL/min と 2300 mL/min では，それほど臨床的意義は変わらない．一方，同じ 300 mL/min の差であっても，500 mL/min と 200 mL/minとでは，結果の解釈が大きく変わる．即ち，治療域に関連する約 300〜500 mL/min のレンジは，誤差をできるだけ抑えるべく，計測された値を十分に吟味し，信頼性の高いデータを提供すべきである．

基準値

● 基準とする値が各施設で若干異なるが，当院では概ね表2の値で評価している．

● これらの値は，血流低下による閉塞を予測するためのモニタリング値として活用すべきである．したがって，すべての VA 評価にこの値が適応するわけではない．たとえば，VA の合併症の1つである静脈高血圧症では，発達した側副血行路などの異常な血流が存在するため，上腕動脈血流量は良好な値となる．血流を観察しただけでは，基準値内であっても治療すべき病変が存在する症例もみられる．つまり，機能評価のみでは正しく VA を評価することはできない．次に解説する形態評価も行い，総合的に良否を判断することが重要である．

造設術前評価

VA 作製前の評価

VA 作製の概要

- VA の新規作製においては，これまで理学所見による血管評価が中心であった．しかし，近年は超音波診断装置を用いた表在血管の画質向上によって，さらに詳細な評価ができるようになった．
- VA の術前評価では，動脈と静脈の血管径や血管壁の性状，血管の連続性などを観察し，AVF や AVG，動脈表在化などの術式決定の判断材料として超音波検査が活用できる．
- VA 選択のチャートを図 1 に示す．また，各 VA の長所と短所を表 1 に示す．患者の状態や背景に合った VA を選択すべきである．
- 第一選択は AVF であるが，適切な血管がなく，作製が困難であると判断される場合は，AVG や動脈表在化も考慮する．

検査法

AVF 作製術前の評価

- VA 造設術前の超音波検査を施行するうえで，左右どちらの腕のどの部位に，どの術

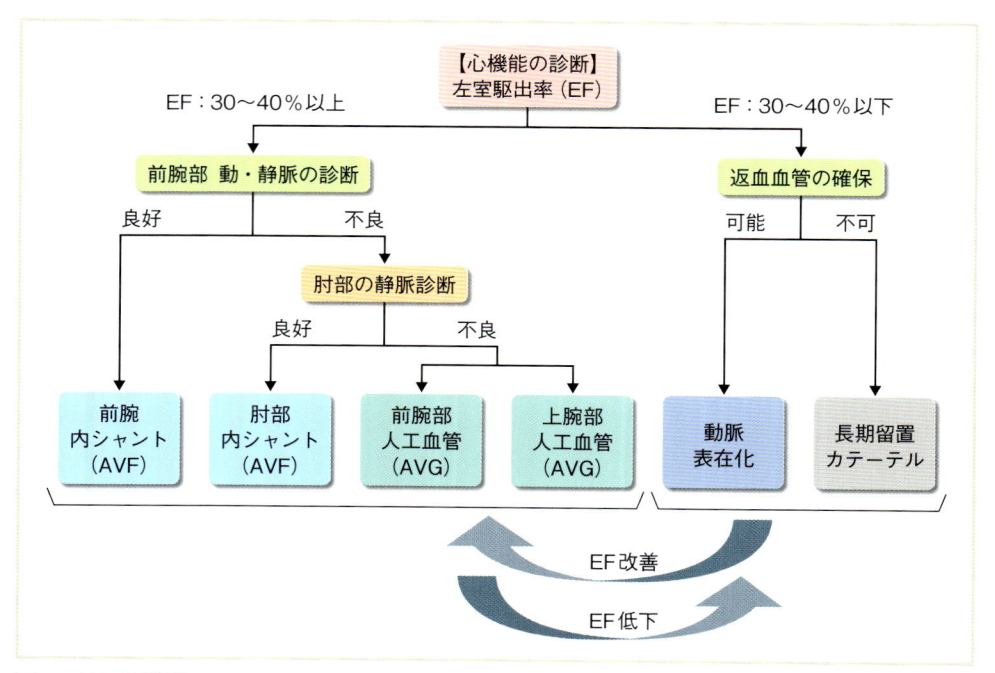

図 1　VA の選択

表1 各VAの特徴

	長所	短所
AVF	開存率が良い 合併症が少ない	心機能に影響あり 術後2週間は穿刺できないとされる
AVG	穿刺が容易である	狭窄，閉塞しやすい 感染のリスクあり 心機能に影響を及ぼす
動脈表在化	感染が少ない 心負荷がない	必ず返血できる静脈が必要である 長期の使用が困難である （特に返血静脈が使用できなくなることがある）
長期留置 カテーテル	穿刺をしない 心負荷がない	閉塞しやすい 感染のリスクあり

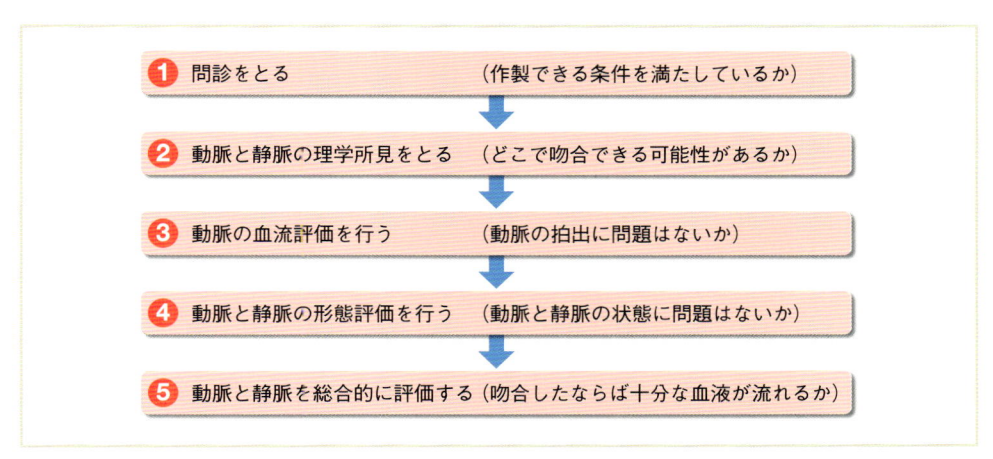

① 問診をとる　　　　　　　　　　（作製できる条件を満たしているか）

② 動脈と静脈の理学所見をとる　　　（どこで吻合できる可能性があるか）

③ 動脈の血流評価を行う　　　　　　（動脈の拍出に問題はないか）

④ 動脈と静脈の形態評価を行う　　　（動脈と静脈の状態に問題はないか）

⑤ 動脈と静脈を総合的に評価する　（吻合したならば十分な血液が流れるか）

図2　AVF作製術前評価の流れ

式のVAが作製可能かを把握しておく必要がある．
● 可能な限りAVF作製を目指す．AVFは，合併症が少なく最も開存率が良好であるため，VA作製の第一選択となる．
● 可能な限り吻合部位は末梢側で作製する．穿刺部位が肘部のみであっても，末梢側に使用できる血管があれば，可能な限り末梢側で吻合する．その利点として，① 将来のAVF作製に際して，より多くの静脈を温存できる，② 合併症が少ない（スチール症候群，血栓性閉塞，感染など），③ 穿刺できる静脈が長く取れる ④ 閉塞した時に，中枢側で再建術が可能であることが挙げられる．これらのことを念頭に置いて，VA作製術前の超音波評価を行う．

■ 超音波検査を始める前に
● 超音波検査の流れを図2に示す．

表2　問診

項目	
乳がん既往の有無	既往がある場合，または切除している側では VA 作製は避けることが多い．
ペースメーカーの有無	挿入されている側では作製しない．
利き腕	可能な限り利き腕でない側を選択する． ただし，両側とも同じ術式で同じ部位で吻合が可能と判断された場合に限る． （例；右利きで，左腕においては AVF 作製が困難であり，AVG の適応あり，右腕は AVF 作製が可能である場合，AVF を優先し右腕に作製することが多い）
左右上肢の血圧の差	左右上肢の血圧データ（PWV 検査など）を確認する．動脈拍動の左右差が大きい場合は，血圧が低い側の動脈に狭窄が疑われる．
胸部大動脈瘤の手術既往の有無	中心静脈狭窄が疑われる．

表3　理学所見の取り方

項目	
動脈	・肘部の上腕動脈と手関節部の橈骨および尺骨動脈の拍動の有無を確認する． ・良好な拍動を触知する場合は，血液が流れていることを示す． ・拍動を触知しない場合は，動脈が閉塞している可能性もある．また，動脈が細い，あるいは血管走行が深い，石灰化の沈着が高度である場合は拍動を触れにくい．
静脈	・上腕部を駆血した状態でマッサージやクレンチングなどの負荷を加え静脈を拡張させる．

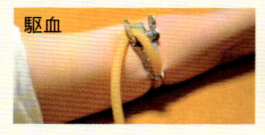 駆血
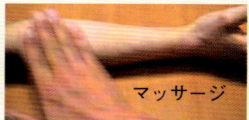 マッサージ
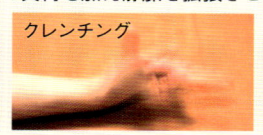 クレンチング
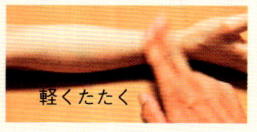 軽くたたく

注意）
・負荷をかける際は，患者への声かけを行うなど配慮する．
・長時間の駆血は避ける．上肢の冷感蒼白や点状の皮下出血が出現した場合，すぐに駆血を解除する．
・手関節部の橈側皮静脈から上腕中央部付近までの橈側皮静脈，肘正中皮静脈の血管の太さ，走行，連続性，狭窄や閉塞病変の有無を触診にて確認する．
・理学所見の情報を得ることができなかった部位をエコーで重点的に観察すると良い．

a）問診
● 表2 の条件に当てはまる場合，原則 VA は作製しない．言い換えれば，作製できない腕を確認しておく．そうすることで，片側のみで検査が終了することもある．

b）理学所見
● 解剖を熟知したうえで，まずは見て，触ることから始める．
● 動脈と静脈の理学所見の取り方を示す（図3，表3）．
● 静脈は駆血をした状態で，クレンチングやマッサージ，軽く叩くなどの負荷を加え，静脈を拡張させることが重要である．
● 超音波検査で得られた部分像で，上肢血管のマッピングをイメージすることは容易ではない．駆血をし，実際に腕を見て，血管を追っていく方が容易にイメージしやすい．この後の超音波検査では，理学所見で得られた情報の再確認と，理学所見で得ることができなかった情報を超音波検査で拾い上げる，という考え方で検査を進める．

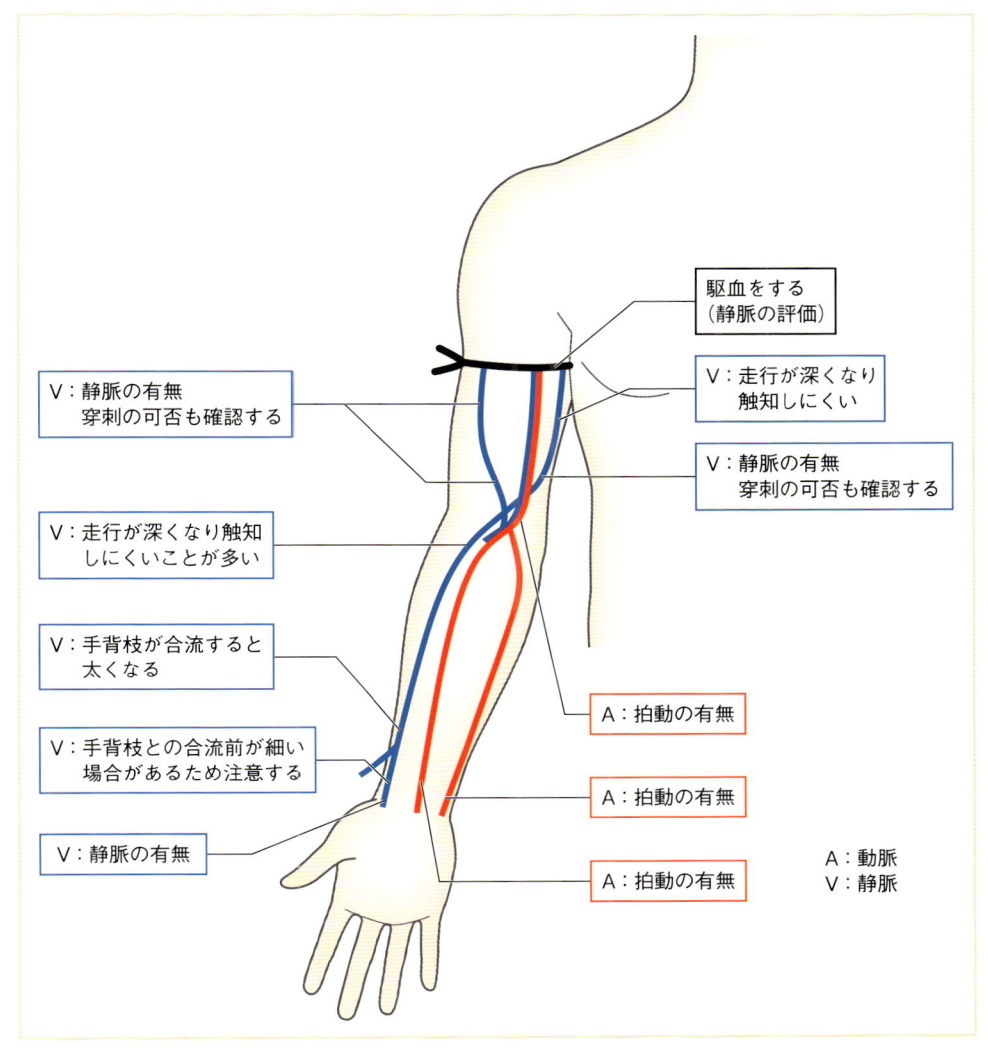

駆血をする
（静脈の評価）

V：走行が深くなり
　触知しにくい

V：静脈の有無
　穿刺の可否も確認する

V：静脈の有無
　穿刺の可否も確認する

V：走行が深くなり触知
　しにくいことが多い

V：手背枝が合流すると
　太くなる

V：手背枝との合流前が細い
　場合があるため注意する

V：静脈の有無

A：拍動の有無

A：拍動の有無

A：拍動の有無

A：動脈
V：静脈

図3　理学所見のチェックポイント

● この時点で，どの部位で吻合できる可能性があるかをイメージしておく．また，シャントを作製した場合，2か所の穿刺が可能かどうかも見ておくことも必要である．

■超音波検査

a）上腕動脈の血流速波形の評価

● 上腕動脈に対して超音波パルスドプラ法を施行する．2〜3相性の血流速波形を示す（図 4-a）．

● 狭窄後波形であれば，測定部位より中枢側の腋窩動脈や鎖骨下動脈に狭窄の存在が疑われる．VA を有さない上肢動脈の加速時間（acceleration time：AT）は 100msec 以内とされる．この値よりも明らかに延長している場合は，中枢側の動脈も走査し，病変を検索する（図 4-b）．また，このような動脈を用いて VA を作製した場合，血流量が少ない AVF になる可能性がある．

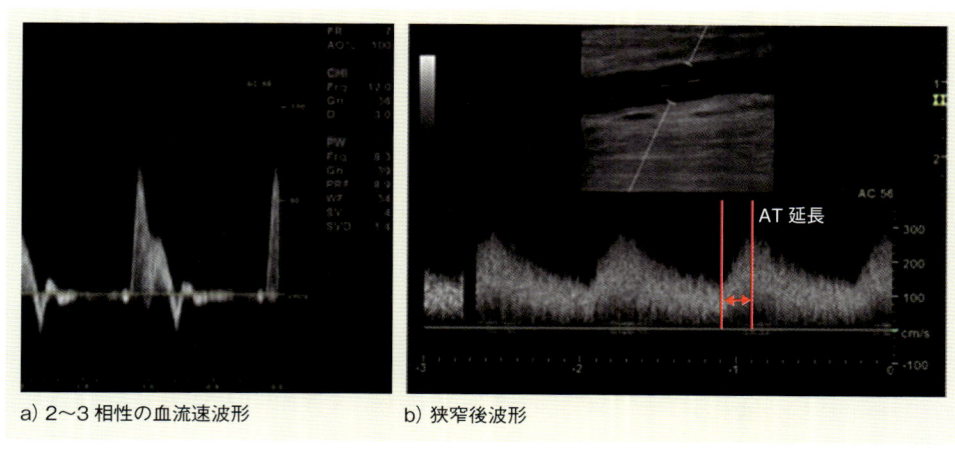

a) 2〜3 相性の血流速波形　　　　b) 狭窄後波形

図 4　上腕動脈の血流速波形の評価

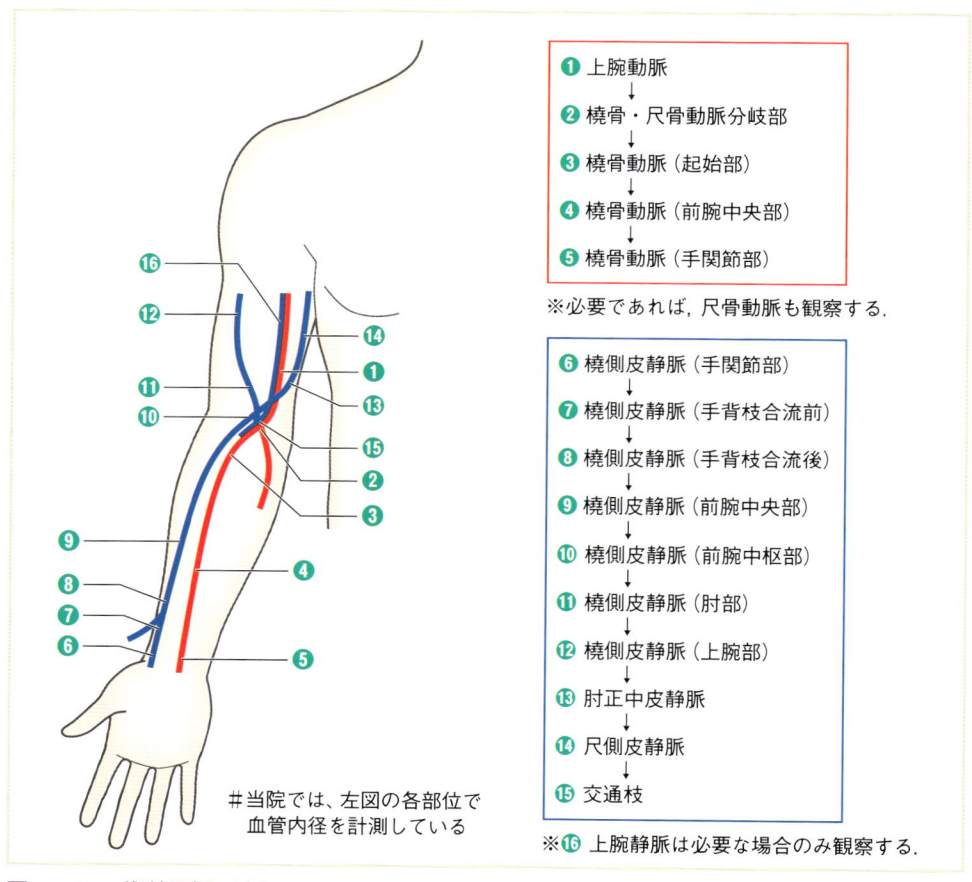

① 上腕動脈
　↓
② 橈骨・尺骨動脈分岐部
　↓
③ 橈骨動脈（起始部）
　↓
④ 橈骨動脈（前腕中央部）
　↓
⑤ 橈骨動脈（手関節部）

※必要であれば，尺骨動脈も観察する.

⑥ 橈側皮静脈（手関節部）
　↓
⑦ 橈側皮静脈（手背枝合流前）
　↓
⑧ 橈側皮静脈（手背枝合流後）
　↓
⑨ 橈側皮静脈（前腕中央部）
　↓
⑩ 橈側皮静脈（前腕中枢部）
　↓
⑪ 橈側皮静脈（肘部）
　↓
⑫ 橈側皮静脈（上腕部）
　↓
⑬ 肘正中皮静脈
　↓
⑭ 尺側皮静脈
　↓
⑮ 交通枝

※⑯ 上腕静脈は必要な場合のみ観察する.

＃当院では、左図の各部位で
血管内径を計測している

図 5　AVF 術前評価の流れ

b) 動脈の形態評価

● 形態評価の流れを図 5 に示す.

● 当院における動脈の観察ポイントと基準を示す（表 4）. 狭窄や閉塞病変の有無, 血

表4　当院における動脈の観察ポイントと基準

項目	作製可能	作製困難
上腕動脈の血流速波形	2〜3相性の動脈波形	狭窄後波形
動脈壁の性状	内膜と血管内腔の境界エコーが平滑	内膜肥厚を認め，血管内腔が狭小化
	石灰化の沈着を認めない（認めても軽度）	音響陰影を伴う石灰化の沈着
血管内径	2.0 mm以上（1.5〜1.9 mmでも状況によっては作製する場合もある）	1.5 mm未満もしくは閉塞

表5　超音波による動脈の性状分類

石灰化の程度	血管壁の性状 石灰化の沈着	血管内腔に対するカラードプラ評価	超音波画像	プローブによる血管への圧迫	手術における吻合手技
（−）	石灰化の沈着を認めず，血管内膜面が平滑である	良好に通過する		扁平化する	難渋しない
軽度	わずかに石灰化の沈着を認める	良好に通過する		扁平化する	難渋しない
中等度	石灰化の沈着を認め，ミラーイメージを伴うこともある	部分的に通過することもある		扁平化する部位としない部位がある	部位によっては難渋する可能性がある※
高度	音響陰影を伴い，血管内腔の観察が困難または観察が不可能である	通過しない		扁平化しない	吻合に難渋する可能性がかなり高い

※部位によって石灰化の程度が異なる症例がある．どの部位が，どの程度の石灰化を呈しているかを可能な限り明確にする．また，術者に相談することも必要である．

　管壁における石灰化沈着の有無や程度（**表5**），血管内径を評価する．
- 上腕動脈および橈骨動脈を末梢側に向けて走査する．Bモード断層法とカラードプラ法を併用し，長軸像と短軸像の2方向から観察する．また，吻合に使用されると推測される動脈の血管内径は，2.0 mm以上あれば概ね吻合に使用できる．
- 内膜肥厚を伴う動脈内径の狭小化がある場合，低血流量のAVFになる可能性がある．

c）静脈の形態評価
- 静脈の血管径，連続性，穿刺についての評価を行う．当院における静脈の観察ポイントと基準を示す（**表6**）
- 超音波検査を行う時も駆血をした状態で，クレンチングやマッサージ，軽く叩くなど

表6　当院における静脈の観察ポイントと基準

項目	作製可能	作製困難
血管内径	駆血をした状態で 2.0 mm 以上	駆血をした状態で 2.0 mm 未満
連続性	狭窄・閉塞を認めない	狭窄あるいは閉塞を認める
穿刺（2 か所）	駆血をした状態で触診上，明らかに血管走行が触知できる	駆血をした状態で触診上，血管走行が触知できない
	超音波画像上も血管走行が浅い	超音波画像上も血管走行が深い，もしくは静脈を認めない

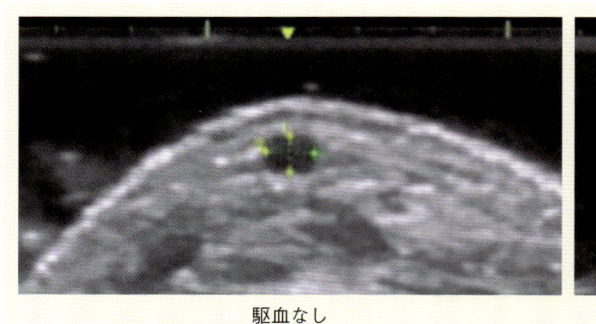
駆血なし

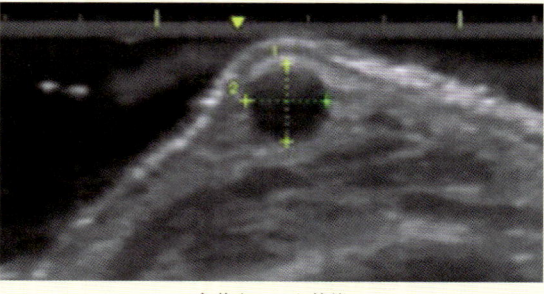
負荷をかけた状態

図6　負荷前後の静脈径の変化（同一症例，同じスケール）

の負荷を加え，静脈を拡張させることで血管内径が大きくなる（図6）．この状態で静脈の評価を行う．

- 皮静脈は，プローブによる圧迫で血管が楕円形もしくは狭小化するため，圧迫を回避する走査を行う．
- 手関節部から中枢側に向けて，前腕の橈側皮静脈および肘部，上腕部の橈側皮静脈を走査する．肘部に戻り肘正中皮静脈，尺側皮静脈を走査する．最後に肘部の交通枝を観察する（図5）．
- 静脈の連続性，開存性の評価においては，作製する部位から中枢側に狭窄や閉塞病変を認めないことが前提であり，駆血をした状態で血管内径が 2.0 mm 以上必要となる．静脈に狭窄や閉塞がある場合，その部位よりも中枢側で使用可能となる．
- 2 か所以上の穿刺部位が確保できているかの確認も行う．VA は動静脈を吻合できれば良いというわけではない．VA 作製後，多くの血流が静脈に流れ込み，脱血および返血の 2 か所の穿刺ができたことによって VA として機能する．
- AVF では，2 か所の穿刺部位が必要である．脱血はシャント化された静脈が必須であるが，返血はシャント血流を含まない通常の自己静脈でも良い．

d）総合評価

- 動静脈評価の両方で条件を満たしていることを確認する．また，手関節部で条件を満たしていない場合は，徐々に中枢側の評価に重点を置き，どこで，その条件を満たすかを考えて検査を進める．

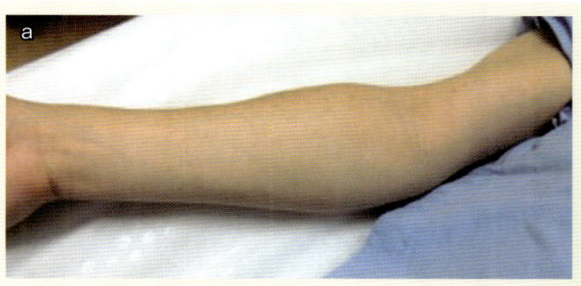

a）視診上，明らかな皮静脈は認めない．

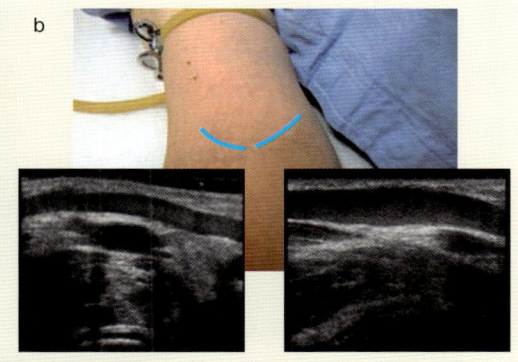

b）駆血をすると，肘正中皮静脈と肘部の橈側皮静脈が触知できた．エコー上も血管内径が 2.0 mm 以上あり，穿刺も可能であろうと判断された．

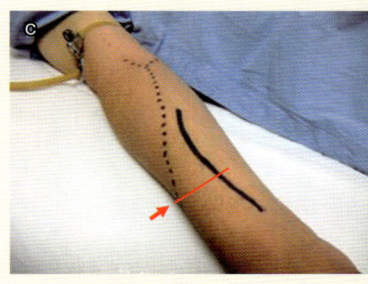
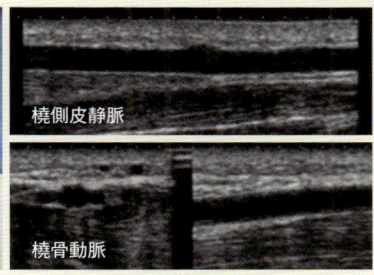

橈側皮静脈

橈骨動脈

c）前腕の橈側皮静脈も深いが 2.0 mm 以上あり，それに対応する動脈も良好であった．より末梢側で作製することを考え，前腕中央部付近（図 C ➡ 部）での吻合が可能であると術者が判断した．

図 7　より末梢側で作製するための超音波検査

● 必ずしもこれらの条件に当てはまるわけではない．例外として，動脈が細くても静脈が太い場合は作製する場合もある．境界域の基準は明確ではないが，患者背景や全身状態も考慮に入れて作製する必要がある．
● 中枢側で作製するほど，穿刺範囲は限定される．
● 肘部で確実に 2 か所を穿刺できると推測される症例においては，安易に肘部での吻合を決定せず，前腕部の橈側皮静脈が存在するかをエコーで確認する．触知できない場合でも，エコーで観察すれば 2.0 mm 以上の血管が存在する場合も少なくない．動脈の条件も合わせて評価し，より末梢側で作製することを意識した検査が必要である（図 7）．
● 最終的には動脈と静脈を吻合すると，どのような血行動態を示す VA になり得るかを考えることが重要である．
● これらの基準を満たさない場合は，AVF の作製は困難であり，後述する AVG や動脈表在化の術前評価に切り替えて検査を進める．

AVG 作製術前の評価

● 前腕部の動脈が細い，または硬い，あるいは静脈が細い，広範囲に狭窄や閉塞がある場合，血管走行が深く穿刺できない場合，両側とも AVF の作製ができない場合は，AVG の適応となる．

● 心機能上，シャントの心負荷に耐え末梢循環不全もないが，AVF を作製することができない症例に作製する．
● 心機能が不良の場合は，動脈表在化または長期留置カテーテルを考慮する．

■ 超音波検査を始める前に
● 超音波検査の流れは，AVF と同様である（図 2）．

a）問診
● 乳がんの既往やペースメーカーの有無は確認しておく（表 2）．
● 心機能をチェックしておく（ガイドラインでは，EF が 30〜40% 以上が必要と言われているが，シャント血流による心負荷に耐え得る心機能上の限界はいまだ明らかにはされていない）．

b）理学所見
● AVF が作製できない理由として，静脈が細い，途中で閉塞している，血管走行が深いために穿刺できないなどの理由が挙げられる．いずれも触診では情報を得ることが困難であるため，超音波検査が必須となる．理学所見から得られる情報が少ないということは，AVF の作製が困難である可能性が高い．

■ 超音波検査
a）上腕動脈の血流速波形の評価
● AVF 同様，狭窄後波形でないことを確認する（図 4）．

b）動脈の形態評価
● 狭窄や閉塞，動脈壁の性状，石灰化の程度や動脈径を評価する（表 4，表 5）．
● 前腕ループ型において，動脈は上腕動脈または橈骨動脈の起始部を，上腕ループ型においては，上腕動脈を用いることが多い（図 8）．
● 末梢循環不全がある場合は，スチール症候群が懸念される．末梢動脈が高度石灰化かつ狭小化（1.0 mm 以下）している場合は，要注意である．

c）静脈の形態評価
● 駆血をした状態で評価する．
● 狭窄や閉塞，静脈内径や中枢側への連続性，開存性を評価する（表 6）．
● 上腕部の尺側皮静脈を使用することが多いが，一部の症例で，血管径が小さいまたは中枢側で狭窄や閉塞がある場合は使用できない．この場合は上腕静脈を観察し，良好であれば流出路静脈として使用する（図 8）．

d）総合評価
● 動静脈評価の両方で条件を満たしていることを確認する．また，前腕部で作製できない場合は，上腕部での作製を検討する．

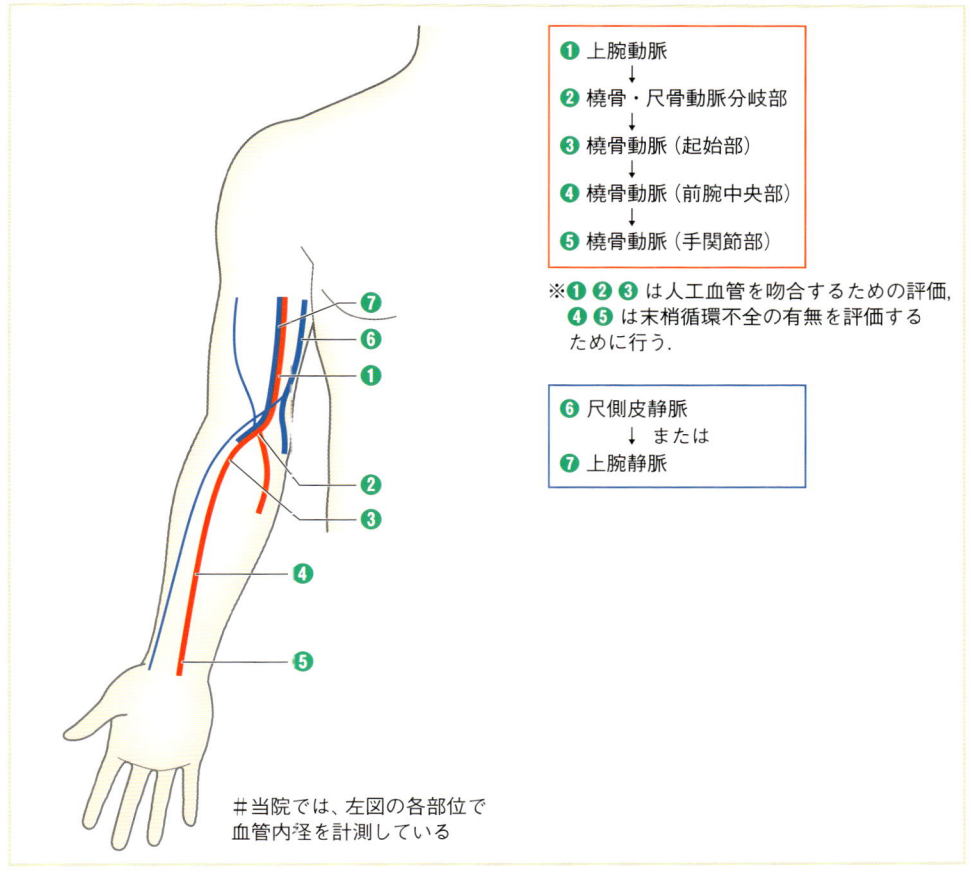

図8 AVG 術前評価の流れ

● AVF 同様，どのような血行動態を示す VA になり得るかをイメージしてから検査を終了する．

動脈表在化術前の評価

● 内シャントによる心負荷に耐えられないと予想される症例，著明な溢水がないにもかかわらず，左室駆出率（EF）が 30～40% 以下の症例を適応の目安とする．

■ 超音波検査を始める前に
● 問診，理学所見は AVF や AVG と同様である．特に，触診で返血静脈を探しておくことが重要である．

■ 超音波検査
a）上腕動脈の血流速波形の評価
● AVF や AVG と同様である．

b）動脈の形態評価

- 上腕動脈の血管内径や血管壁の性状，石灰化の程度，狭窄や閉塞病変の有無を確認する．
- 動脈が高度石灰化を呈する場合は，作製しても穿刺困難になる可能性が高い．
- 動脈表在化はシャントを形成しないため，術後の血管の発達はない．すなわち血管径は大きくならない．

c）静脈の形態評価

- 返血する自己静脈が必要であるため，穿刺できる静脈を検索，評価する．

d）総合評価

- 最終的に，穿刺できる自己静脈がない，動脈が狭小化している等の理由で作製できない場合は，長期留置カテーテルの適応となる．

VA 造設術前評価のまとめ

- 超音波検査による評価は補助的診断である．最終的には，血管の状態や患者の全身状態などを考慮し，作製部位を決定することが推奨されている．
- 上肢の血管解剖を把握し，患者個々の VA 適応基準を理解したうえで，超音波検査を進めていくことが重要である．
- どの種類の VA を，どの部位に作製するかは医師の判断であるが，それらを正しく判断するために必要な情報を提供するのは，我々ソノグラファーが受け持つ重大な責務である．
- そのためには，さまざまな術式を十分に理解しておく必要があり，術前の検査所見がどのように活かされ，その結果，術後にどのような VA になったかをフィードバックすることが，検査の質の向上につながる．
- 手術の成否は術者の技量にも影響される．検者と術者の十分な申し合わせが必要である．

形態評価

※本章では, 動脈や静脈, 血流方向に関わらず, 指先側を
「末梢側」, 心臓側を「中枢側」として, 示している.

自己血管内シャント（AVF）の種類と検査法

AVF の種類

- AVF とは，自己の動静脈を用いて作製する VA であり，手関節部の橈骨動脈と橈側皮静脈を吻合したものを標準的内シャントという．皮下組織内を走行する皮静脈に，脱血と返血の穿刺針 2 本を穿刺する．
- 慢性血液透析用 VA は，開存性・抗感染性・各種合併症の発生などの観点からみて，できる限り AVF を第一選択とすることが推奨されている．
- 前腕部の動脈と静脈で吻合した AVF の種類を図 1 に示す．AVF は，可能な限り末梢側で吻合するが，血管が適切でない場合は，中枢側で吻合する．
- 現在使用している AVF の吻合部位は，皮膚切開痕を確認する．複数ある場合は，より中枢側の部位がそれである可能性が高い．また，触診でスリルの有無を確認してもよい．
- 肘部の動脈と静脈で吻合した AVF の種類を図 2 に示す．自己血管で作製する最上位の吻合部位である．通常，これより中枢側では作製しない．血管が複雑に走行するため，解剖を熟知しておく必要がある（STEP UP！5 参照，p.190）．
- その他，稀ではあるが，知っておくべき AVF を図 3 に示す．

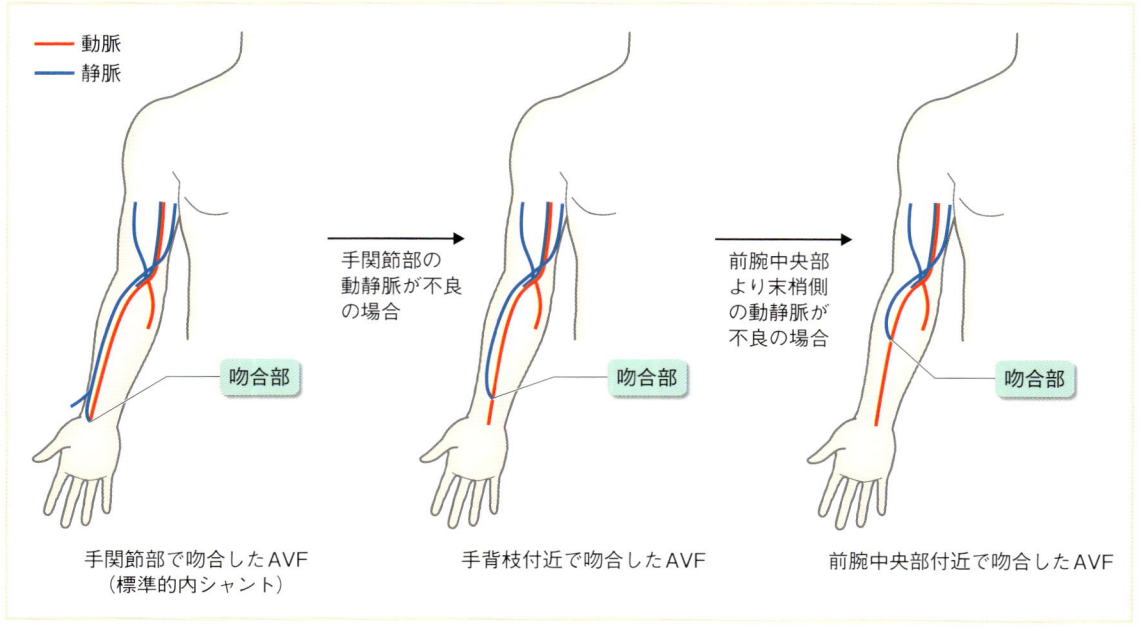

図 1　前腕部で吻合した AVF の種類

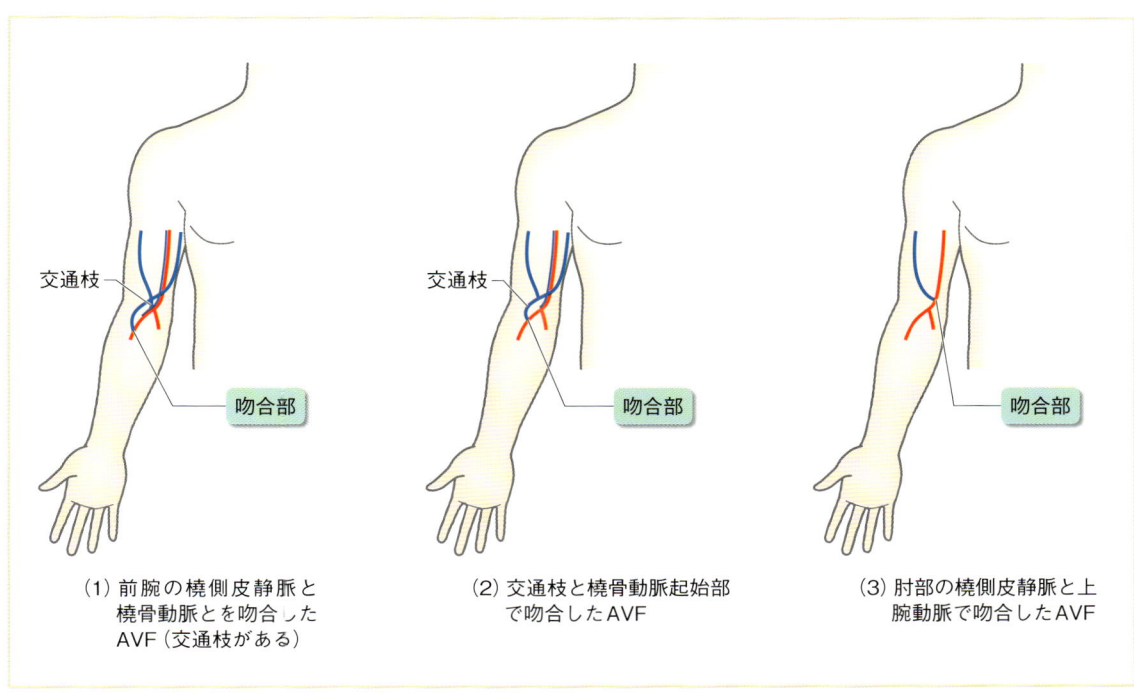

（1）前腕の橈側皮静脈と橈骨動脈とを吻合したAVF（交通枝がある）

（2）交通枝と橈骨動脈起始部で吻合したAVF

（3）肘部の橈側皮静脈と上腕動脈で吻合したAVF

図2　肘部で吻合したAVFの種類

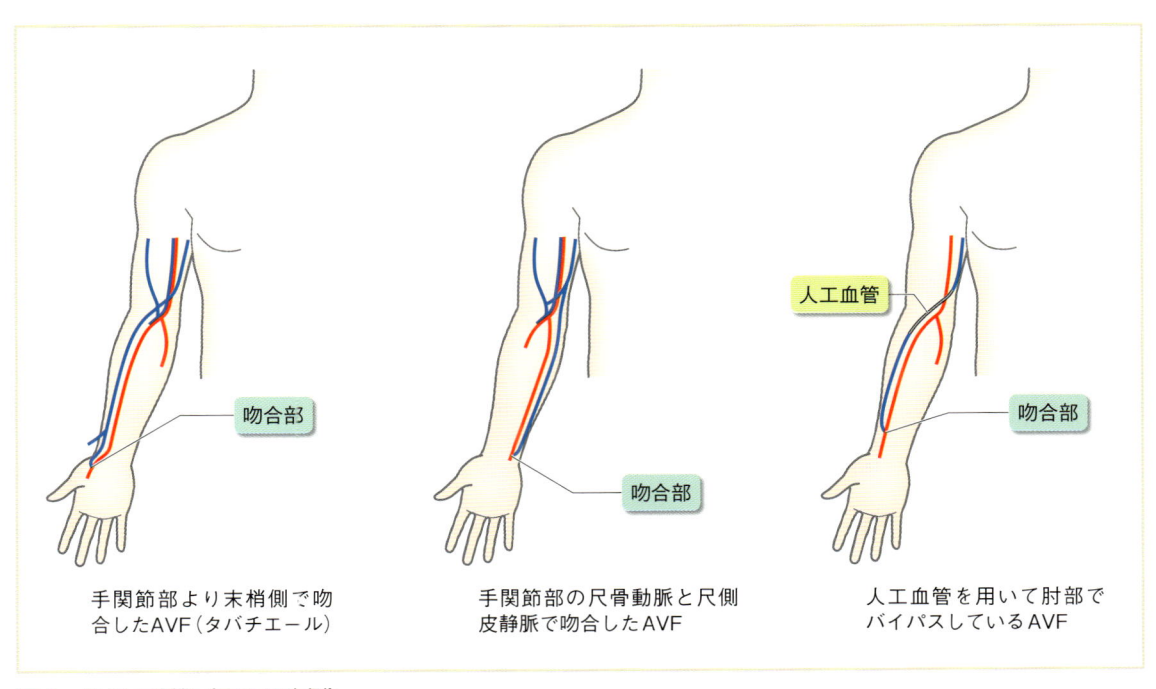

手関節部より末梢側で吻合したAVF（タバチエール）

手関節部の尺骨動脈と尺側皮静脈で吻合したAVF

人工血管を用いて肘部でバイパスしているAVF

図3　AVFの種類（まれな症例）

検査法

- VA の評価を行ううえで，どのような合併症があるのか，何が原因で発生するのかを熟知しておく必要がある．VA トラブルに関する合併症を表1に示す．検査時は，これらのキーワードから，どこを重点的に観察すべきかを考える．

超音波検査を始める前に

- 超音波検査の流れを図4に示す．

a）臨床症状

- 必ず臨床症状の有無を把握しておくことが重要であり，観察範囲がそれぞれ異なる（表2）．また，吻合部，脱血穿刺部位，返血穿刺部位の位置関係を把握しておく．

表1　AVF における合併症の概要

臨床症状	疑うべき合併症	合併症の解説
臨床症状なし	異常なしまたは血流不全	臨床症状や理学所見に異常がなく，血流も良好，狭窄も高度でない場合は良好である．しかし臨床症状を認めない＝必ずしもシャントが良好とはいえない．脱血穿刺部位と返血穿刺部位との間に狭窄病変が存在すれば，血流量が低下していても脱血不良や静脈圧の上昇は認めない．血流不全の状態であり，これを放置しておくと，症状が出現しないまま，ある日突然シャントが閉塞する．
脱血が不良になる	血流不全	透析に必要な血流量が脱血できなくなることである．大部分が狭窄による血流低下が原因となる．
静脈圧が上昇する	血流不全	返血穿刺部位より中枢側あるいは，穿刺部位そのものに存在する狭窄や閉塞が原因となり，血管内圧が上昇する．つまり，静脈圧が上昇しているということは，病変が存在している可能性があるということを示す．
穿刺に難渋する	穿刺困難	穿刺部位の近傍に狭窄や閉塞，静脈弁，壁在血栓などが存在すると，それに針先が当たり，穿刺針がうまく血管内に留置されない．穿刺技術が問題になる場合もある．
シャント肢が腫脹している	静脈高血圧症	シャント本幹に狭窄や閉塞が存在すると，心臓に返る血流量が制限され，過剰分の血流は末梢にうっ滞する．これが腫脹の原因となる．責任病変が存在する部位によって，シャント肢が腫脹する範囲が異なる．腫脹の有無や程度を観察する場合，腫脹してない反対の腕と比較すると気づきやすい．
手指の冷感，潰瘍，壊疽を認める	スチール症候群	シャントに多くの血流が流れ込み，吻合部より末梢側に流れる動脈血流が減少する．これにより，手指が虚血状態になり，冷感や潰瘍，重篤になれば壊疽を伴う．過剰血流が原因で本症を発症する場合もある．
穿刺部の発赤を認め，炎症反応が高値を示す	シャント感染	不潔な穿刺操作によって，穿刺部位から感染することが多い．自己の血管であるため，抗生剤の投与で寛解する場合もあるが，敗血症になると生命に関わるため，慎重に対応すべき合併症の1つである．
心不全症状を呈する	過剰血流	シャントの存在自体が心機能に影響を与えていることは周知の事実である．息切れや動悸などの心不全症状の有無が参考になる．
血管が膨隆している	シャント瘤	瘤表面に光沢を認めたり，短期間で急速に増大しているものは，破裂の危険性がある．これに感染が併発すると，さらに破裂のリスクが高まる．

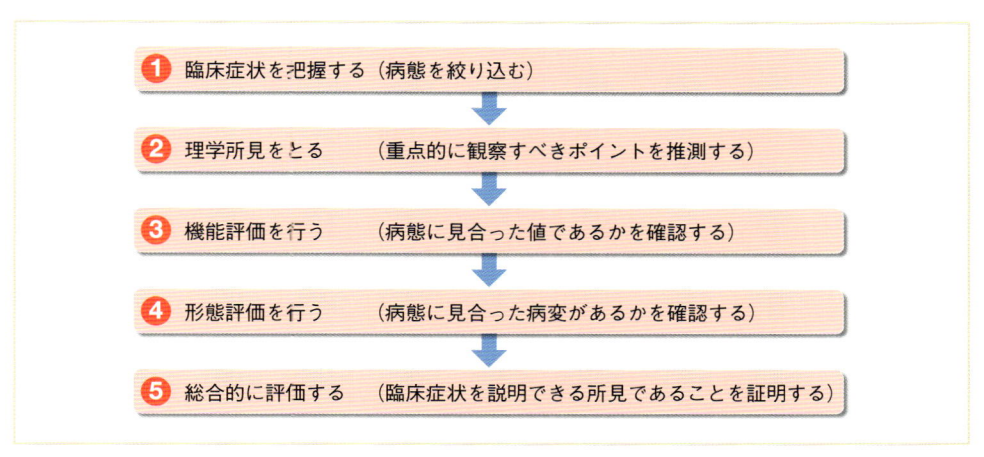

図4　VA 超音波検査の流れ

表2　臨床症状・合併症と観察部位
何が原因で，その臨床症状が出現しているかを考える

臨床症状	重点的に観察すべき部位
脱血不良	動脈系または吻合部から脱血穿刺部位の近傍
静脈圧の上昇，止血困難	返血穿刺部位または，それより中枢側
静脈高血圧症	手掌のみ腫脹…手関節部近傍 手掌と前腕部の腫脹…肘部 シャント肢全体…中心静脈
スチール症候群	動脈血流の状態
感染	発赤部位
過剰血流	血流量および動静脈の拡張，吻合口
瘤	瘤（大きさと壁の厚さ）とその前後の狭窄病変の有無，程度
穿刺困難	穿刺部位近傍の狭窄・閉塞・血栓・弁などの有無 または，血管の蛇行の有無

b）理学所見

- 理学所見（視診，触診，聴診）を必ずとる．この情報を得ておくことで，シャント血流の程度や疑わしい病変部位を概ね推測することができ，さらに，臨床症状と合わせて考えると，より精度が高い検査ができる．また，検査時間の短縮にもつながる．
- 触診のとり方について，良好な AVF では，図5のようになる．この良好なパターンを必ずご自身の指で覚えていただきたい．そして，狭窄が発現する部位によって，触診の所見が変化する（図6）（STEP UP！ 3 参照，p.186）．
- シャント静脈は，浅い部位を走行する．したがって，目で追える血管，触知できる血管は，あらかじめ視診触診で確認しておき，おおまかな血管走行を把握しておく．エコーで診るより，目で見るほうが理解しやすいことも少なくない．
- ときに挙上法も有用である（図7）．仰臥位でベッドに腕を載せている状態から，腕を挙上させる．すると，狭窄部位を境界にして，その前後で血管の状態が変化する．

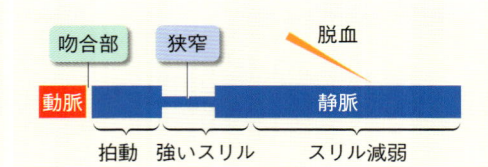

図5　理学所見の基本

（1）吻合部直上に狭窄がある場合（脱血不良）

狭窄部より末梢側は触診上，拍動になり，狭窄部の近傍は突然の強いスリルを触知する．さらにその中枢側ではスリルが減弱する．

（2）吻合部から離れた部位に狭窄がある場合（静脈圧の上昇，止血困難）

狭窄部が中枢側であるため，広範囲にわたり，シャント静脈は拍動になる．シャント静脈が拍動である場合は，必ず中枢側に狭窄があると考える．

（3）吻合部直上に狭窄があるが，それより末梢側に側副血行路を形成している場合（脱血不良）

血流は側副血行路に流れるため，狭窄部より末梢側は拍動にならずスリルを触知する．ただし，側副血行路を指で圧迫し血流を遮断すると，吻合部直上は拍動に変化する．

（4）動脈に狭窄がある場合（脱血不良）

シャント静脈の血管内圧が低い（血管に張りがない）のが特徴である．腕を挙上することによって，シャント静脈全域が凹む．

（5）狭窄が2か所ある場合（穿刺位置によっては症状がない）

狭窄①については，図6-（1）と同様であるが，さらに中枢側に狭窄②が存在する場合は，狭窄①の中枢で減弱したスリルの中に弱い拍動を触知する．病変は1つとは限らないため，注意深く触診することが重要である．

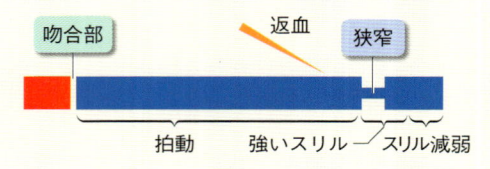
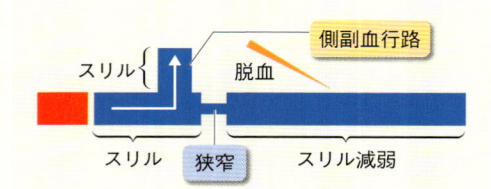
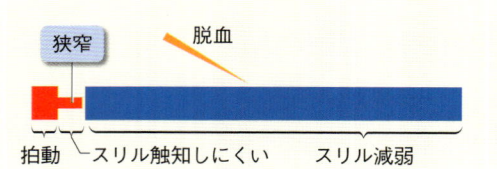
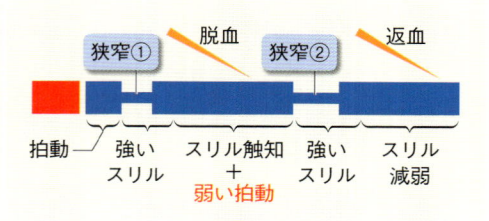

図6　異常な理学所見のパターン

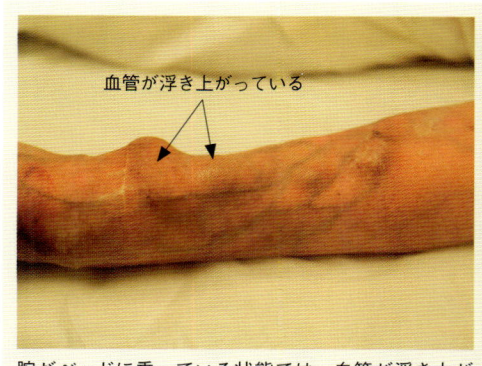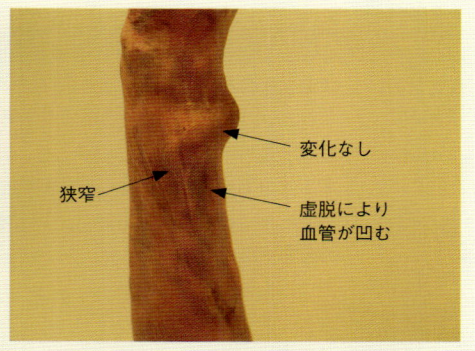

血管が浮き上がっている

変化なし

狭窄

虚脱により
血管が凹む

腕がベッドに乗っている状態では，血管が浮き上がっている．

腕を挙上することで狭窄病変より中枢側は血管が虚脱する．

図7　挙上法

つまり，狭窄部位より末梢側（拍動になる部分）は，血流がうっ滞し，血管内圧は上昇（血管に張りがある状態）するが，狭窄部位より中枢側（スリルが減弱する部分）は，血管が虚脱（血管の張りがない状態）する．血管が1本道の場合，病変部位を特定しやすい．また，瘤前後の狭窄部位の特定にも有用である．

●聴診において，狭窄部に一致して狭窄音を伴うことがある．ただし，狭窄が軽度や中等度であっても狭窄音を聴取する場合があるため，注意が必要である．狭窄音を聴取するからといって，必ずしもシャントが不良であるとは限らない．

●血栓性閉塞では触診上，血管内腔がつぶれず，硬く触れることが多い．また，血栓性静脈炎を併発している場合，その部位を触れることで痛みを伴うことがある．触診を行う場合は，必ず患者への配慮が必要である．

超音波検査

●臨床症状，理学所見の異常から血行動態や病変部位を絞り込む．また，疑った病態を証明するための所見をエコーで拾い上げていく．

a）機能評価

●上腕動脈の血流量とRIを評価する（詳細は前項の機能評価を参照）．機能評価における臨床的意義を正しく理解し，次の形態評価の参考にする（表3）．

b）形態評価

●次に，狭窄や閉塞病変を観察する形態評価を行う．ルーチン検査では，プローブを走査する手順等決められたものはないが，動脈から吻合部，最後に静脈というように系統的に検査を進めていくと，見落としを減少させることができる（図8）．

●プローブの基本走査として，必ず2方向から観察する．短軸で血管走行の概要を，長軸で血管の詳細を観察する．同時に，プローブによる血管の圧迫を避ける．

●カラードプラを併用すると病変を発見しやすい．

表3　機能評価の臨床的意義

血流の状態	エコー所見	意義
血流が低下	血流量が低下，RI が上昇	① 血流低下の原因となっている狭窄や閉塞病変が必ずどこかに存在する．形態評価で，どこに，どれくらいの範囲で，どの程度の病変が存在するかを検索する．
		② 症状や理学所見と合わない場合は，再現性不良や計測ミスなどのエラーの可能性もある．測定部位を変更するなどして再測定を試みる．
血流が良好	血流量，RI ともに良好	① 良好：狭窄や閉塞病変は認めず，血流は良好に保たれている．かつ，臨床症状や理学所見の異常を認めない．
		② 不良：狭窄あるいは閉塞病変が存在しても，それより末梢側に側副血行路を形成している場合（図6-3）は，見かけ上，良好なシャントになる．狭窄や閉塞病変と側副血行路を検索する．
		③ 症状や理学所見と合わない場合は，再現性不良や計測ミスなどのエラーの可能性もある．測定部位を変更するなどして再測定を試みる．
血流が低下	血流量，RI ともに低値	上腕動脈より中枢側の腋窩動脈や鎖骨下動脈の病変，または動脈の高度石灰化の可能性がある．頻度はきわめて少ない．

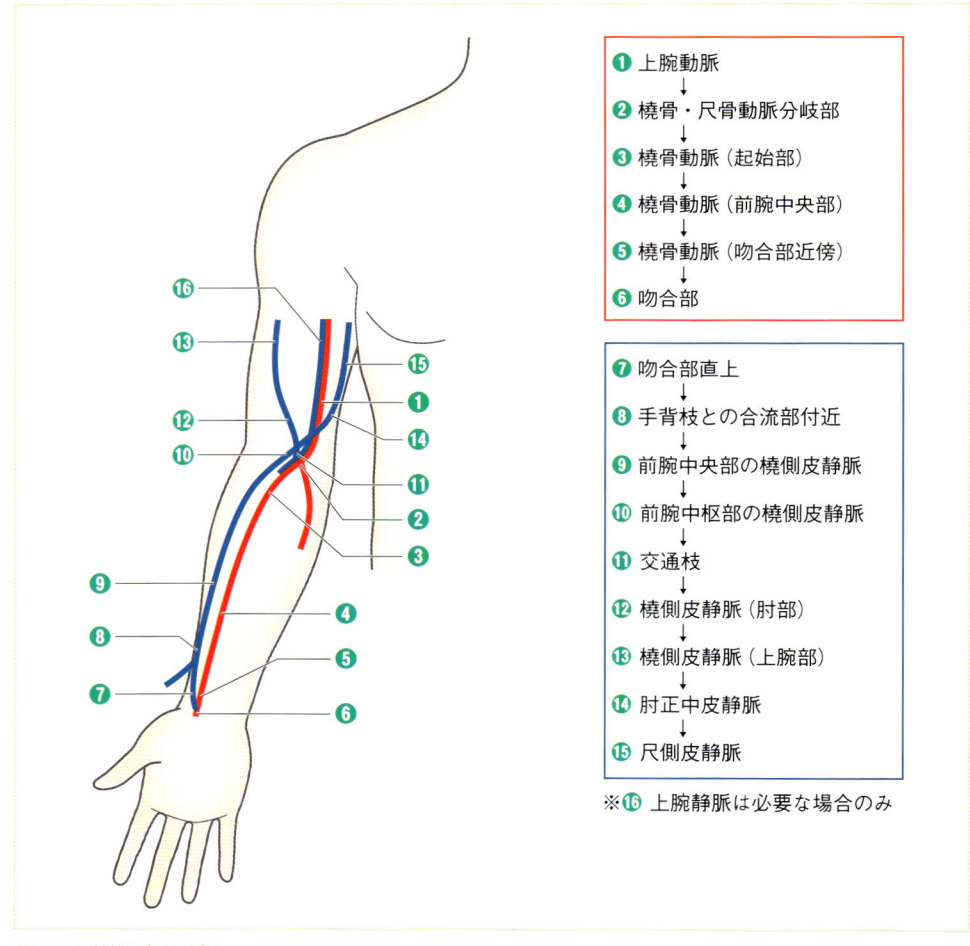

図8　形態評価の流れ

動脈の走査

● ルーチン検査では，主にシャント静脈に吻合されている動脈を観察する．

● 上腕動脈で機能評価を行ったのち，上腕中央部付近から末梢側にむけて，肘部の橈骨・尺骨動脈の分岐部，橈骨動脈起始部，前腕中央部の橈骨動脈，吻合部近傍の橈骨動脈を短軸と長軸の2方向から観察する．

吻合部の走査

● 吻合部近傍の動脈や静脈の観察は，短軸と長軸でも観察可能であるが，両者の継ぎ目である吻合部は評価しにくい．

● 描出法は，p.23，p.24を参照．なお，吻合している動静脈の角度によっては，この像が出ない場合もある．どこから観察すると複数の血管が同時に描出できるかを短軸像からイメージし，さまざまな角度から観察することが重要である．

静脈の走査

● ルーチン検査では，吻合部から上腕中央部付近まで走査する．ただし，静脈高血圧症などで中枢側の病変が疑われる場合は，腋窩静脈や鎖骨下静脈，腕頭静脈まで観察範囲を広げて検査を行うべきである．

● 吻合部直上はやや弯曲して走行し，手背枝が合流する部位から肘部まで橈側皮静脈は，ほぼまっすぐ肘部の正中にむけて走行する．

● 前腕中枢部の橈側皮静脈は，やや血管走行が深くなるため，触診による血管走行の把握が難しい場合がある．
理学所見で得ることができなかった情報をエコーで得ることが重要である．

● 肘上部の橈側皮静脈は，やや外側に走行した後，上腕部外側を中枢側に向かって走行する．一方，肘正中皮静脈は，肘部の上腕動脈の上方を交差し，さらに内側に向かう．肘上部で尺側皮静脈と合流し，中枢側にほぼまっすぐ走行する．

● 交通枝においては，上腕静脈との連続性を確認する．この部位も血管走行が深いため，触診では確認できない．エコーで十分に観察する必要がある．

狭窄病変の評価

● 狭窄病変においては，さまざまな形態がある（図9）

● 長軸像と短軸像で，狭窄病変の血管内腔が同心円状であることを確認する．長軸像にて，狭窄部位における血管内径を正確に計測する．狭窄病変が偏在性の場合は，短軸像にて面積狭窄率も計測する（図10）．

● 必要であれば，狭窄長も計測する．

閉塞病変の評価

● 閉塞病変には，血栓性閉塞と非血栓性閉塞がある（図11）．血栓量を把握することができる．

● 必要であれば閉塞長も計測する．

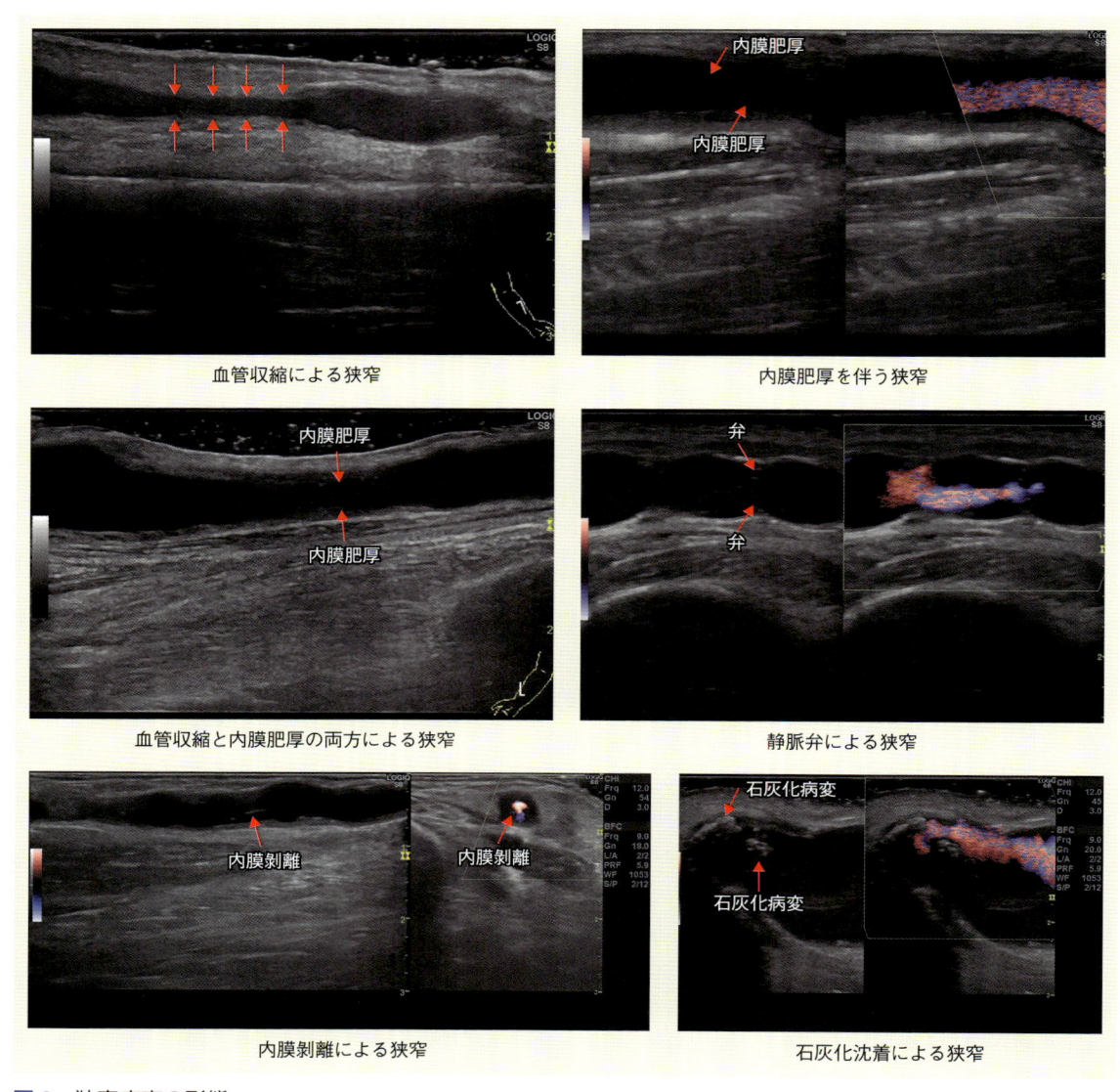

図9　狭窄病変の形態

c）総合評価

- 上述のように，臨床症状や理学所見の異常から考えられる疾患を絞り込む．次に，エコーによる機能評価，形態評価を行い，血行動態を把握する．最終的に，これらの情報から AVF の良否を判断する．
- 理学所見による AVF の評価は，病変の部位や程度を概ね把握することができる．一方で，エコーによる評価では，これを定量的に評価することができる．計測はルールに従って，正確に測定されなければならない．
- 前後の血管径と比べて細い部位を“狭窄”と定義すると，AVF では，ほとんどの症例で狭窄が存在する．その中でも，臨床症状の原因となっている狭窄を指摘することが重要である．

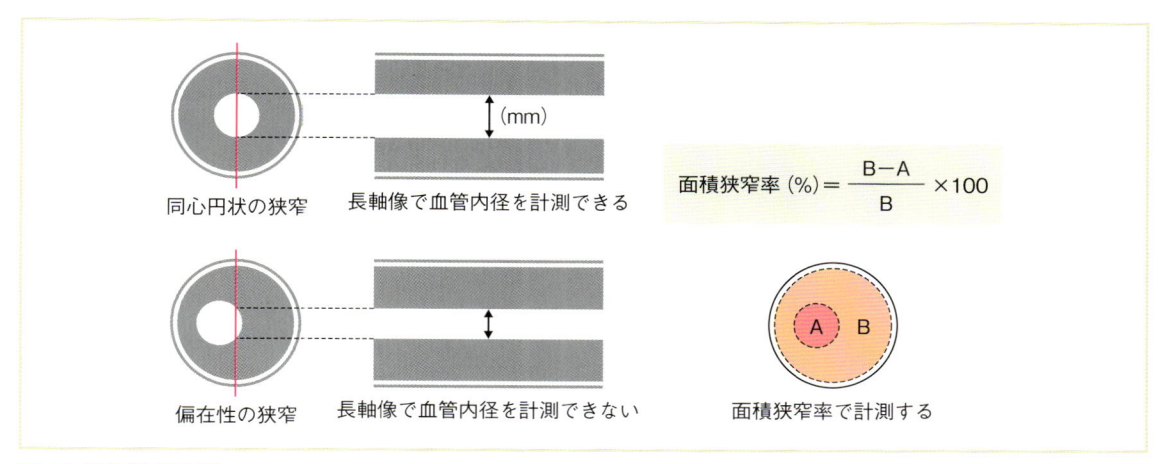

図 10 狭窄径の計測

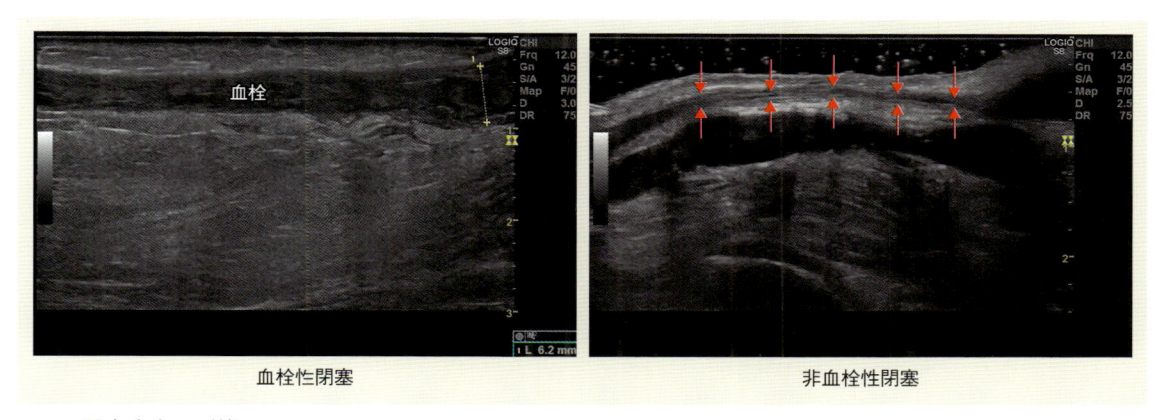

図 11 閉塞病変の形態

- なぜその臨床症状が出現しているのか，症状の原因となっている病変はどこにあるのか，を説明できる所見をエコーで証明することが重要である．必ずその確認を行ってから検査を終了する習慣をつけておくと良い．

人工血管内シャント（AVG）の種類と検査法

AVG の種類

- AVG とは，人工血管（グラフト）を用いて作製する VA であり，前腕ループ型が多い．前腕部で作製できない場合は，上腕部で作製する．主な AVG の移植デザインを図1に示す．また，人工血管に脱血と返血の穿刺針2本を穿刺する．
- AVF が作製できない症例が AVG の適応となる．ただし，AVG は血流量が多くなるため，心機能が不良の場合は適応にならない．そのような症例に対しては，動脈表在化や長期留置カテーテルの適応も考慮する．
- 人工血管の素材によりエコーでの見え方が異なる．言い換えると，エコー像から人工血管の素材を判別することができる．また，経年的にも描出される像が変化する（表1）．

検査法

- AVF と同様に，どのような合併症があるのか，何が原因で出現するのかを熟知しておく必要がある．VA トラブルに関する合併症を表2に示す．

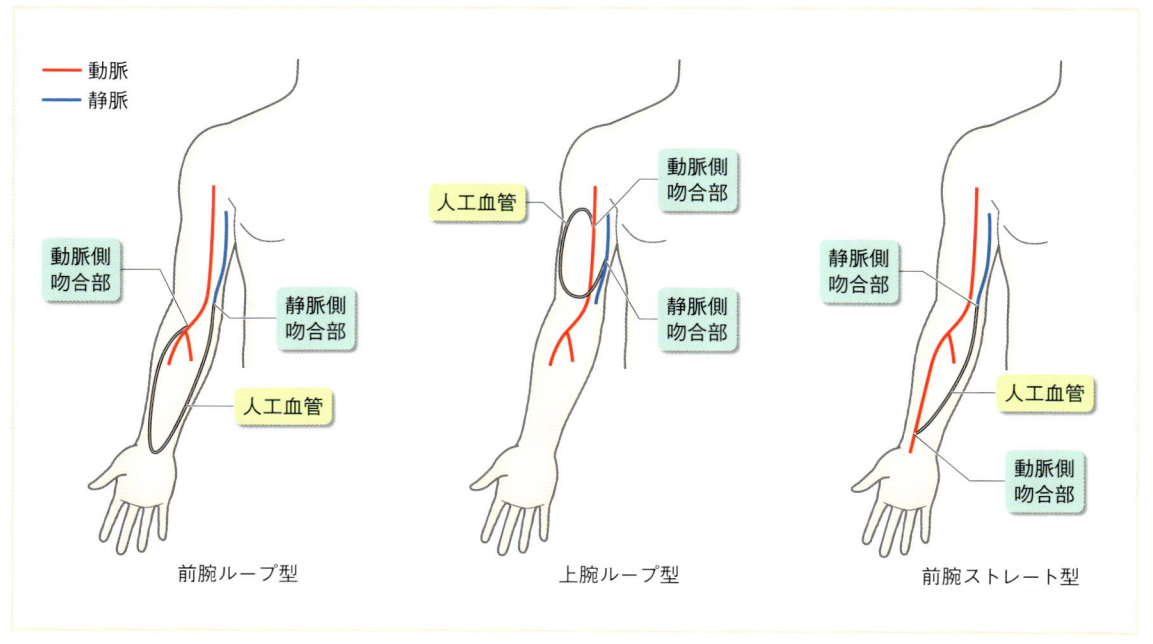

図1　AVG の種類

表1 人工血管の種類

	e-PTFE グラフト expanded-polytetrafluoroethylene		ポリウレタングラフト polyurethane	
長所	抗感染性，長期開存性，操作性において他の材質より優れている．		移植術翌日から穿刺可能であり，早期・中期の開存性は e-PTFE とほぼ同等である．	
短所	移植後穿刺使用まで約2週間の待機期間を要する．血清腫が発生するなど問題点もある．		グラフトが屈曲（kinking）しやすい．しかし近年，改良が加えられ大幅に改善している．	
移植直後	移植直後は人工血管の内腔は観察できない．		血管壁に気泡が含まれているため移植直後のみならず，しばらくの期間は観察できない．	
術後2週間	人工血管の内腔は明瞭に観察できる．			
術後2年	内腔の観察は可能である．頻回の穿刺により血管壁が不整になってくる．		頻回の穿刺や止血を繰り返すことで，血管壁内に内皮細胞が入り込み，穿刺部に限っては観察が可能になってくる．	

表2 AVG における合併症の概要

臨床症状	疑うべき合併症	合併症の解説
静脈圧が上昇する	血流不全	流出路静脈に存在する狭窄や閉塞が原因となり血管内圧が上昇する．つまり，静脈圧が上昇しているということは，病変が存在している可能性があるということである．
穿刺に難渋する	穿刺困難	人工血管内の穿刺部に内膜肥厚を伴う狭窄や閉塞があれば，穿刺針がこれに当たる．穿刺技術が問題になる場合もある．
シャント肢が腫脹している	静脈高血圧症	発症機序は AVF と同様である．AVG では，前腕部または上肢全体が腫脹する．流出路静脈や中心静脈（鎖骨下静脈，腕頭静脈など）の病変が原因となることが多い．
手指の冷感，潰瘍，壊疽を認める	スチール症候群	動脈側吻合部より末梢側の循環不全である．人工血管の流入部を肘部の上腕動脈に吻合した前腕のループ型人工血管の症例で発症しやすい．過剰血流が原因で本症を発症する場合もある．
穿刺部の発赤を認める 炎症反応が高値を示す	グラフト感染	穿刺に伴うグラフト感染である．人工物であるため，抗生剤の投与で治癒しにくい．敗血症になると生命に関わる．
心不全症状を認める	過剰血流	AVG は還流する血流量が多いため，状況によっては心不全を発症しやすい．息切れや動悸などの心不全症状が出現する．
穿刺部が膨隆している	仮性瘤	人工血管の穿刺部において，不十分な止血操作で発生しやすい．AVF 同様，光沢を伴ったり，急速に増大するものは破裂のリスクを伴う．
動脈側吻合部が膨隆している	血清腫	血液中の血清成分が血管外に漏出して形成された腫瘤である．

※ AVG の血流低下の原因は，大部分が流出路静脈の狭窄病変であるため，脱血不良は発生しない．脱血が悪い場合は，閉塞寸前もしくは血栓形成を伴う閉塞の状態である．

表3　AVG 合併症と観察部位

症状・病態	重点的に観察すべき部位
静脈圧の上昇 止血時間の延長	流出路静脈または人工血管の返血穿刺部近傍
穿刺困難	人工血管の脱血および返血穿刺部位近傍の狭窄・閉塞などの有無
静脈高血圧症	流出路静脈や中心静脈（鎖骨下静脈，腕頭静脈など）の病変（上大静脈に近い腕頭静脈は観察困難）
スチール症候群	動脈血流の状態
感染	人工血管に発現した発赤部位とその近傍
過剰血流	血流量および自己の動静脈の拡張
瘤	瘤の大きさと壁の厚さ，瘤前後の狭窄・閉塞
血清腫	腫瘤の大きさと，それによる血管圧迫の有無

表4　AVG における触診所見

	動脈側吻合部	人工血管	静脈側吻合部	流出路静脈
良好な AVG	良好なスリルを触知	スリルを触知	良好なスリルを触知	
動脈側吻合部に狭窄がある場合	スリルを触知		スリルが減弱	
人工血管内に狭窄がある場合	スリルまたは拍動を触知	人工血管内の狭窄部でスリルを触知	スリルが減弱	
静脈側吻合部に狭窄がある場合		拍動	スリルを触知	スリルが減弱
流出路静脈に狭窄がある場合		拍動		スリルを触知

超音波検査を始める前に

- 超音波検査の流れは，AVF 同様である（AVF の項，図4：VA 超音波検査の流れ p.61，を参照）．臨床症状を把握し，理学所見をとる．次にエコーを使用して，機能評価を行ったうえで，形態評価を行う．最後に総合的に AVG の良否を判断する．

a）臨床症状

- AVF 同様，事前に臨床症状の有無を把握しておくことで，観察すべきポイントをおさえておく（表3）．
- AVG の大部分は流出路静脈に狭窄が発現する．それに伴い，静脈圧が上昇する．

b）理学所見

- AVG においても理学所見は重要であるが，AVF ほどの情報量は得られない．人工血管の壁が厚いため，スリルを触知しにくいことが理由の一つである．だからこそ，エコーを用いて評価する意義は大きいと言える．
- 触診の基本は AVF に準ずる．責任病変の部位と触診の関係を示す（表4）．
- AVG では，流出路静脈で触知するスリルに注意する．良好な血流が保たれている症

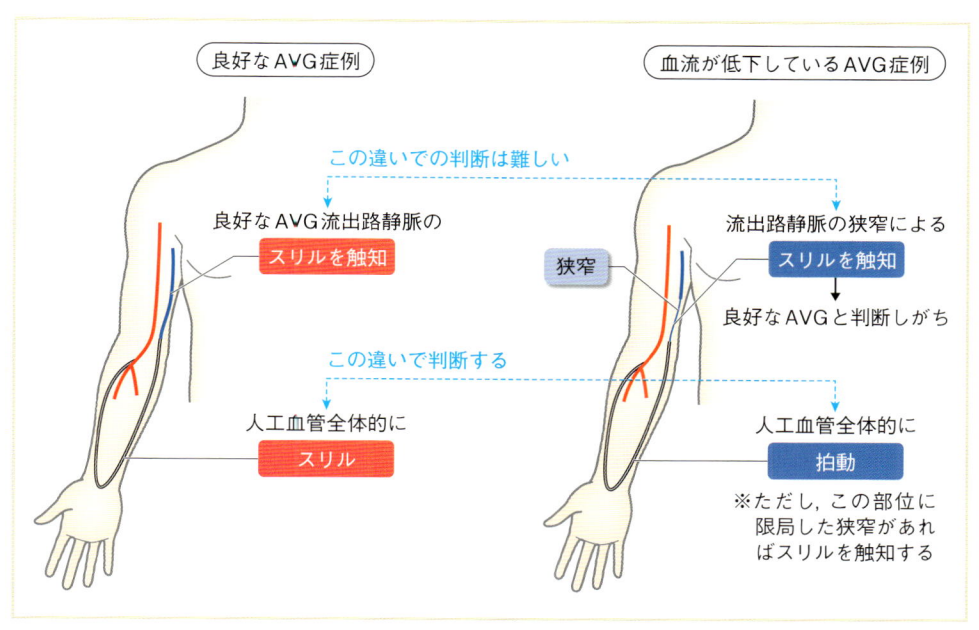

図2　AVGにおける触診上の注意点

例ではスリルを触れるが，狭窄が存在する場合もスリルを触知する．血流が良好と判断してしまいがちであるが，流出路静脈の狭窄によるスリルの場合は，人工血管が拍動になる（図2）.

- 人工血管部の聴診のみでAVGの良否を判断できない．人工血管の種類によっては，血流が良好であっても，シャント音が小さい場合もある．

- 視診においては，シャント肢の腫脹や穿刺部位の発赤の有無について，十分に観察しておく．

超音波検査

a）機能評価

- 上腕動脈の血流量とRIを指標として用いる．機能評価における臨床的意義を正しく理解し，次の形態評価の参考にする（AVFの項，**表3**：機能評価の臨床的意義 p.64，を参照）.

- 以前は，人工血管内の血流量でAVGの評価をしていたが，近年ではAVG症例においても上腕動脈で計測している施設が増えている．本書においても，上腕動脈における血流量およびRIで計測しているが，人工血管内で血流量を計測することもできる（**表5**）.

b）形態評価

- 次に形態評価を行う．前腕ループ型のルーチン検査を**図3**に，上腕ループ型のルーチン検査を**図4**に示す．

- プローブの基本走査として，必ず2方向から観察する．短軸で血管走行の概要を，長軸で血管の詳細を観察する．同時にプローブによる血管の圧迫を避ける．

表5　血流量を上腕動脈と人工血管内で計測することの違い

上腕動脈における血流量と RI		人工血管内における血流量	
長所	短所	長所	短所
AVF と同じ基準で評価できる.	末梢動脈の血流や測定部位近傍の分枝（細い分枝も含む）の影響を少なからず受ける.	人工血管は 1 本の筒であり，分枝がないため，測定した部位での値が実血流量の値となる.	頻回の穿刺による人工血管壁の不整や内膜肥厚を伴う．測定される血流量は，狭窄の影響を受けるため，正確に計測できない.
人工血管が前腕部でも上腕部でも同じ部位で計測できる.	高位分岐例の場合は，評価が難しい.	（グラフト内狭窄がない場合）血管壁が明瞭に描出されるため，血管内径の計測が容易である.	ポリウレタングラフトでは，人工血管内に超音波ビームが通過しないため，血流量を計測することができない.
血管内径を計測する際に人工血管内の狭窄病変の影響を受けない.			
ポリウレタングラフトの症例も計測，評価ができる.			

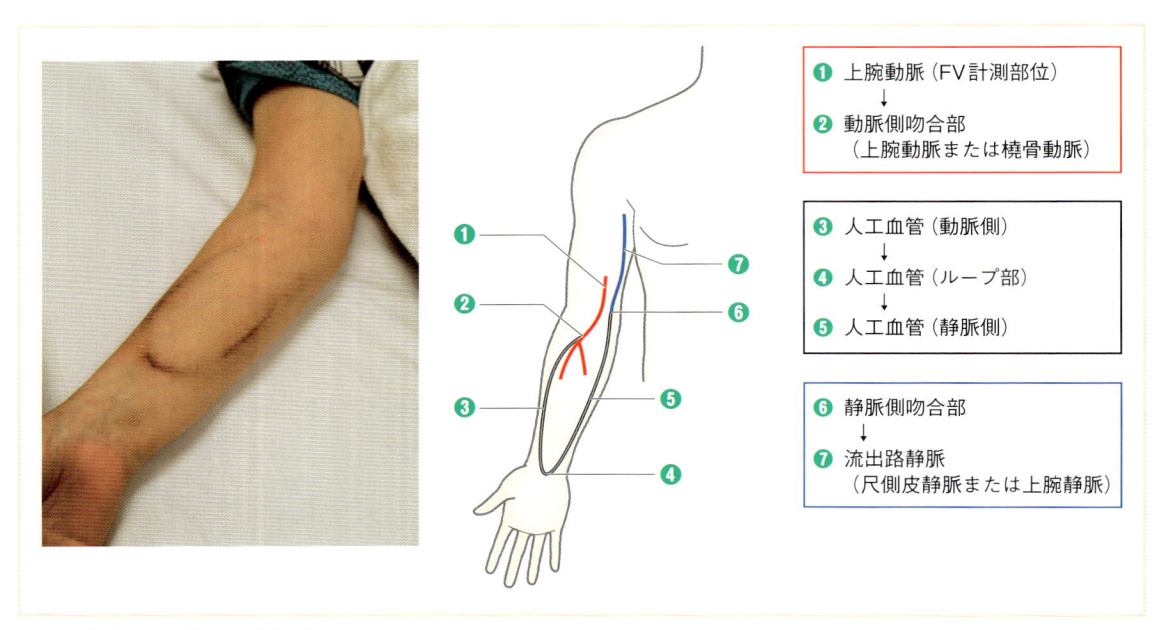

❶ 上腕動脈（FV 計測部位）
↓
❷ 動脈側吻合部
　　（上腕動脈または橈骨動脈）

❸ 人工血管（動脈側）
↓
❹ 人工血管（ループ部）
↓
❺ 人工血管（静脈側）

❻ 静脈側吻合部
↓
❼ 流出路静脈
　　（尺側皮静脈または上腕静脈）

図3　前腕ループ型の形態評価

動脈の走査

● 機能評価を行ったのち，上腕中央部の上腕動脈から人工血管が吻合されている動脈側吻合部を観察する.

人工血管の走査

● 人工血管は穿刺できる浅い部位を走行しているため，視診，触診で血管走行を追っておくと，走査範囲がイメージしやすい.

● 動脈側吻合部から静脈側吻合部にむけて走査する．カラードプラを用いると血流方向を確認できる.

　※まれに同じようなデザインでも逆方向に流れている症例もある．その際は，人工血管

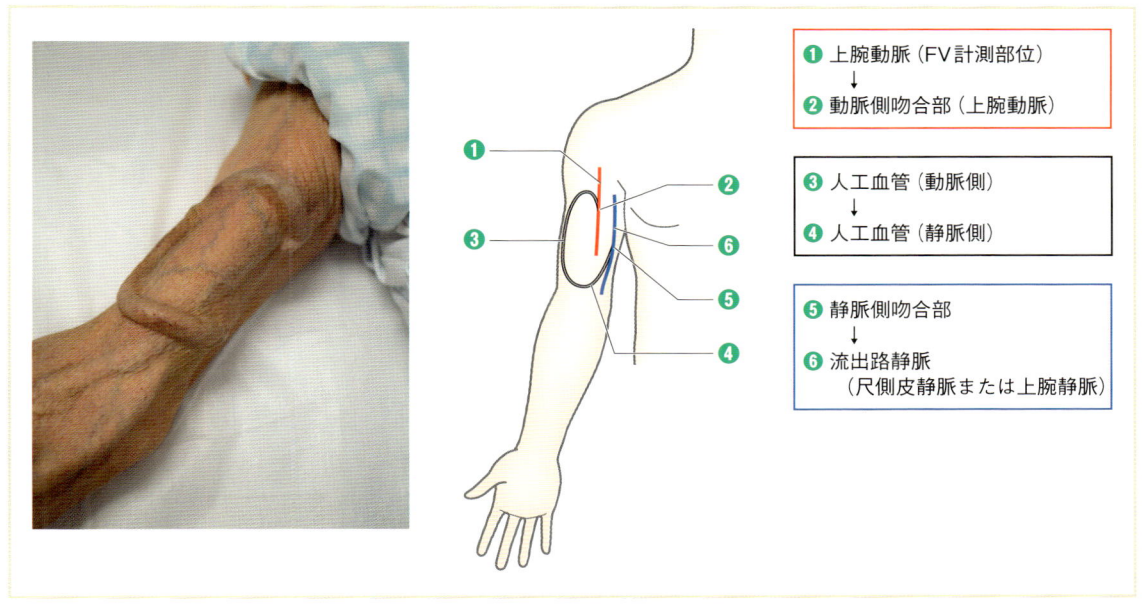

図4　上腕ループ型の形態評価

　　が，どの動脈または静脈に吻合されているかを，人工血管から追っていくと理解できる．
- 人工血管内やステント内の内膜肥厚は低エコーであるため，ゲインを少し高く設定する必要がある．また，カラードプラを併用すると病変を発見しやすい．
- 頻回の穿刺によって，血管壁は不整になってくる．また，頻回のPTAによって，内膜が肥厚してくる．

静脈の走査

- 静脈側吻合部から流出路静脈を走査する．AVGの症例では，この部位が狭窄の好発部位であるため，必ず観察する．
- 尺側皮静脈に吻合されていることが多いが，まれに上腕静脈に吻合されていることもある．
- AVF同様，中心静脈領域に病変が疑われる場合は，積極的に中枢側まで観察する．
- この部位にステントが留置されている症例がある．このような症例では，ステントの出口部に狭窄病変が多発する．ステントが確認された場合は，必ずステントの途中で検査を終了せず，ステントがなくなる部位まで観察する．

c）総合評価

- AVF同様，臨床症状や理学所見の異常，エコーによる機能評価，形態評価から血行動態を把握したうえで，総合的にAVGの良否を判断する．
- AVGはAVFに比べて，開存率が低い．そのため，静脈圧やエコーによるモニタリングを行うことにより，閉塞する前に適切な時期にPTAを施行することが望ましい．
- "症状の原因となっている病変はどこにあるのか"を説明できる所見を得たことを確認してから検査を終了することは言うまでもない．

動脈表在化の種類と検査法

動脈表在化の種類

- 動脈表在化とは，もともと筋膜下を走行している動脈を穿刺しやすいように，外科的手術で皮下組織内に持ち上げた VA である．この動脈に穿刺をして脱血側とする．
- 表在化していない動脈で穿刺ミスが起こった場合に筋膜下で血腫を形成し，それが神経を圧迫すると神経麻痺や血流不全を起こす．一方，動脈を表在化していれば，穿刺ミスが起こっても皮下組織内で血腫を形成するため，多少腫れることはあるが重篤になる可能性はきわめて低い．これが動脈を表在化するもうひとつの理由である．
- 動脈表在下の種類としては，上腕部の上腕動脈を使用することが多い（図1）．ごくまれに大腿部の大腿動脈を使用することもある．
- 動脈と静脈を吻合しないため，これまでの AVF や AVG とは血行動態が異なり，心臓への負担がない．すなわち，心機能が不良の症例が本術式の適応になる．
- 返血できる自己静脈が必要である（図2）．よく使用されるのは，肘正中皮静脈，前腕部の尺側皮静脈，前腕部および上腕部の橈側皮静脈である．
- 動脈表在化の開存率（使用率）において，動脈の穿刺トラブルよりも返血静脈の穿刺トラブルが原因で，この VA が使用できなくなることが多い．

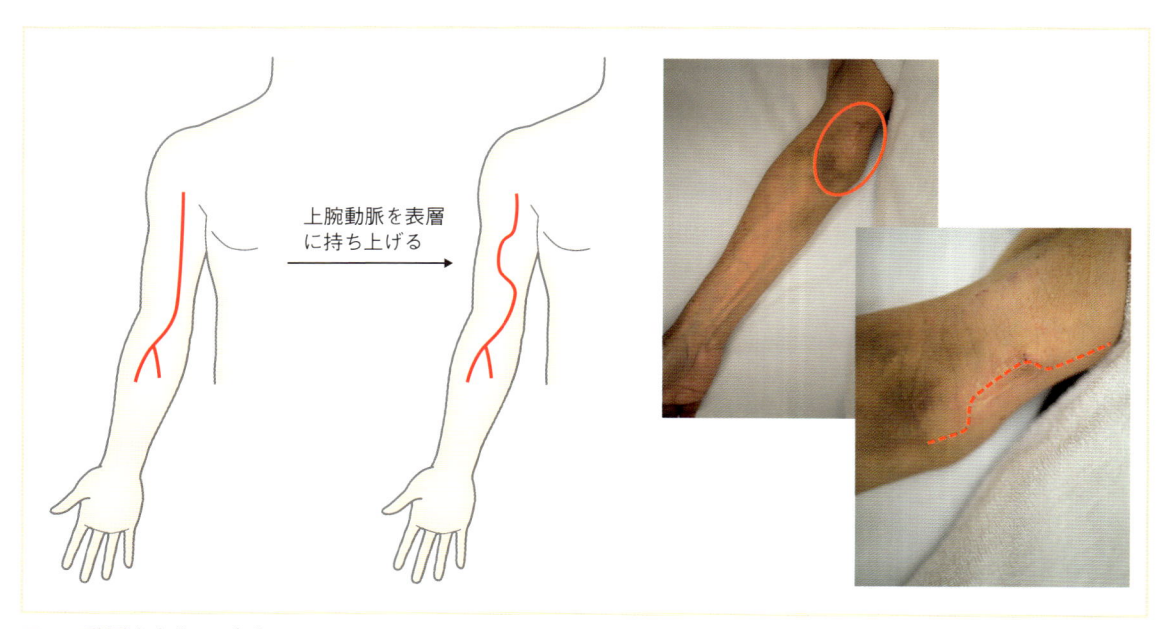

図1　動脈表在化のデザイン

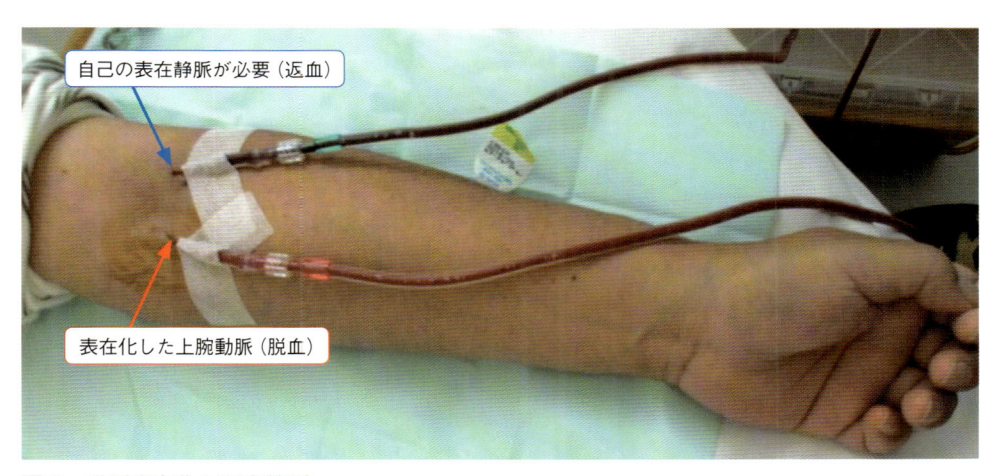

図2 動脈表在化と返血静脈

上部画像内ラベル：
- 自己の表在静脈が必要（返血）
- 表在化した上腕動脈（脱血）

表1 動脈表在化における合併症の概要

臨床症状	疑うべき合併症	合併症の解説
穿刺に難渋する 脱血が不良になる	穿刺困難 脱血不良	表在化した動脈または，返血静脈の穿刺部近傍に狭窄や閉塞が存在すれば，穿刺針がそれに当たる．穿刺技術が問題になる場合もあるが，返血静脈はシャント化されていない表在静脈であるため，穿刺が難しい場合もある．
静脈圧が上昇する	血流不全	返血穿刺部位より中枢側，あるいは返血穿刺部位そのものに存在する狭窄や閉塞が原因となり，血管内圧が上昇する．つまり，静脈圧が上昇しているということは，病変が存在している可能性がある．
穿刺部が膨隆している	仮性瘤	動脈の穿刺部において，不十分な止血操作や頻回の同一部位への穿刺で発生しやすい．光沢を伴ったり，急速に増大するものは破裂のリスクを伴う．
穿刺部の発赤を認める 炎症反応が高値を示す	感染	AVFと同様の感染が疑われる．敗血症になると生命に関わる．

※動脈表在化の血行動態は健常人と同じであるため，動脈表在化による静脈高血圧症やスチール症候群，高拍出性心不全は発生しない．

検査法

● 動脈表在化に発生する合併症を表1に示す．

超音波検査を始める前に

a）臨床症状
● 事前に臨床症状の有無を把握しておくことで，重点的に観察すべきポイントを捉えることができる（表2）．

b）理学所見
● 必ず表在化した動脈，返血している静脈の両方の理学所見をとる．

表2　動脈表在化の合併症と観察部位

症状・病態	重点的に観察すべき部位
穿刺困難	表在化された動脈（脱血側）および，返血静脈の穿刺部位近傍の狭窄・閉塞などの有無
脱血不良	表在化された動脈（脱血側）の穿刺部位近傍の狭窄・閉塞などの有無
静脈圧の上昇	返血静脈における穿刺部位より，中枢側の病変または穿刺部位近傍の病変
瘤	瘤の大きさと壁の厚さ，瘤近傍の狭窄・閉塞
感染	穿刺部に発現した発赤部位とその近傍

表3　動脈波形と狭窄後波形

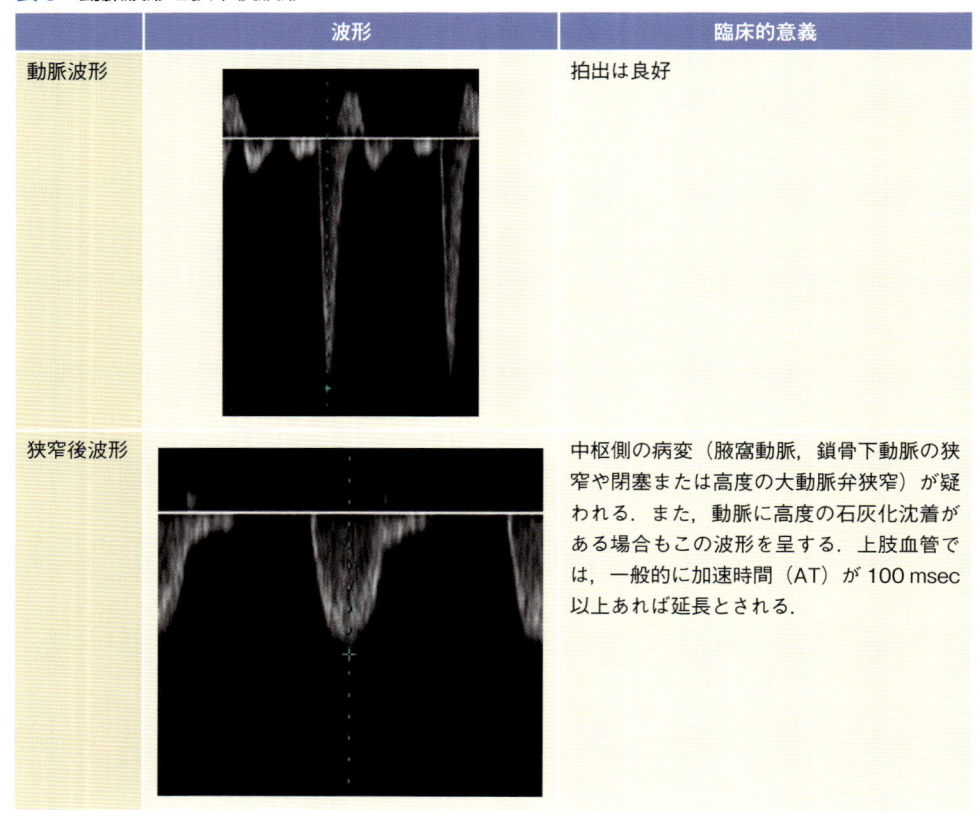

	波形	臨床的意義
動脈波形		拍出は良好
狭窄後波形		中枢側の病変（腋窩動脈，鎖骨下動脈の狭窄や閉塞または高度の大動脈弁狭窄）が疑われる．また，動脈に高度の石灰化沈着がある場合もこの波形を呈する．上肢血管では，一般的に加速時間（AT）が 100 msec 以上あれば延長とされる．

- 返血静脈の部位を確認しておく．駆血して評価しても良い．
- 動脈においては，シャントを形成していないためスリルは触知せず，拍動である．拍動を触れない場合は，閉塞している可能性がある．聴診においても，シャント音は聴取しない．
- 動脈の拍動を追っていくと，血管走行が理解しやすい．また皮膚切開痕も参考になる．
- 視診上は，上腕ストレート型の人工血管と類似しているが，スリルやシャント音があるため，動脈表在化との鑑別は容易である．

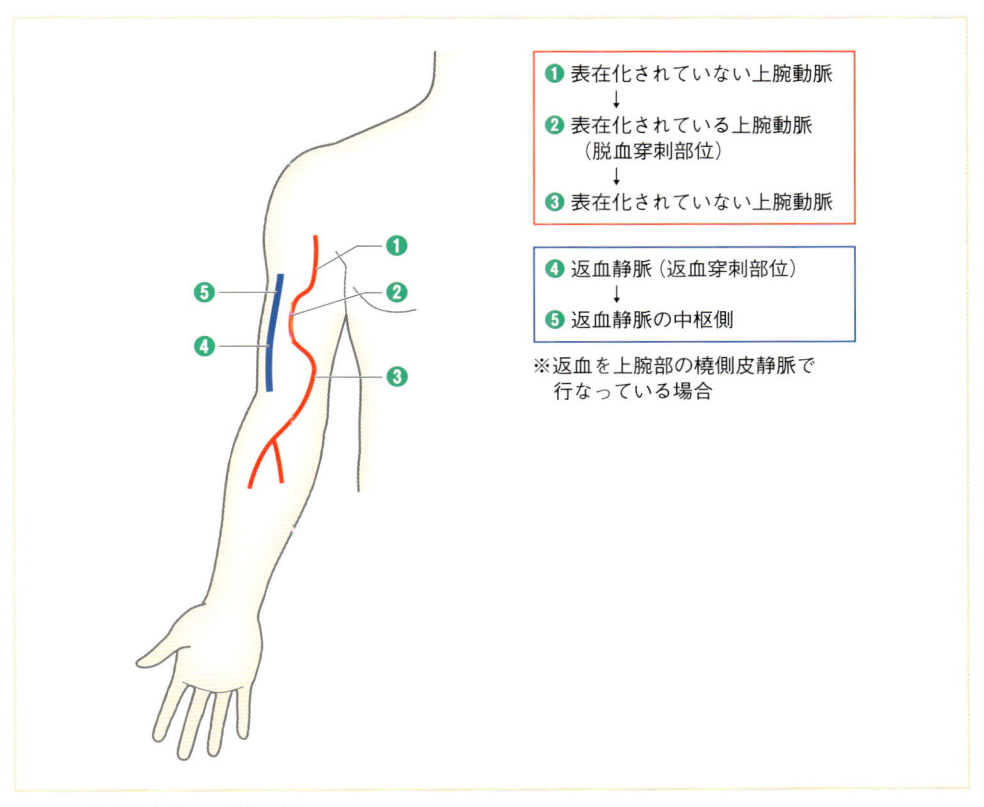

❶ 表在化されていない上腕動脈
↓
❷ 表在化されている上腕動脈
　（脱血穿刺部位）
↓
❸ 表在化されていない上腕動脈

❹ 返血静脈（返血穿刺部位）
↓
❺ 返血静脈の中枢側

※返血を上腕部の橈側皮静脈で
　行なっている場合

図3　動脈表在化の形態評価

a）機能評価

- 上腕動脈で血流速波形をとり，立ち上がりが急峻な2〜3相性の波形であれば，拍出は良好である．しかし，得られた波形が狭窄後波形であれば，中枢側の動脈に病変が存在する可能性がある（表3）．その際は，積極的に腋窩動脈や鎖骨下動脈を走査し病変を検索する．
- 得られた血流速波形が高速血流であれば，その部位は狭窄している可能性がある．
- 動脈表在化においては，血流量は機能評価の指標とはならない．
　※動脈表在化の血流量（シャントがない動脈の血流量）は，70〜150 mL/min 程度である．それでも透析における脱血は可能である．これは動脈自体の血管内圧が高く，末梢血管抵抗が高いため脱血ができる．脱血不良が出現し始めた AVF に対して，駆血をした状態で透析を行うと脱血できるのと同じである．

b）形態評価

- 動脈表在化のルーチン検査を図3に示す．動脈と静脈を必ず2方向から観察する．

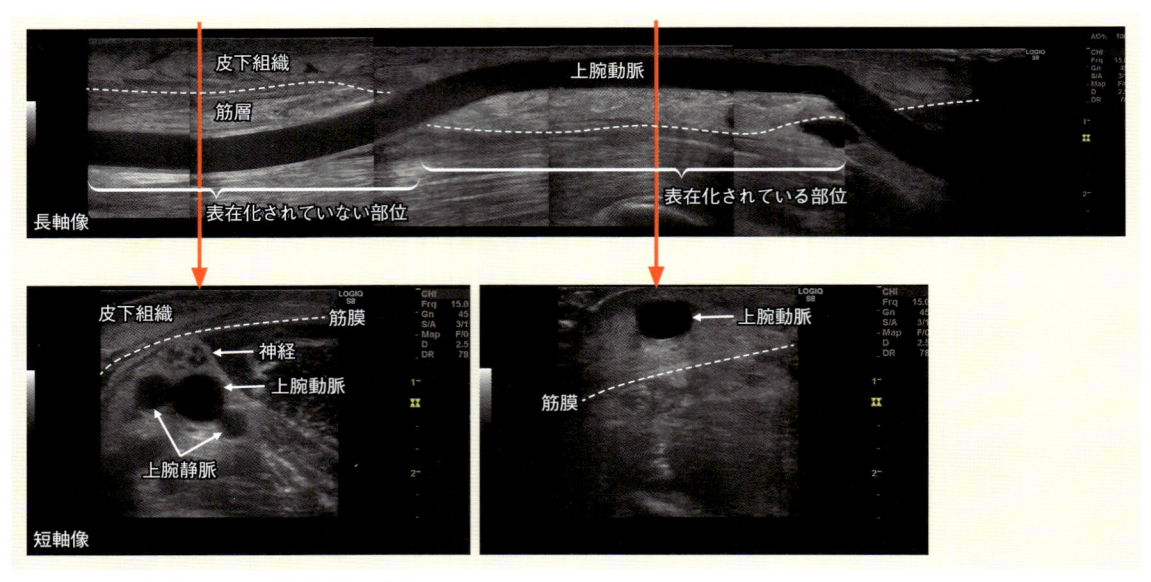

図4　動脈表在化のエコー像（連続画像）

動脈の走査
- 上腕部の表在化されていない部位と表在化されている部位を観察する（図4）．表在化されていない部位での動脈は，静脈や神経と併走するが，表在化されている部位にむかうと徐々に静脈と神経から離れていく．
- 動脈の内膜肥厚は低エコーであるため，ゲインを高めに設定し，カラードプラを併用すると病変を発見しやすい．

静脈の走査
- 返血穿刺部位を中心に観察する．駆血をしても良いが，時間が長くなる場合は患者への配慮が必要である．

c）総合評価
- 臨床症状や理学所見の異常，エコーによる機能評価，形態評価から総合的にその良否を判断する．

バスキュラーアクセス超音波

症例50

1 術前評価 ①

依頼目的 近日中に透析導入予定．AVF 新規作製にあたり動静脈の評価依頼．

> 50 歳代，男性．バスキュラーアクセス未作製の症例．初回シャントにおいては，通常利き腕ではないほうを優先する．またペースメーカーの有無や乳がん，胸部大動脈瘤の既往歴も確認しておく（本症例は右利き，ペースメーカーなし，乳がん，胸部大動脈瘤の既往もなしであった）．

理学所見

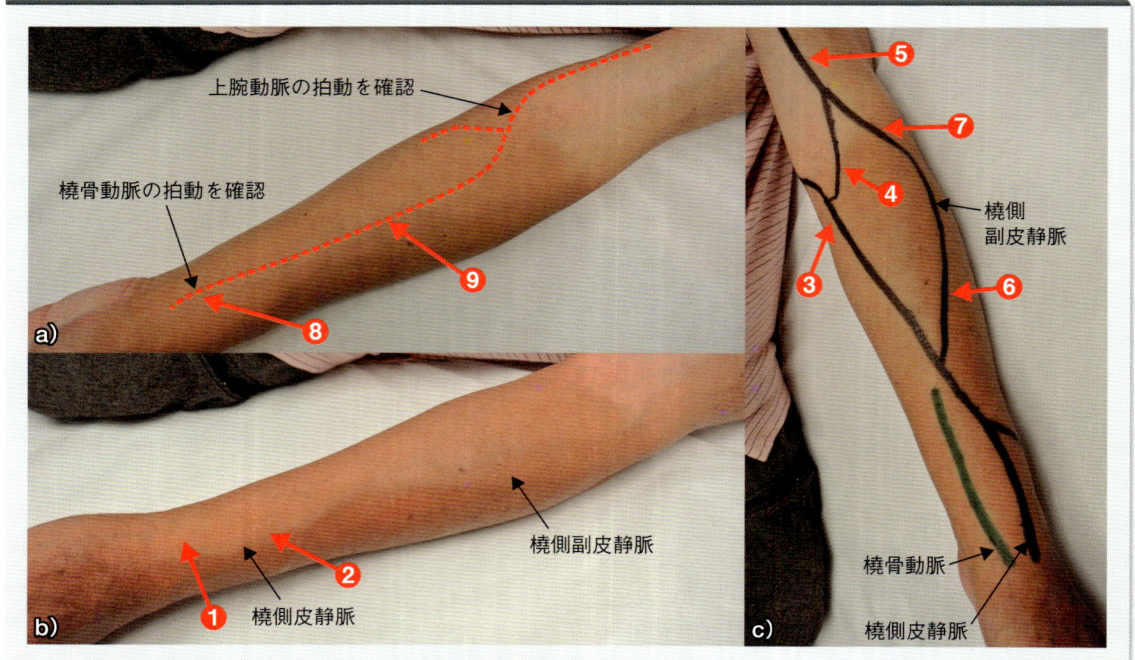

a）駆血をしていない状態：視診では静脈の走行が把握しにくい．b）駆血＋クレンチング＋マッサージ＋静脈を軽く叩いた後の静脈の走行．橈側皮静脈および橈側副皮静脈の走行が把握しやすくなった．c）術前のマーキングにより血管の位置関係を把握しやすくする．（緑線：動脈，黒線：静脈）

超音波検査のポイント

● エコーを施行する前に必ず理学所見をとる．動脈は肘部の上腕動脈と手関節部の橈骨動脈の拍動の有無を確認する．皮静脈に対しては駆血をした状態でクレンチングなどの負荷をかけ静脈を拡張させて連続性を確認する．

● エコーを用いた皮静脈の評価では圧迫しない走査を心がける．視診，触診から得られた情報を参考にし，血管径や連続性を評価する．途中の狭窄や閉塞は見逃してはならない．

● 動脈も同様に血管径や連続性，狭窄や閉塞の有無，血管壁の性状を確認する．

● 最後にこの症例が AVF を作製した場合，どのように流れるシャントになるかをイメージする．また，どこに穿刺できるかも確認しておく．

超音波検査

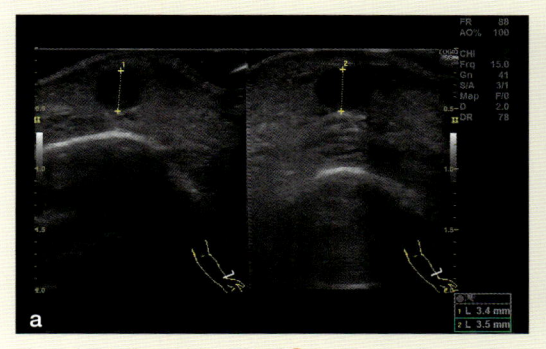

左；手関節部の橈側皮静脈❶ 2.0 mm 以上あり良好.
右；手背枝やや末梢側の橈側皮静脈❷. 本症例で
は良好.

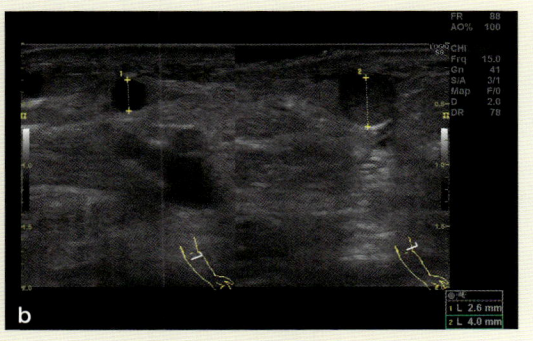

左；肘窩部末梢の橈側皮静脈❸相対的に細いが
2.0 mm 以上あり問題なし. 右：肘部の橈側皮静脈❹.
静脈も太く将来的に穿刺部位としても使用可能.

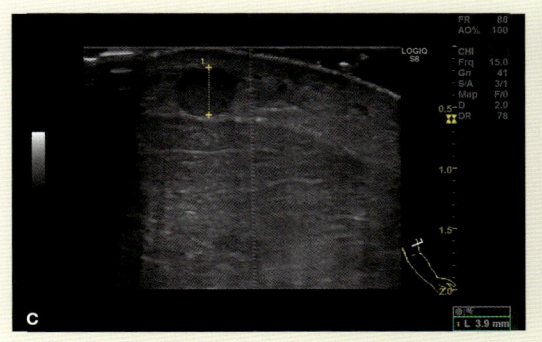

上腕部の橈側皮静脈❺. この部位も静脈は太く穿
刺可能と思われる.

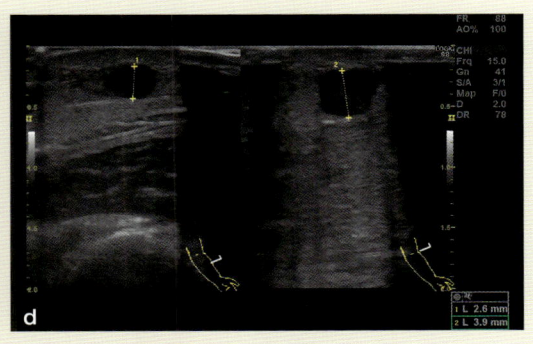

橈側副皮静脈❻❼. 肘窩の橈側皮静脈より太いため,
血流はこの静脈に多く流れる可能性が高い.

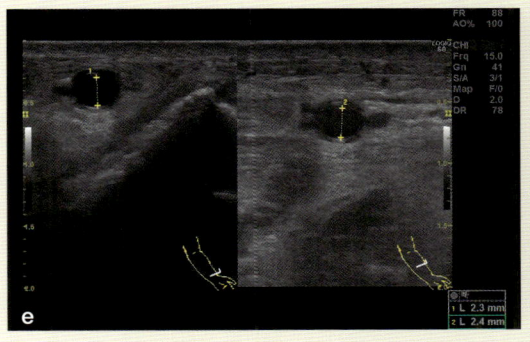

左；手関節部の橈骨動脈❽血管径 2.0 mm 以上,
血管壁石灰化なく良好, 吻合部位に使用可能. 右：
前腕中央部橈骨動脈❾も良好.

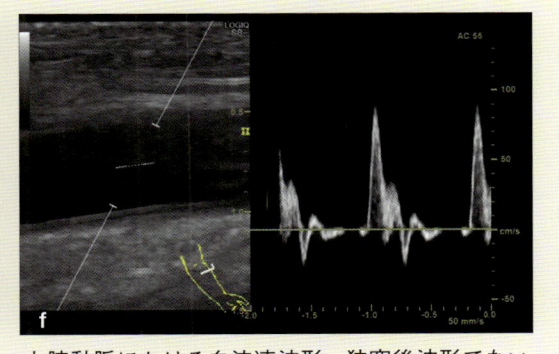

上腕動脈における血流速波形. 狭窄後波形でない
ことを確認する.

 総合評価　手関節部から上腕部の橈側皮静脈まで狭窄や閉塞なく連続性があることを確認, 血管径も 2.0 mm
以上あり良好. さらに橈側副皮静脈も太いため, AVF を作製した場合, 血流がこの静脈に多く流れる
可能性もある. 各所で穿刺可能な部位も存在する. 動脈も血管径は 2.0 mm 以上あり, 性状も良好. 手
関節部での AVF 作製が可能と考えられた.

 その後の経過　手関節部で AVF を作製, 2 週間後の抜糸時に術後エコーを施行したところ, 上腕動脈血流量は
861 mL/min と良好であった. また静脈は発達しており穿刺可能と判断された.

2 術前評価 ②

依頼目的 新規 AVF 作製のため術前の血管評価.

> 70 歳代，男性，左肘部 AVF の症例．脱血穿刺部において感染が発症したため，シャント閉鎖術を施行した．新規 VA 作製のため右上肢で術前の血管評価を行った．

理学所見

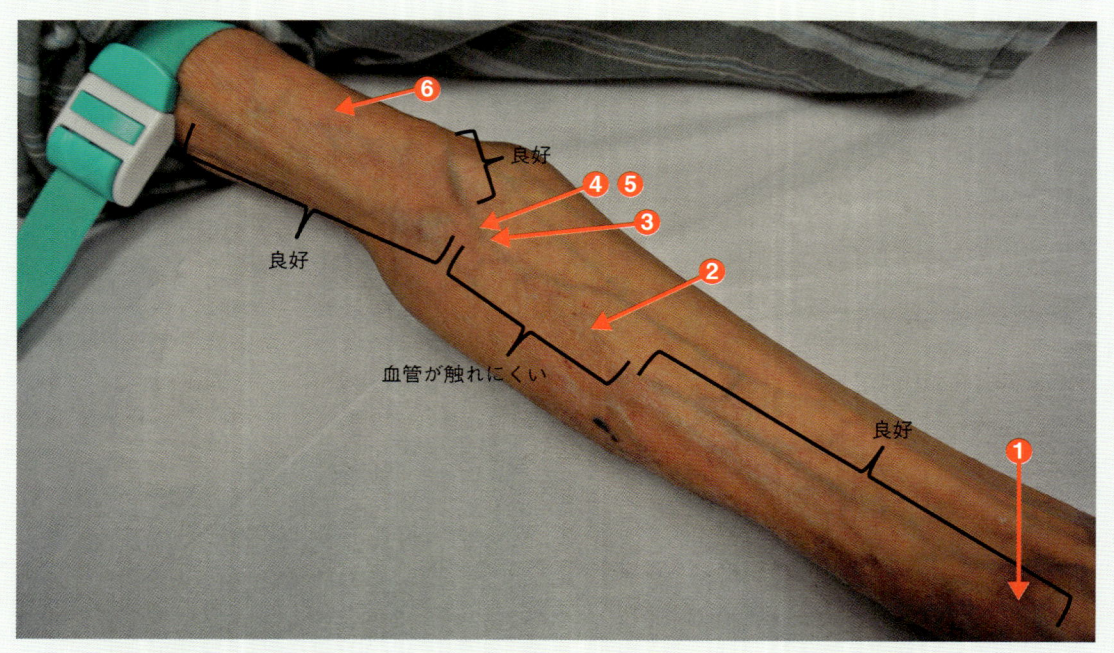

肘部および手関節部で動脈の拍動は良好．また手関節部の橈側皮静脈および肘正中皮静脈，肘部から中枢側の橈側皮静脈も良好で，おそらく穿刺も容易と考えられた．しかし，前腕中央部から肘窩部にかけて橈側皮静脈が触知しにくい．

超音波検査のポイント
- 動脈では，肘部の上腕動脈，手関節部の橈骨動脈および尺骨動脈の拍動を確認する．
- 皮静脈では，駆血をした状態で血管走行を把握しておくとプローブ走査がイメージしやすい．触診にて血管径や連続性を確認する．
- 狭窄，閉塞を見逃さないよう B モード断層法，カラードプラ法を併用し，短軸と長軸の両方で観察．上腕動脈の血流速波形で，狭窄後波形を呈していないことも確認する．
- ※ 万が一，途中の閉塞部の末梢側で吻合してしまうと，病変部で血流が途絶する．決して病変を見逃さないよう細心の注意を払う．

超音波検査

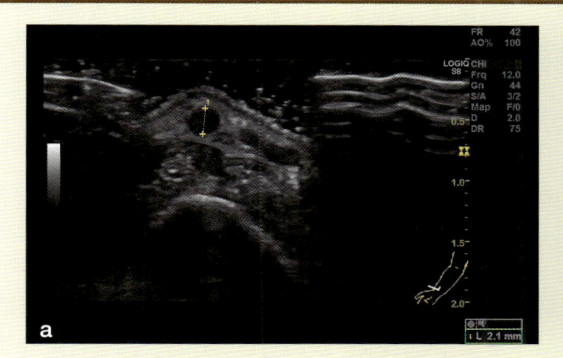

手関節部の橈側皮静脈径は 2.1 mm で良好❶.

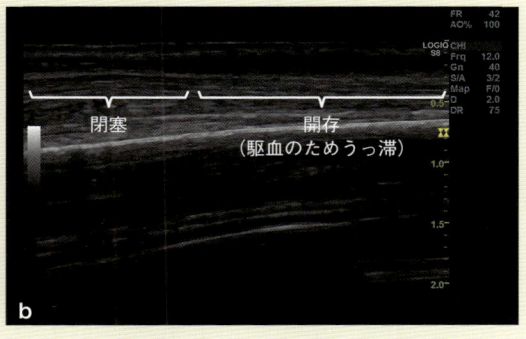

しかし，前腕中央部やや中枢側の橈側皮静脈は閉塞し血流が途絶している❷.

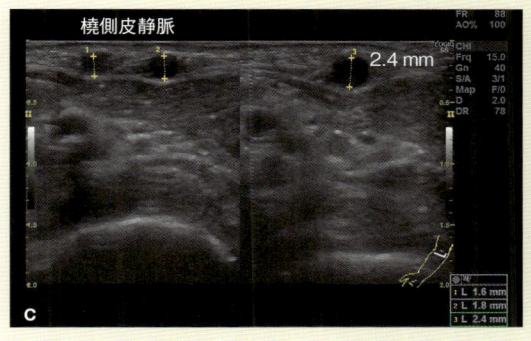

肘窩部の橈側皮静脈は分枝を介して再開通し，2本の静脈が合流して 2.4 mm となる❸.

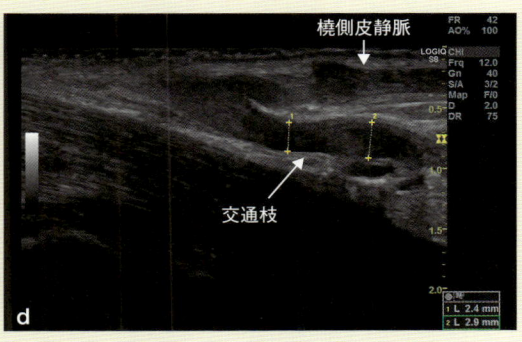

肘部の交通枝径も 2.4〜2.9 mm と良好❹.

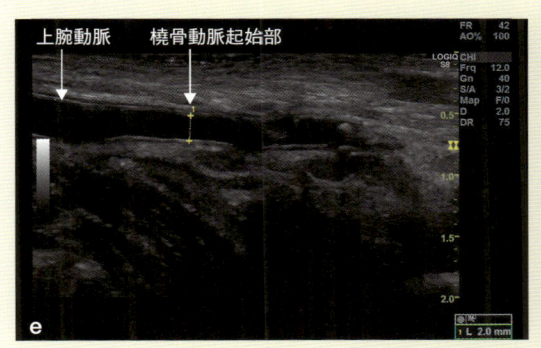

交通枝が開存する部位に相当する橈骨動脈起始部径は 2.0 mm と良好，壁の性状も石灰化なく良好で使用可能と考えられる❺.

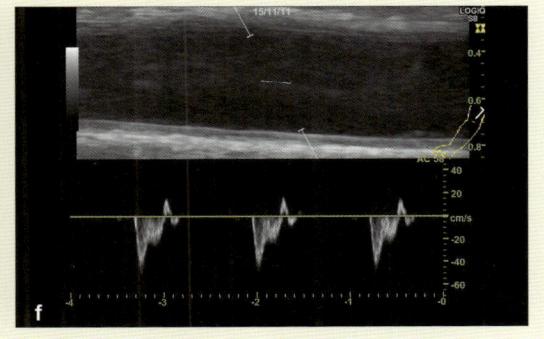

上腕動脈の血流速波形も3相性の動脈波形を呈し，この部位より中枢側に狭窄や閉塞がないと推測される❻.

 手関節部の橈側皮静脈は良好だが，前腕中央部やや中枢側から肘窩部まで閉塞．その後，肘窩部の橈側皮静脈および交通枝から血流は再開通し，肘部の橈側皮静脈と肘正中皮静脈に流れる．交通枝レベルに相当する橈骨動脈も性状，径ともに良好で，この部位で動静脈の吻合が可能と考えられ，穿刺も2か所で可能と思われる．

 肘部の交通枝と橈骨動脈起始部で吻合し，血流は橈側皮静脈および肘正中皮静脈に流れる AVF となった．術後2週間の超音波検査では上腕動脈血流量が 834 mL/min，RI が 0.49 で血流良好．肘部の橈側皮静脈および肘正中皮静脈は 4.9 mm，5.4 mm と発達良好であった．

3 術前評価 ③

依頼目的 血液透析導入予定．シャント作製のための術前評価．

> 80歳代，女性．約20年前より糖尿病性腎症のため外来通院していた．既往歴は糖尿病，脳梗塞後（左片麻痺）喘息あり，約10年前には心不全でも入院している．徐々に腎機能が悪化（Cre 6.59 mg/dL，全身倦怠感増悪）してきている．

理学所見

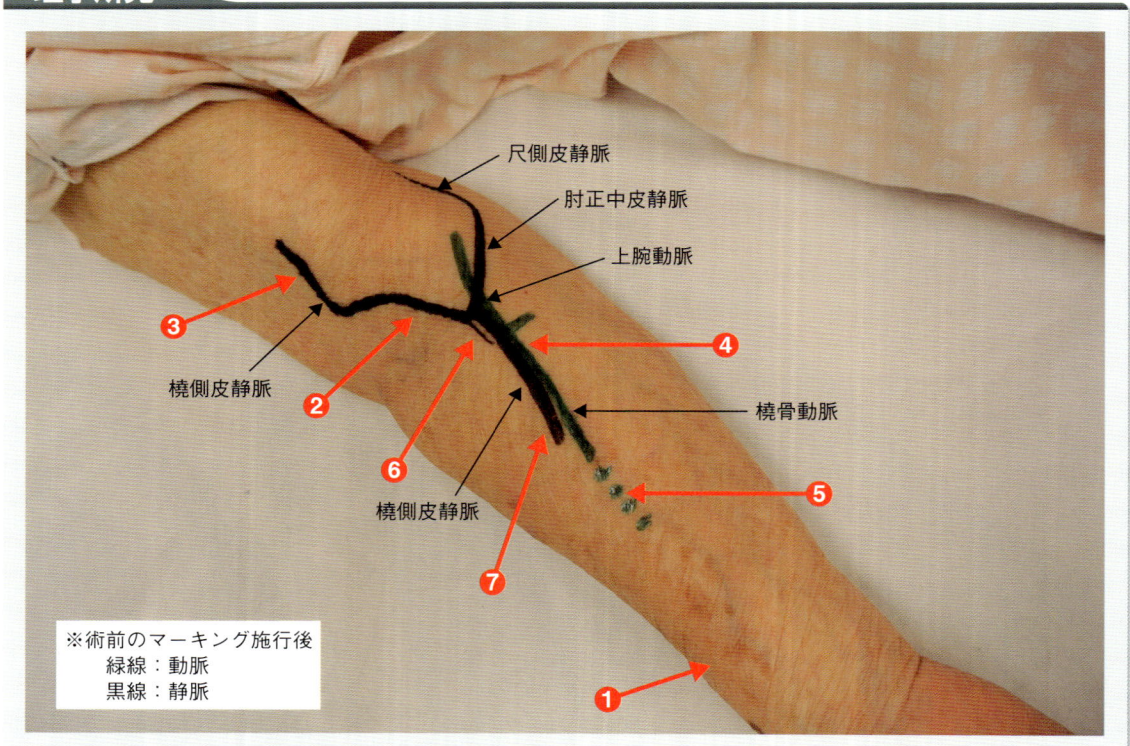

触診上，駆血をすると前腕部の橈側皮静脈および肘部と上腕部の橈側皮静脈，肘正中皮静脈は触知できた．肘部の上腕動脈の拍動は良好だが，手関節部の橈骨動脈はやや拍動が弱かった．

超音波検査のポイント

- 視診触診を行い，皮静脈の有無や連続性を確認する．また穿刺についても考慮する．動脈においても肘部の上腕動脈と手関節部の橈骨動脈で拍動の有無を確認する．
- 超音波検査では，皮静脈は駆血した状態で血管径の計測や狭窄，閉塞の有無を検索する．
- 動脈においても血管径の計測と血管壁の性状を評価する．

超音波検査

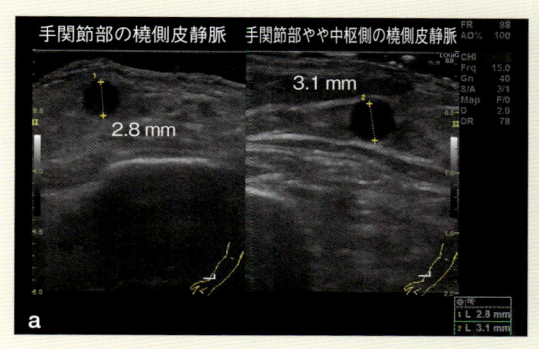

前腕部の橈側皮静脈は駆血した状態で，手関節部から肘部まで約3mm程度と良好❶．

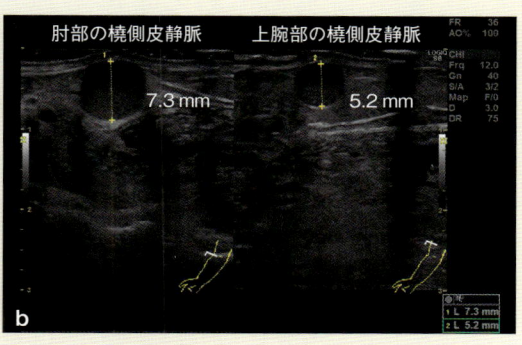

肘部の橈側皮静脈❷．および上腕部の橈側皮静脈は太く穿刺可能❸．

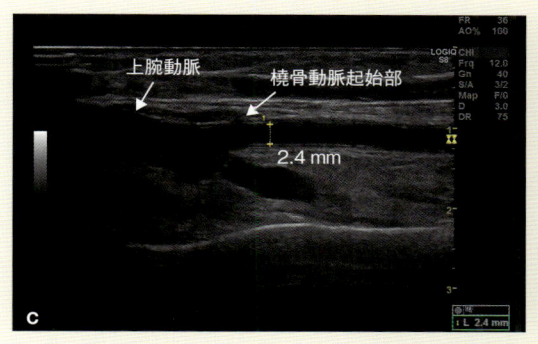

上腕動脈の血流速波形は3相性．肘窩部の橈骨動脈起始部は2.4mmで性状も良好❹．

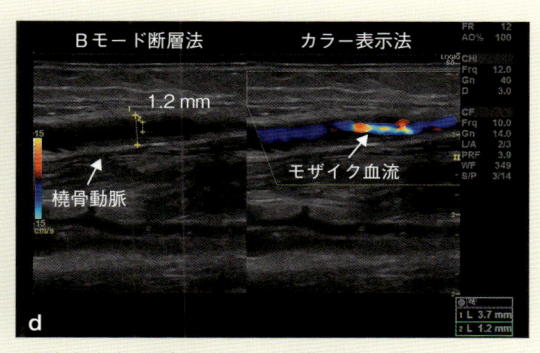

前腕中央部の橈骨動脈は内膜肥厚を伴い，モザイク血流を伴う1.2mmの狭窄を認めた❺．

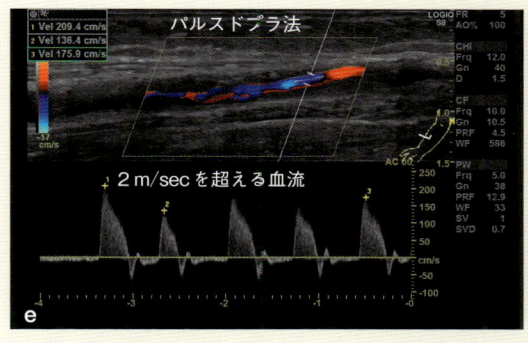

モザイク血流を認めた部位でパルスドプラ法を施行，不整脈あるが2m/secを超える血流を検出した．

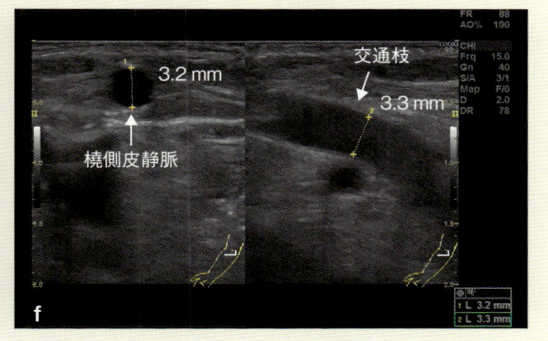

肘部の交通枝は3.3mm❻．交通枝と合流する末梢側の橈側皮静脈も3.2mmと良好❼．

　静脈：前腕部，上腕部ともに良好な静脈を認める．肘部の橈側皮静脈と上腕部の橈側皮静脈で穿刺が可能と推測される．動脈：上腕動脈および橈骨動脈起始部までは良好だが，それより末梢側では内膜肥厚を伴う血管内腔の狭小化を認め，AVF作製においては使用困難と思われる．

　肘窩部の橈骨動脈起始部とその近傍を走行する橈側皮静脈でAVFを作製．術中も特に問題なく吻合できた．抜糸時の超音波検査では，上腕動脈血流量627mL/minと良好で，その後，透析導入となったが失敗なく穿刺できた．

4　造設術後

依頼目的　術後評価依頼（抜糸時）．

> 60 歳代，男性．2 週間前に手関節部の橈骨動脈と橈側皮静脈にて AVF 造設術を施行した．術前の手関節部の橈骨動脈は 3.2 mm，橈側皮静脈は駆血した状態で 2.8 mm であった．術中も特に問題なく手術が施行された．

理学所見

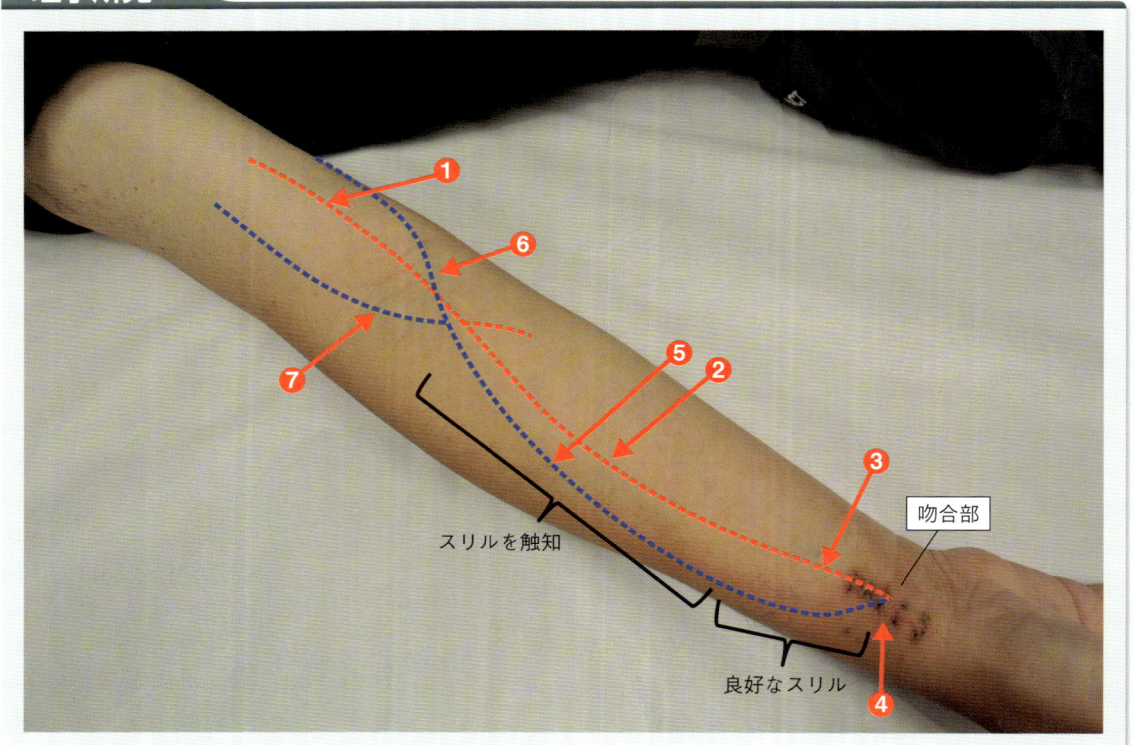

吻合部直上で良好なスリルを触れる．さらに，その中枢側においてもスリルを触れる．肘正中皮静脈と肘部の橈側皮静脈で血管を触知．またシャント音も良好であり，狭窄音は聴取せず．

超音波検査のポイント

- ●超音波検査の前に視診，触診，聴診を行う．
- ●上腕動脈径，橈骨動脈径を計測する．また石灰化の程度や狭窄の有無を観察する．
- ●吻合部および橈側皮静脈，肘正中皮静脈，上腕の尺側皮静脈（時には交通枝）の血管径を計測する．また狭窄の有無や血行動態を把握する．
- ●穿刺可能と推測される部位を触診と併用してエコーで評価する．

超音波検査

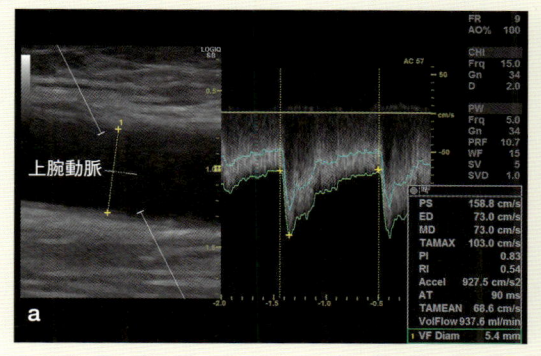

上腕動脈血流量は 937 ㎖/min，RI は 0.54 と良好 ❶．

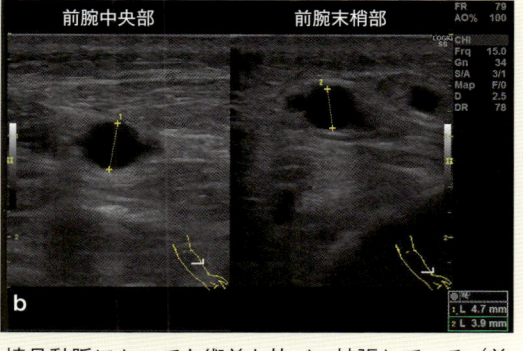

橈骨動脈においても術前と比べ，拡張している（前腕中央部：❷，前腕末梢部：❸）．

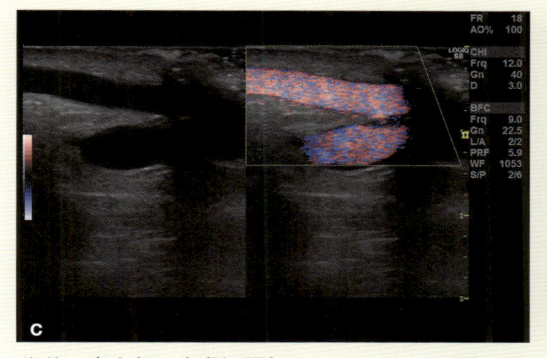

術後の吻合部は皮膚切開部にあたるため，明瞭な画像を得ることが難しい場合もあるが，様々な角度から観察する ❹．

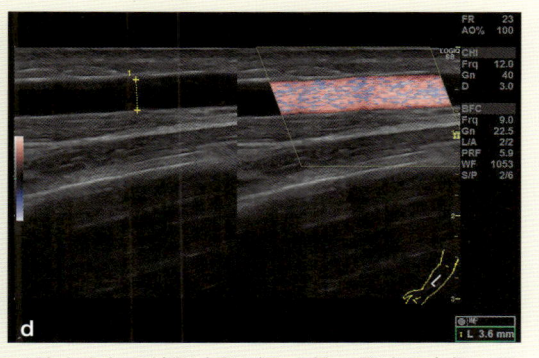

前腕中央部の橈側皮静脈は血管の発達は良好だが，やや走行が深いため体表から触知しにくい ❺．

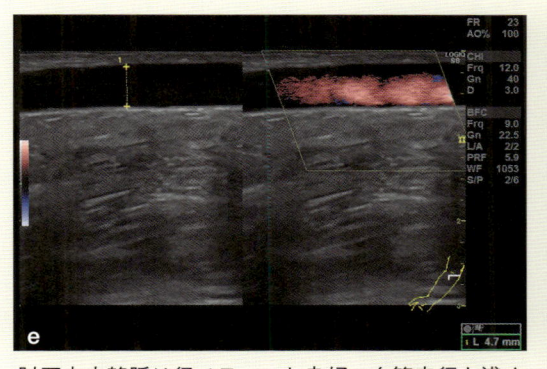

肘正中皮静脈は径 4.7 mm と良好，血管走行も浅く，触診で静脈を触知できることから穿刺部位として使用できると考えられる ❻．

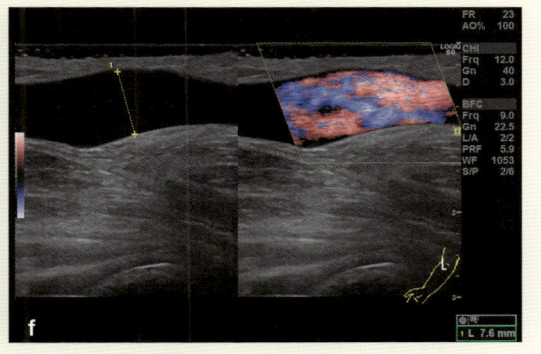

肘部の橈側皮静脈は 7.6 mm とさらに太く発達．この部位でも穿刺可能と考えられる ❼．

　機能評価として上腕動脈血流量は良好．形態評価としても明らかな狭窄は認めず，肘部で 2 か所の穿刺が可能と推測．総合的にきわめて良好な AVF と判断できる．

　翌日，肘正中皮静脈を脱血穿刺部位，肘部の橈側皮静脈を返血穿刺部位として透析を施行．特に問題なく，良好な透析を行うことができた．

5 狭窄音

70歳代，男性．手関節部で橈骨動脈と橈側皮静脈を吻合した AVF の症例．脱血穿刺部位は前腕中央部の橈側皮静脈，返血穿刺部位は肘正中皮静脈．約半年前に吻合部近傍と肘窩部の狭窄に対して PTA を施行している．なお，「脱血は良好で，静脈圧の上昇もなく，透析は問題なく施行できている」とのこと．

理学所見

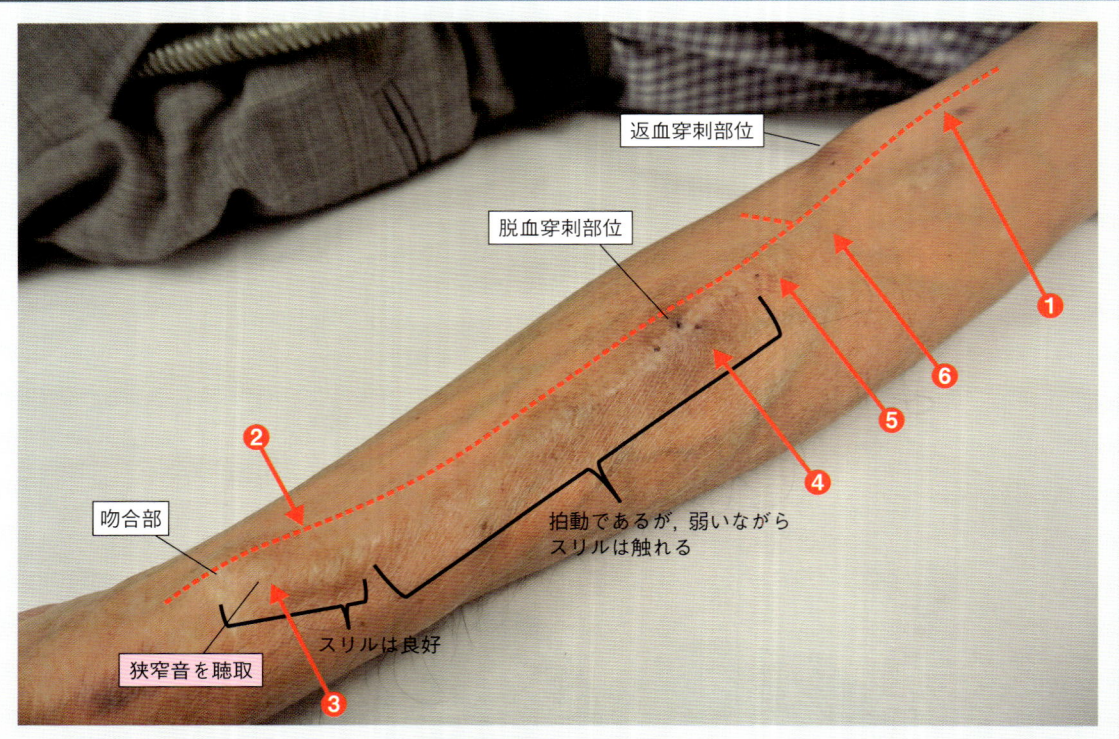

吻合部直上で狭窄音を聴取した．また吻合部中枢側の橈側皮静脈はスリルが弱く拍動であった．返血穿刺部位より中枢側は血管内圧がやや低く柔らかかった．拍動であるが，弱いながらスリルは触れる．

超音波検査のポイント

- 聴診器を用いて狭窄音の有無を確認する.
- 血流を評価する.
- 狭窄音を認める部位に重点をおき，狭窄径を評価する.
- 検査目的以外にも理学所見等に異常があれば，その原因を追究する.

超音波検査

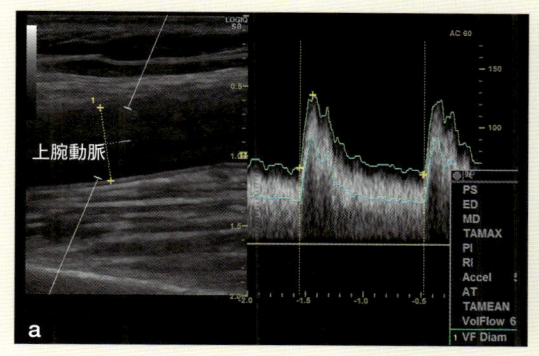

上腕動脈血流量は 653 mL/min，RI は 0.53 で，血流は良好❶.

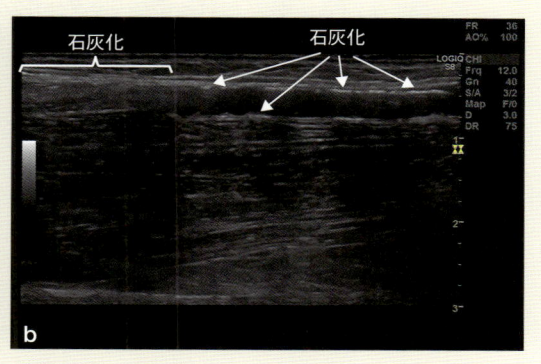

橈骨動脈は石灰化を伴うが血管径は細くはない❷.

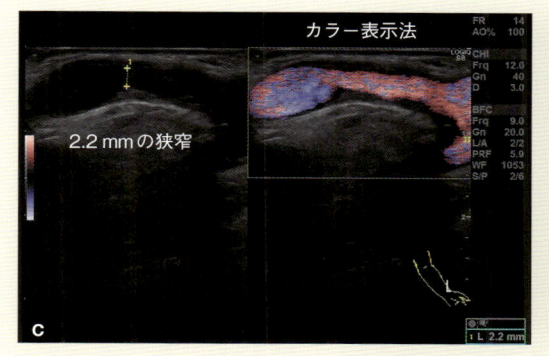

吻合部直上では，狭窄音に一致した部位に 2.2 mm の狭窄を認める❸.

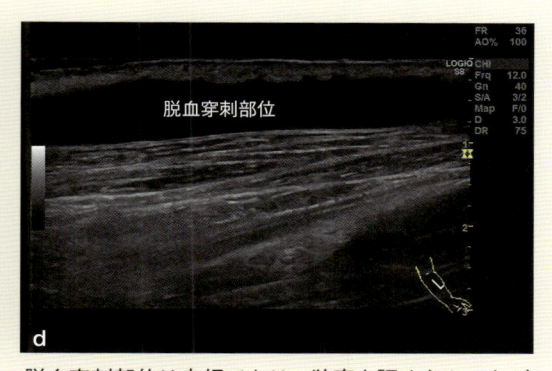

脱血穿刺部位は良好であり，狭窄を認めなかったが，弱い拍動を伴っている❹.

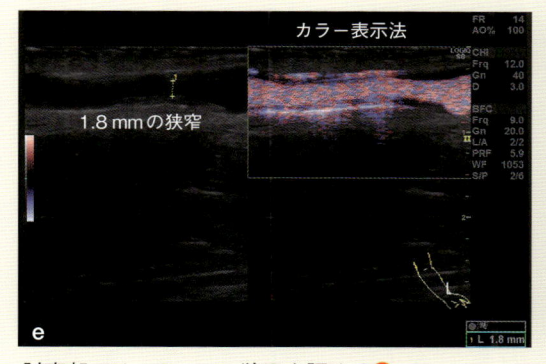

肘窩部では 1.8 mm の狭窄を認める❺.

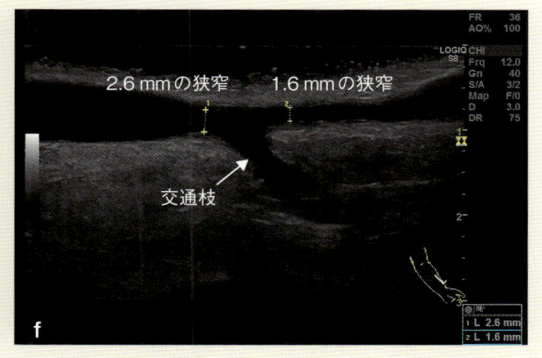

肘部交通枝の両端にそれぞれ 1.6 mm，2.6 mm の狭窄を認める❻. 以降は狭窄を認めなかった.

総合評価　狭窄音を聴取した部位に一致して狭窄を認めた. さらに前腕部のシャント静脈の拍動を説明できる肘窩部末梢の狭窄も認めた. しかし，血流は比較的良好であったこと，臨床症状を認めていないことから，現段階では良好な AVF と判断された.

その後の経過　機能と形態の両面から評価することが重要である. 狭窄が中等度および高度であることから，これらが進行すると血流量は低下する. 定期的なフォローが必要であり，3 か月後または臨床症状が出現した場合に再診してもらうよう医師から説明した.

6 尺骨動脈–尺側皮静脈 AVF

依頼目的　PTA 施行後 4 か月フォロー.

> 70 歳代，男性．左手関節部やや中枢側の尺骨動脈と尺側皮静脈を前腕末梢部で吻合した AVF．約 4 か月前の超音波検査にて血流低下と狭窄病変を指摘され，かつ穿刺が困難であったため PTA を施行，吻合部直上の狭窄を 6 mm 径のバルーンカテーテルで拡張．特に問題なく透析できている．

理学所見

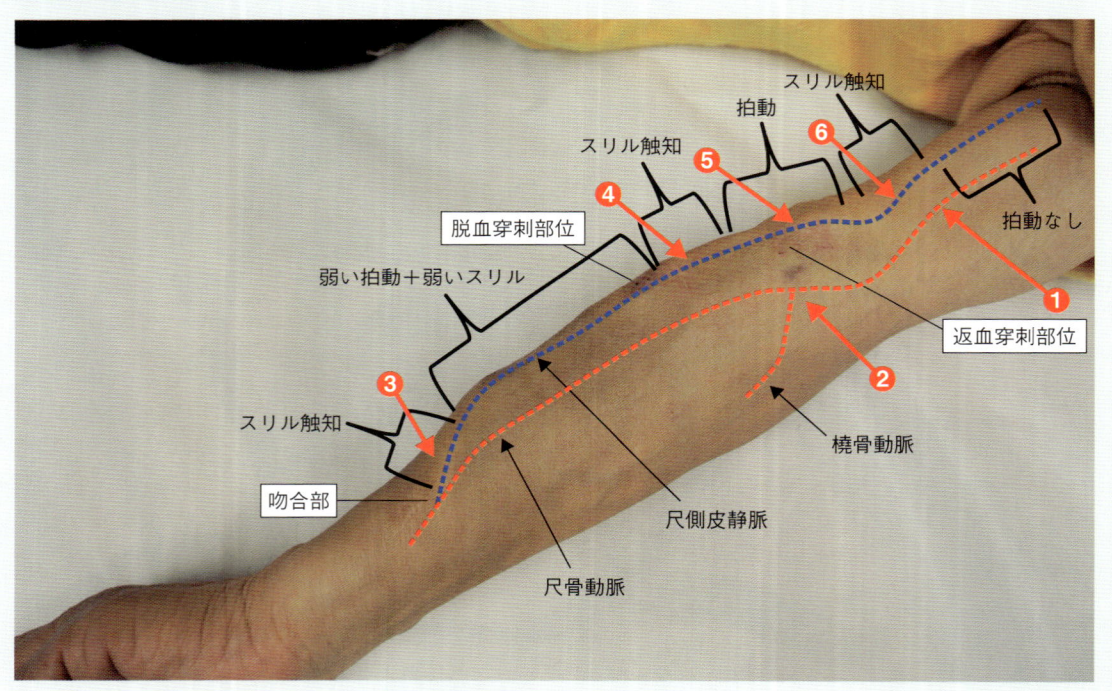

吻合部直上はスリル良好であったが，脱血穿刺部位および返血穿刺部位の中枢側で，強いスリルを触れた．また，それぞれその末梢側では拍動を触知した．

超音波検査のポイント

- 前回施行した PTA の所見を閲覧し，拡張した部位を確認する．
- 尺側シャントは前腕および上腕の内側を走行する．検者側を向いた側臥位で検査するとプローブ走査が容易になる．
- 機能と形態評価では，RCAVF（橈骨動脈–橈側皮静脈シャント）と同様であるが，走査対象となる血管が尺骨動脈，尺側皮静脈が主となる．
- 尺骨動脈は橈骨動脈に比べて血管走行がやや深い．装置の設定を駆使して調整し，より明瞭な像を描出したうえで評価する．

超音波検査

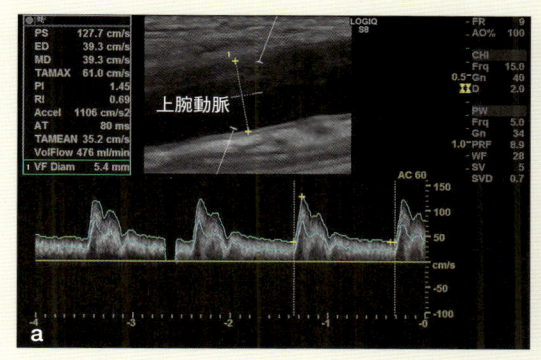

a

上腕動脈血流量は 476 mL/min，RI は 0.69 と境界域上限❶.

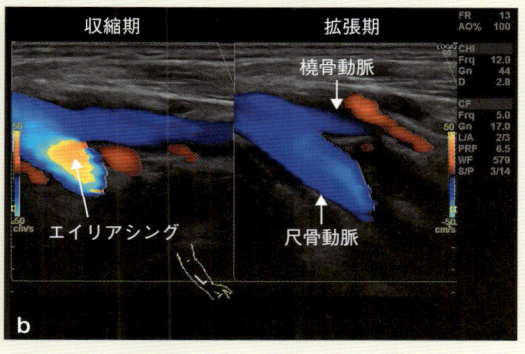

b

橈骨動脈と尺骨動脈の分岐部．橈骨動脈と尺骨動脈の比較では，エイリアシングを伴う尺骨動脈の方が速く流れる❷.

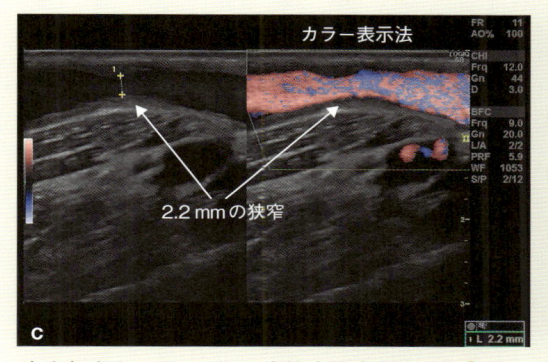

c

吻合部直上に 2.2 mm の中等度狭窄を認める❸.

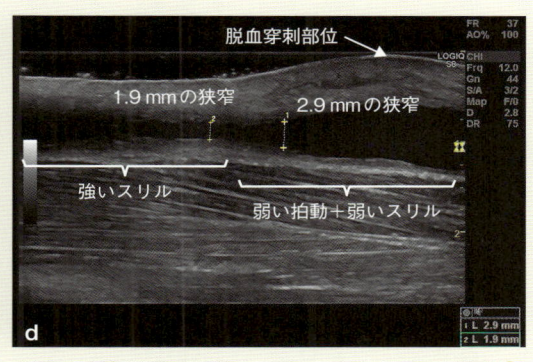

d

脱血穿刺部位の中枢側に 2.9 mm，1.9 mm の狭窄❹. 理学所見で触れたスリルと一致.

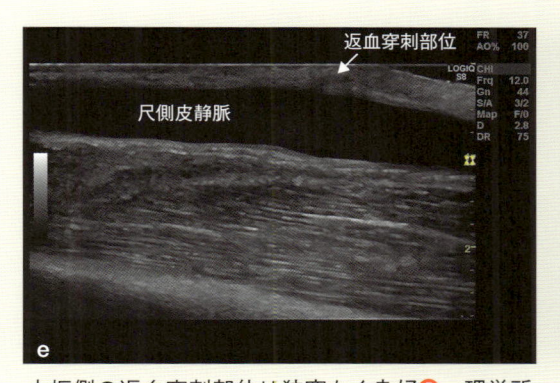

e

中枢側の返血穿刺部位は狭窄なく良好❺. 理学所見では拍動をともなうため，中枢側の病変を疑う.

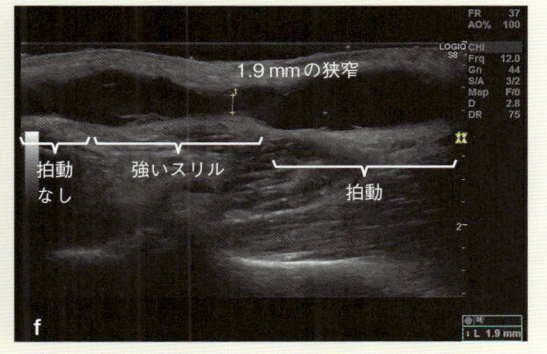

f

返血穿刺部位やや中枢側で 1.9 mm の狭窄を認める❻.

 総合評価　複数の狭窄を認めるが，血流は境界域上限であり，超音波検査上は良好に透析できるレベルである．脱血穿刺部位では中枢側に狭窄を認めるが，特に穿刺困難も認めていない．

 その後の経過　スリルは少し弱めであったが，すぐに治療するほどではないと判断された．今回は経過観察とし，3か月後再診となった.

7 タバチエールAVF

依頼目的　スリル減弱の原因精査.

70歳代，男性．左タバチエールの AVF（手関節部よりも末梢の橈骨動脈と橈側皮静脈で吻合）．約1年前に吻合部直上の狭窄も径5 mm のバルーンカテーテルで PTA を施行．約半年前の超音波検査では，上腕動脈血流量は693 mL/min，吻合部直上に2.1〜2.6 mm の狭窄を認めたが経過観察．今回，良好に触れていたスリルが減弱してきたとのこと．ただし，透析は問題なし．

理学所見

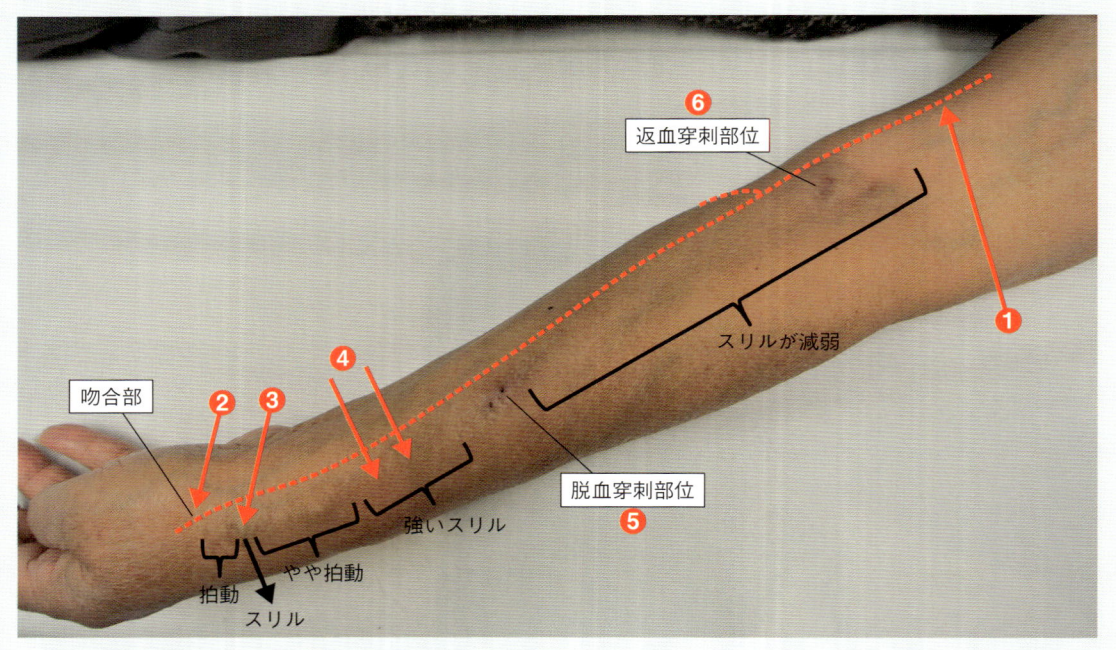

吻合部は手関節部よりも末梢側にある．吻合部は拍動を触れ，その後スリル，やや拍動，強いスリルとなっている．以降中枢側では拍動を認めず．

超音波検査のポイント

- 吻合部が手関節部より末梢側にあることを皮膚切開痕から確認する．
- 過去に施行した PTA を参考に，いつ，どの部位を何 mm のバルーンカテーテルで拡張したか，治療歴を確認する．
- 前回の超音波検査所見と比べて，どの程度変化しているかをみる．
- 透析が問題なく施行できていることから，おおよその目安ではあるが上腕動脈血流量は350 mL/min 以上あると推測できる．
- 血流量に相当する狭窄を検索する（過去に治療した部位の再狭窄も考慮）．

超音波検査

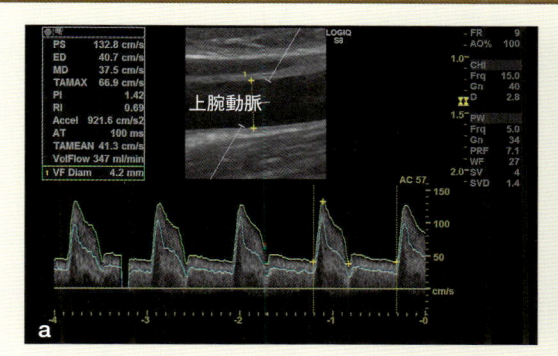

上腕動脈血流量は 347 mL/min，RI は 0.69 **❶**.

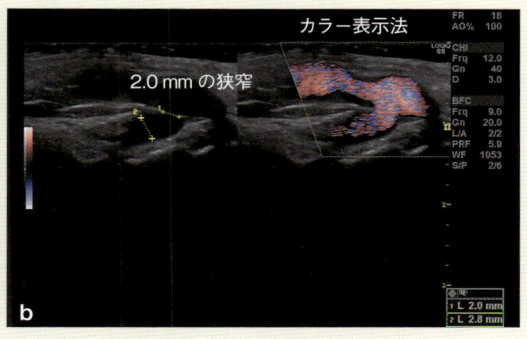

吻合部動脈側に 2.0 mm の軽度狭窄**❷**.

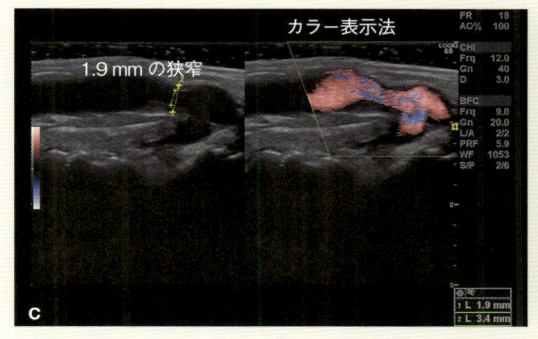

吻合部直上にも 1.9 mm の狭窄**❸**．血流量が約 350 mL/min で，別の部位に高度の狭窄の存在を疑う．

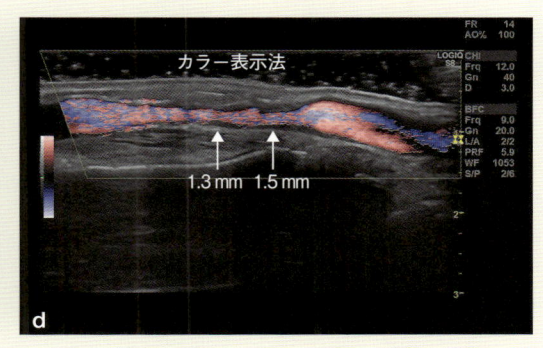

さらに中枢では 1.5 mm と 1.3 mm の狭窄を認めた**❹**．これらの狭窄が血流低下の責任病変と考える．

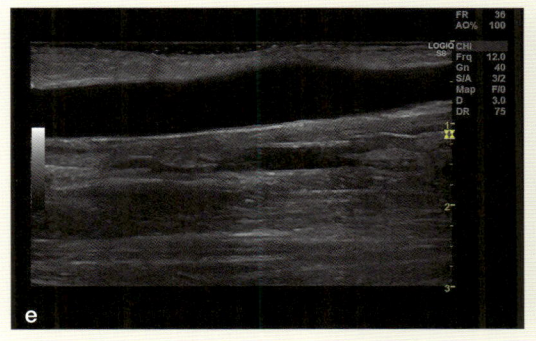

脱血穿刺部位は狭窄等なく**❺**，特に問題ない．この部位より中枢側に狭窄は認めない．

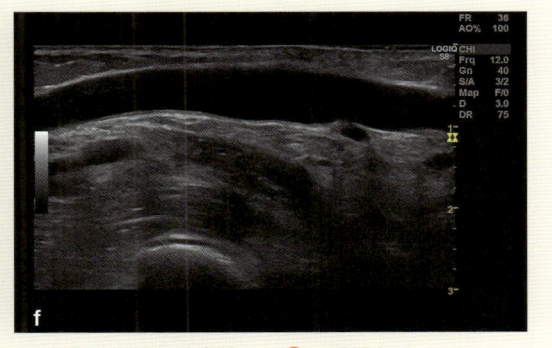

返血穿刺部位も狭窄等なく**❻**，問題ない．

臨床症状は認めていないが，前回と比べ狭窄は進行，それに伴い血流量も低下している．
※上腕動脈血流量が約 350 mL/min あることから，脱血不良が出現しない可能性もある．

　狭窄が進行していること，触診上スリルが減弱していることから PTA 施行となった．吻合部直上および中枢側の狭窄に対し，径 6 mm のバルーンカテーテルを用いて拡張した．完全拡張が得られスリルも良好に触れたため手技を終了した．

8 脱血不良 ①

依頼目的 脱血不良. 原因精査.

> 50 歳代,男性. 左手関節部で橈骨動脈と橈側皮静脈を吻合した AVF. 脱血穿刺部位は前腕中央部の橈側皮静脈,返血穿刺部位は肘部の橈側副皮静脈であった. これまで脱血できていた血流量が確保できなくなり,シャント音も減弱している,とのことであった.

理学所見

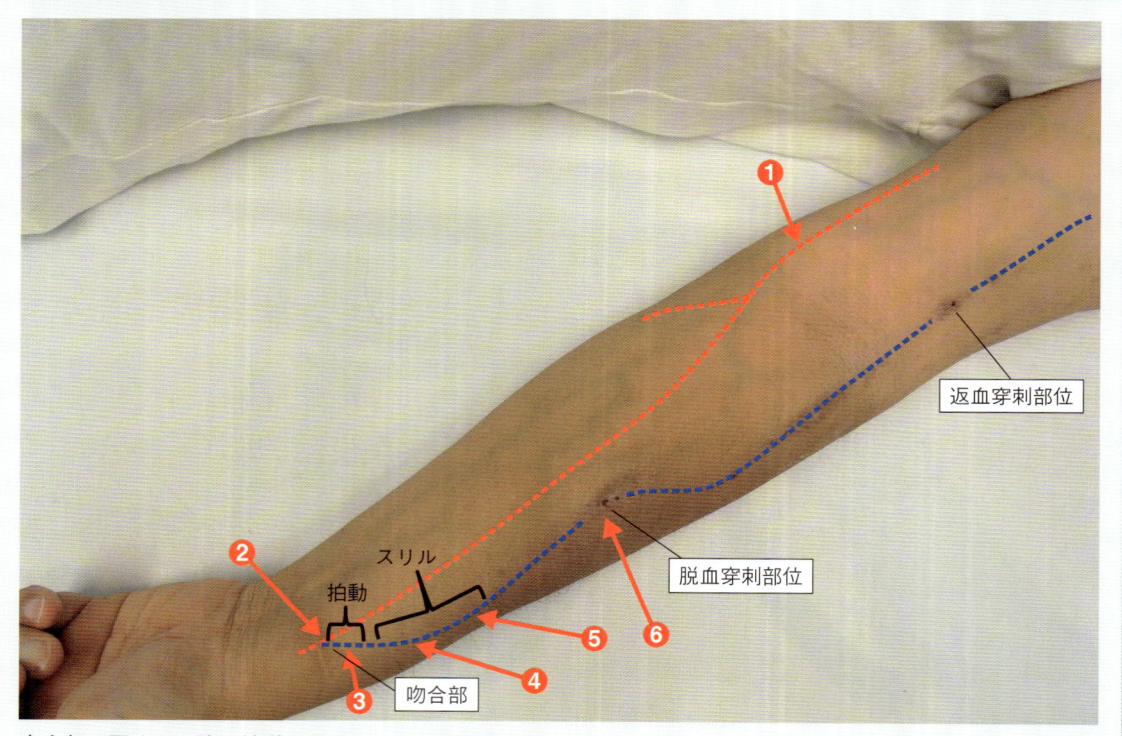

吻合部は固くやや強い拍動を呈する. その中枢側で強いスリルを触れ,血管そのものは固く感じる. さらに中枢側では,スリルは触れず,静脈は柔らかい.

超音波検査のポイント

- シャント肢を十分に観察し,動静脈吻合部および脱血穿刺部の位置を確認する.
- 機能評価で血流量の低下,RI の上昇を確認する.
- 吻合部から脱血穿刺部位までの間の高度狭窄を疑う.
- ただし,この間に発達した側副血行路を認めないことを確認する.
- 脱血穿刺部位より中枢側に高度狭窄を認めないことを確認する.

超音波検査

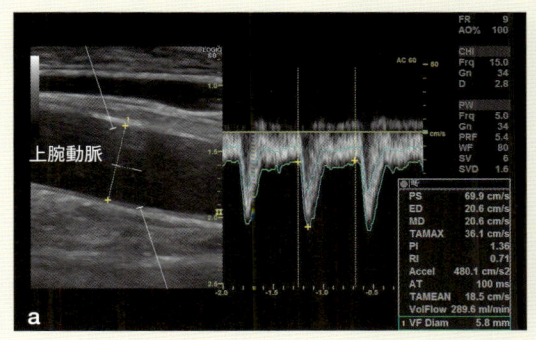

上腕動脈血流量は 287 mL/min，RI は 0.71．血流量の低下，RI の上昇を認め，血流は不良❶．

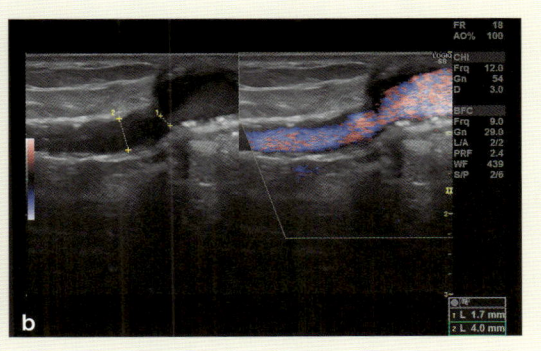

吻合部動脈側の縦断像．動脈には散在性の石灰化を認め，動静脈吻合部への流入部に 1.7 mm の狭窄を認める❷．

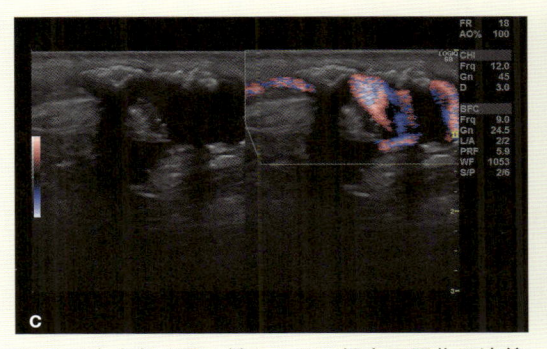

触診で吻合部を固く触れたのは粗大石灰化の沈着．様々な角度からビーム入射するが一部観察できない部位あり❸．

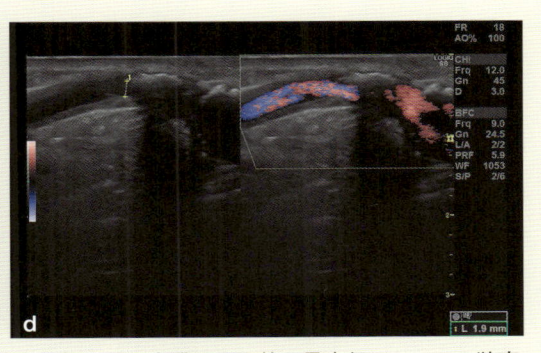

吻合部直上に内膜肥厚を伴う最小径 1.9 mm の狭窄を認める．さらに内膜肥厚による狭窄が連続する❹．

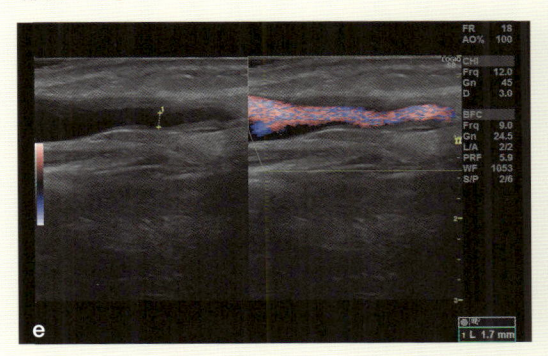

比較的広範囲の狭窄が続き，ここにも 1.7 mm の狭窄を認める．吻合部直上からイメージすると長い病変❺．

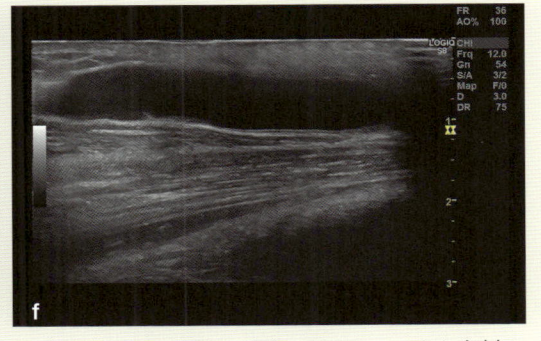

脱血穿刺部位に有意な狭窄は認めない．また穿刺の障害となる構造物も認めず良好な血管径を保つ❻．

総合評価 　狭窄を認めるため血流量が低下する，という最も基本的な血行動態パターンを呈する．本症例では脱血穿刺部位よりも末梢に狭窄が存在するため，十分な血流量を確保できず脱血不良の症状が出現した，と説明できる．

その後の経過 　臨床症状を認めること，触診でも全体的にスリルが弱いこと，エコーで血流量の低下および広範囲の狭窄を認めることから，経皮的血管形成術（PTA）の適応となった．狭窄部は良好に拡張され血流は改善．透析も問題なく施行できている．

9 脱血不良 ②

依頼目的 脱血不良を認める．原因精査．

> 70歳代，男性．右手関節部で橈骨動脈と橈側皮静脈を吻合したAVF．脱血穿刺部は前腕中央部の橈側皮静脈，返血は肘正中皮静脈であった．脱血穿刺部位より末梢側で手背から合流する分枝が存在する．

理学所見

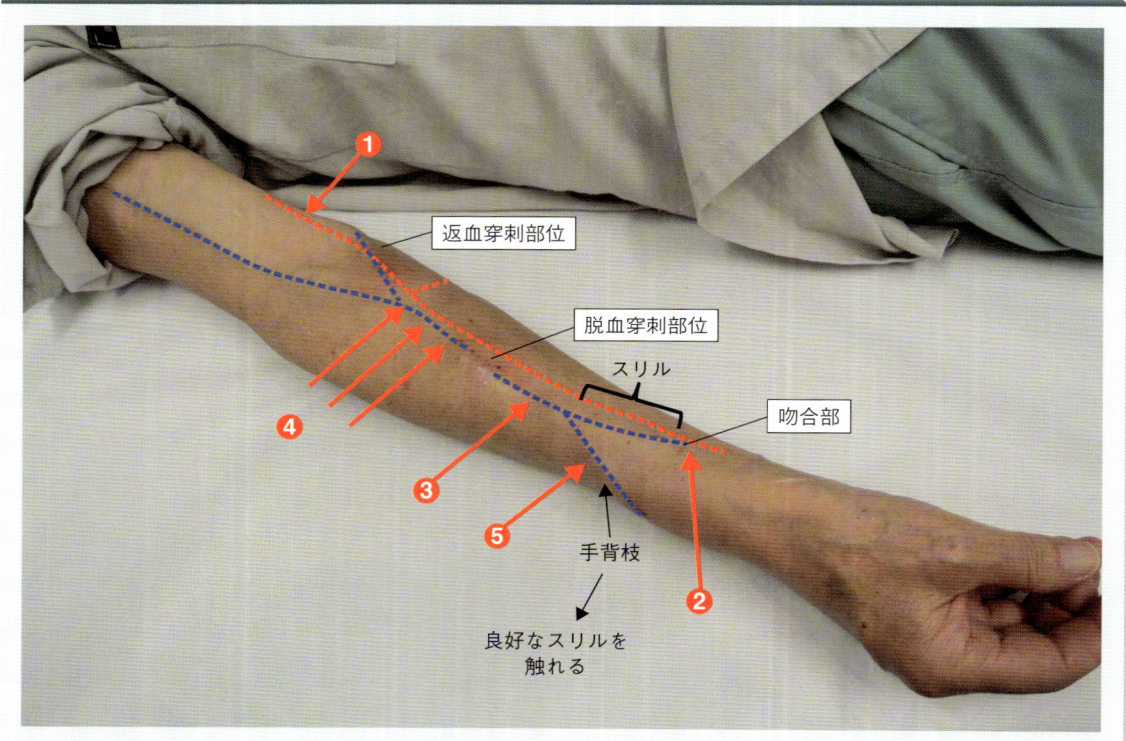

吻合部直上はスリルを良好に触れる．手背枝が合流する部位より中枢側はスリルを触れず．以降，血管内圧は低い．一方で手背枝に良好なスリルを触れる．

超音波検査のポイント

- 血流量とRIを計測する．（＝脱血不良があるにもかかわらず，血流量が低下していないことを確認する）
- 吻合部から脱血穿刺部位までを重点的に観察し，高度狭窄を検索する．
- 主に吻合部から脱血穿刺部位までの間に側副血行路がないかを検索する．（＝高度狭窄が存在するにもかかわらず，血流量が低下していない原因を考える）
- 前腕部のAVFの場合，手背枝の存在に注意する．

超音波検査

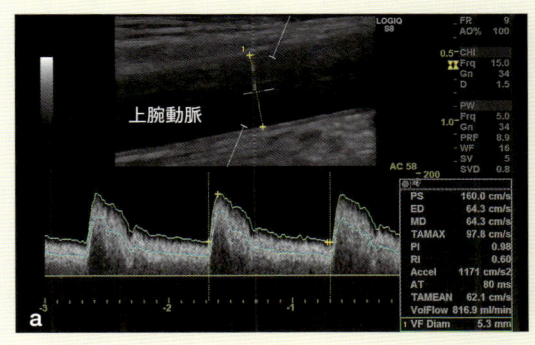

上腕動脈血流量は 817 mL/min，RI は 0.60 と血流は良好❶．

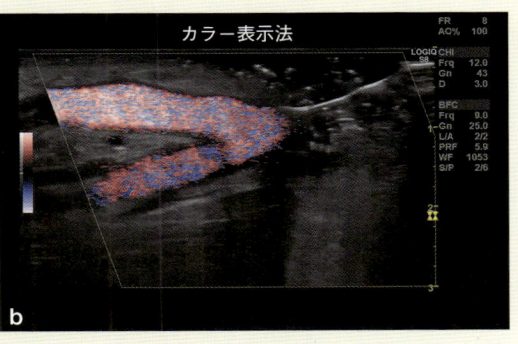

吻合部直上からやや中枢側まで狭窄は認めず．触診上，スリルが良好であったこととと一致する❷．

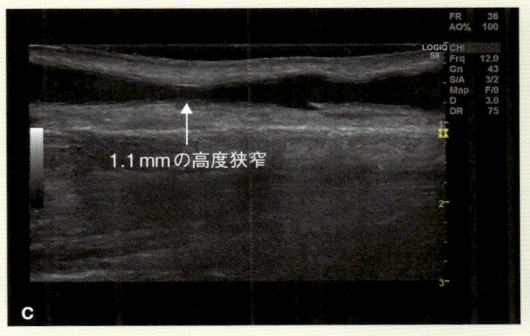

吻合部の中枢側では，1.1 mm の高度狭窄を認める❸．

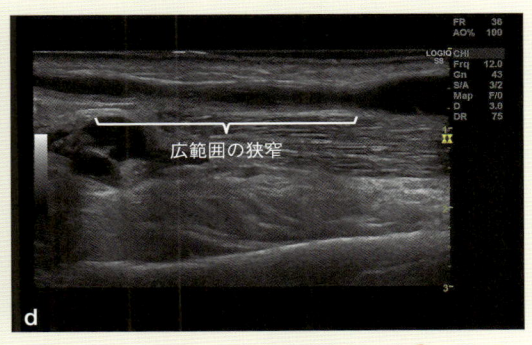

中枢側でも 1.0 mm の高度狭窄を認めた❹．

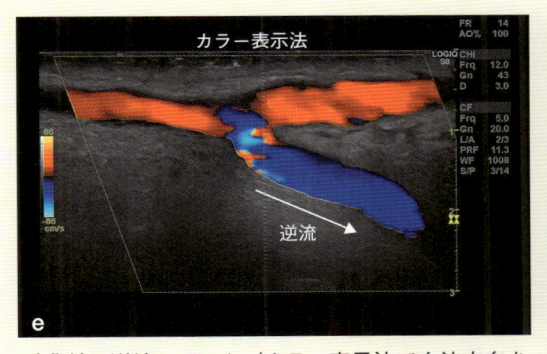

手背枝は逆流していた（カラー表示法で血流方向を確認）❺．

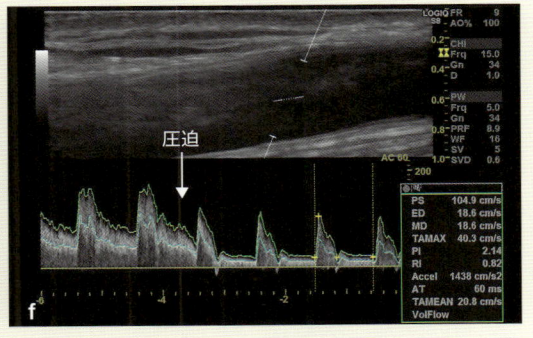

手背枝を指で圧迫して上腕動脈血流速波形の変化を確認．圧迫した直後から明らかに血流速度は低下した．

 総合評価　　機能評価と形態評価が乖離する症例．脱血不良があり，高度狭窄が存在するが血流量が低下しない症例は，側副血行路の存在を疑う．これにより見かけ上の血流は良好だが脱血穿刺部位への血流量が減少しているため，脱血不良が出現すると説明できる．

 その後の経過　　高度狭窄に対して，PTA を施行した．狭窄部は完全拡張し，中枢側への血流量が増加，手背枝への逆流は減少した．前腕中央部の脱血穿刺部位に穿刺し，問題なく透析が施行できるようになった．

10 脱血不良 ③

依頼目的 時々脱血不良を認める．原因精査．

> 60歳代，女性．左前腕中央部付近で動静脈を吻合したAVF．吻合部やや中枢側で順行性に穿刺して脱血し，肘部の2か所で交互に返血していた．シャント静脈の血管走行は全体的にやや深く，吻合部と穿刺部位以外は触知しにくい状況．最近，穿刺時に針先が血管壁に当たり，脱血不良になる場合があるとのことであった．

理学所見

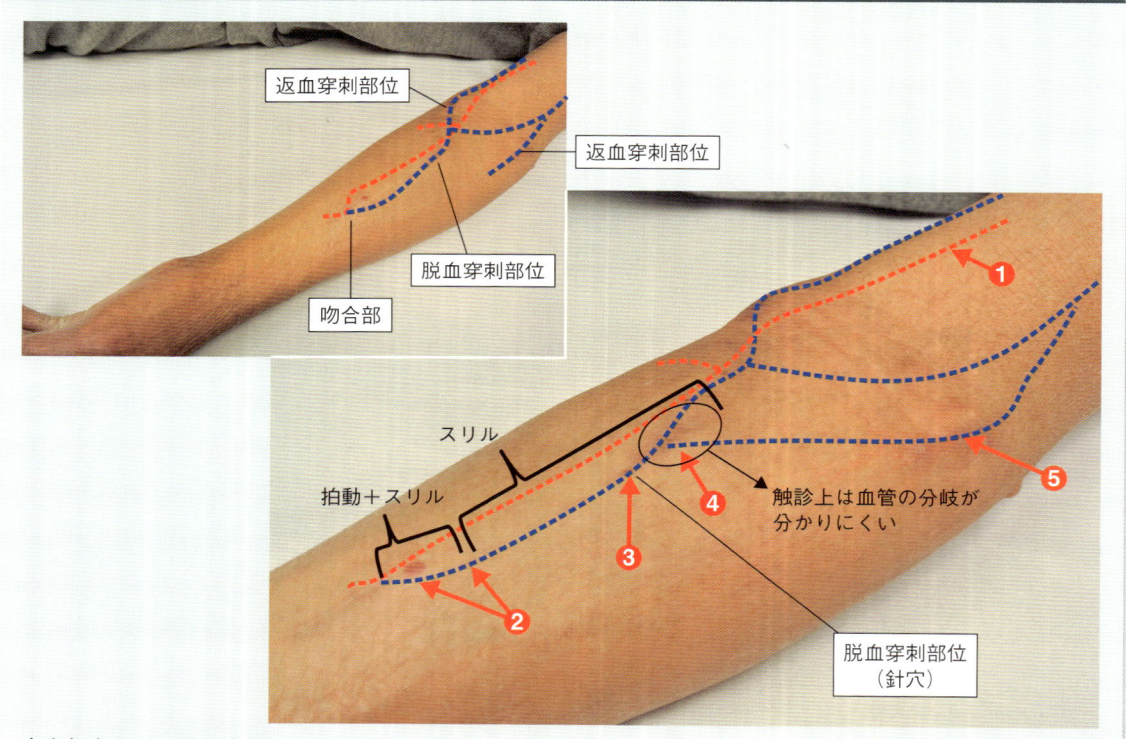

吻合部直上では弱い拍動とスリルを認めた．さらに中枢側では比較的良好なスリルを触れた．触診上は，血流低下を疑うような所見ではなかった．

超音波検査のポイント

- 機能評価を行い血流の程度を把握する．
- 臨床症状が脱血不良のため，まずは吻合部から脱血穿刺部位までの間の狭窄の存在を疑い検査を進める．
- 血流が良好であり，狭窄も高度でない場合は，穿刺部位の問題で脱血不良が発生していると考え，脱血穿刺部位の近傍を重点的に観察する．
- 穿刺部位に問題がある場合は，他に穿刺できそうな部位も検索する．

超音波検査

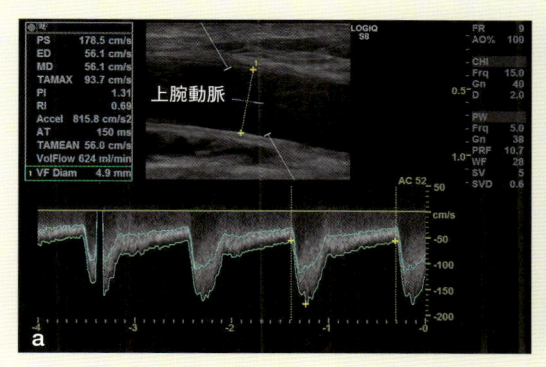

上腕動脈血流量は 624 mL/min, RI は 0.69 ❶.

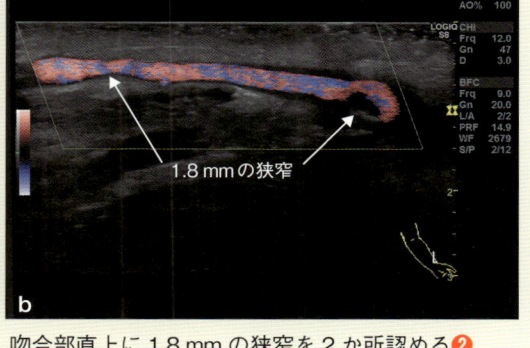

吻合部直上に 1.8 mm の狭窄を 2 か所認める ❷.

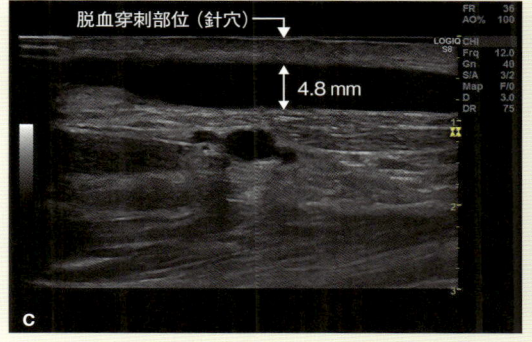

脱血穿刺部位の長軸像. 針穴直下は径 4.8 mm, 近傍には狭窄など穿刺の障害となるものはない ❸.

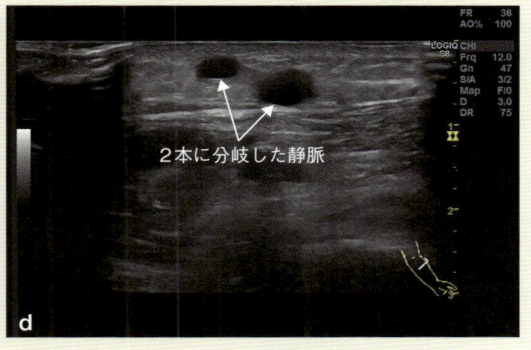

脱血穿刺部位のやや中枢側を短軸像でみると, 血管の分岐を認める ❹.

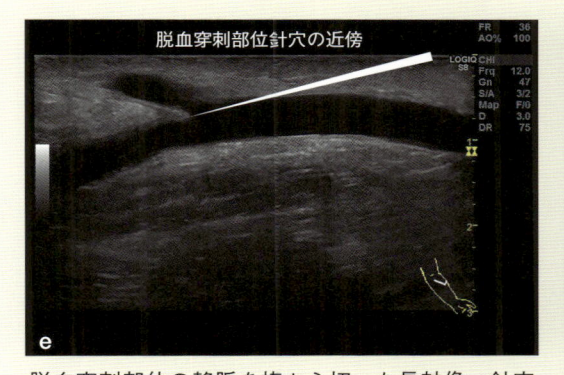

脱血穿刺部位の静脈を横から切った長軸像. 針穴と分岐の位置関係から針先が分岐部の血管壁に当たる可能性がある ❸, ❹.

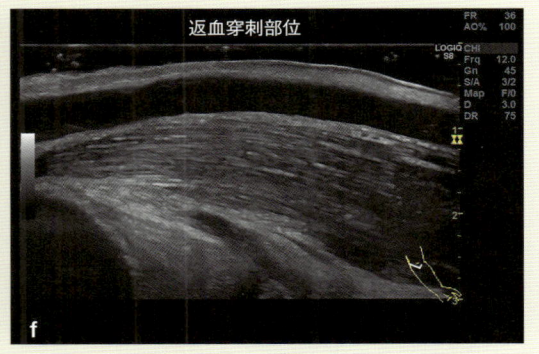

返血穿刺部位（肘正中皮静脈）は狭窄などは認めず良好 ❺.

 　吻合部直上に 1.8 mm の狭窄を認めるが, 血流量は良好. 針先が正しく血管内に留置できれば脱血は可能. しかし脱血穿刺部位の中枢側で血管が分岐しており, 針先が当たって脱血不良が出現している可能性がある. 脱血部の穿刺をもう少し末梢側から穿刺してみることを提案した.

 　脱血穿刺部位をもう少し末梢側に変更した結果, 針先が血管壁に当たることなく, 良好に脱血することができた.

11 脱血不良 ④

脱血部の穿刺困難.

> 60歳代，女性．左前腕末梢部において，橈骨動脈と橈側皮静脈を吻合したAVFの症例．これまで良好に経過しており，過去に治療歴はない．

理学所見

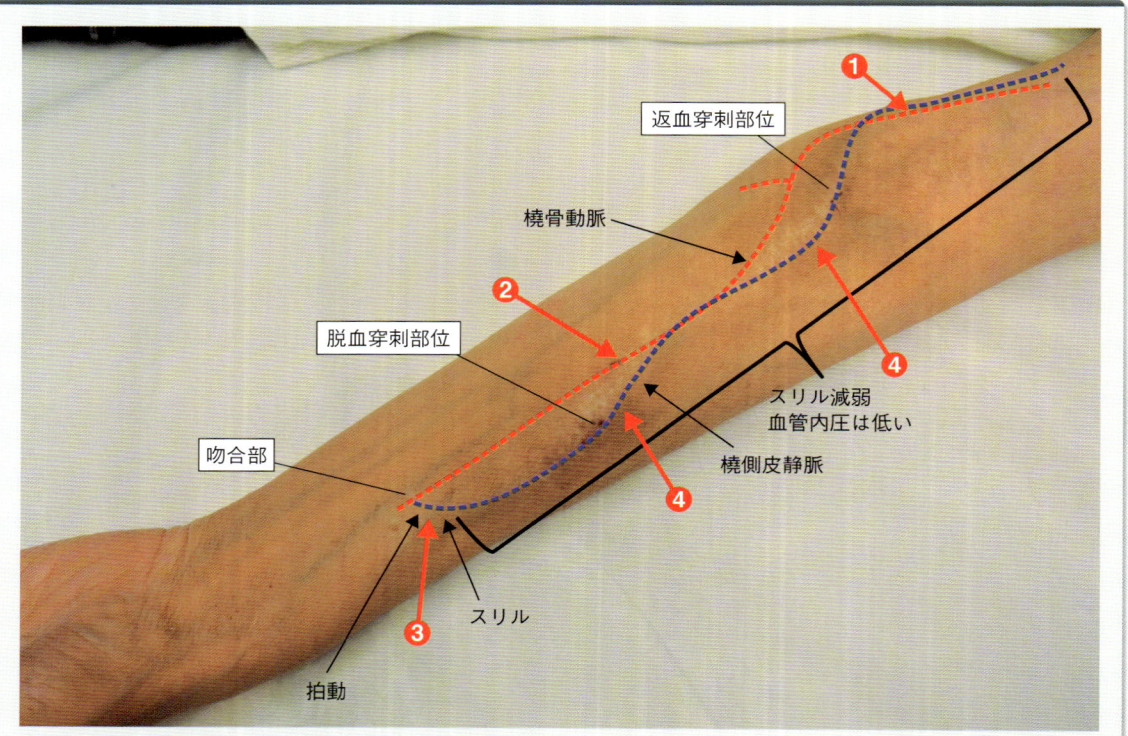

脱血穿刺部位は前腕中央部の橈側皮静脈，返血穿刺部位は肘正中皮静脈であった．吻合部そのものは拍動を呈し，その後スリルを触れるが，その中枢側では血管内圧がきわめて低い状態であった．

超音波検査のポイント

● 機能評価で，大部分は血流量が低下すればRIは上昇する（反比例の関係）が，まれに両者が乖離する場合がある．この場合，加速時間（AT）に注目する．

● 延長傾向にあれば，測定部位よりも中枢側の病変を疑い，積極的に腋窩動脈や鎖骨下動脈，腕頭動脈まで走査するよう努める．

※非シャント症例ではATの基準値が100 m/secとされているが，シャントが存在する場合のATの基準値は明らかでない．

● シャント静脈に高度の病変を認めないが血流量の低下を認める場合は動脈の病変を疑う．

超音波検査

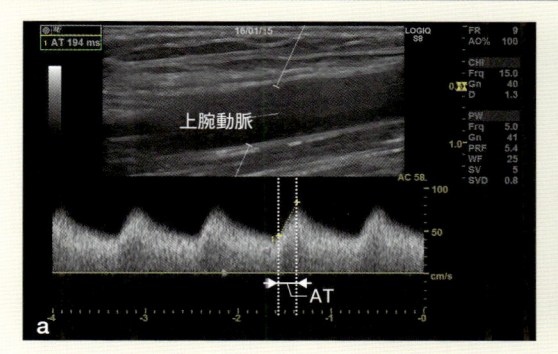

上腕動脈血流量は 236 mL/min，RI は 0.52．また血流速波形は，狭窄後波形（post stenotic pattern）を呈し，AT は 194 ms であった❶．

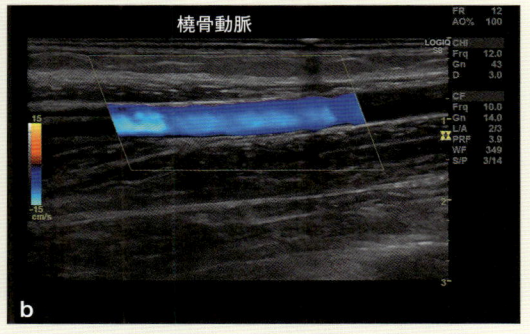

血流を測定した部位より，末梢側の上腕動脈および吻合部までの橈骨動脈では，明らかな狭窄を認めない．動脈壁の性状も軽度の石灰化を認めるのみ❷．

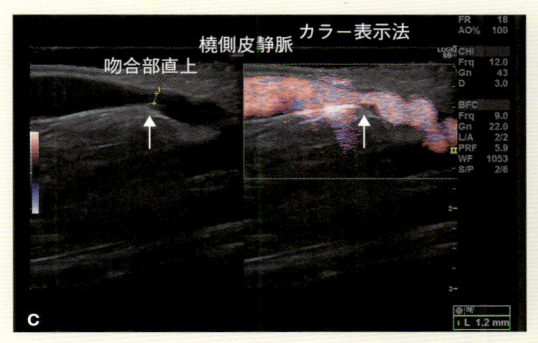

吻合部直上に 1.2 mm の狭窄（↑）を認め，血流低下の一因と考えられる❸．

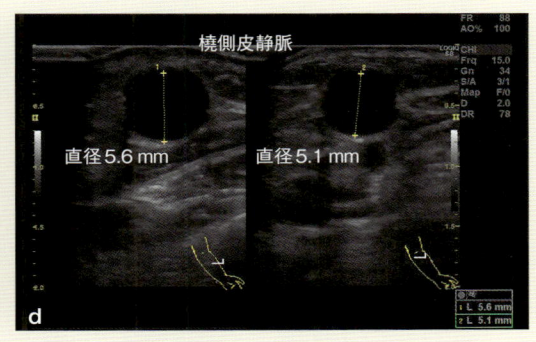

以降，中枢側の静脈に高度の狭窄は認めない❹．

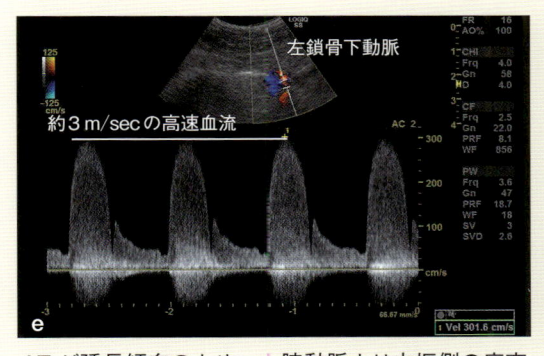

AT が延長傾向のため，上腕動脈より中枢側の病変を疑って走査，左鎖骨下動脈に約 3 m/sec の高速血流を伴う狭窄を認める．

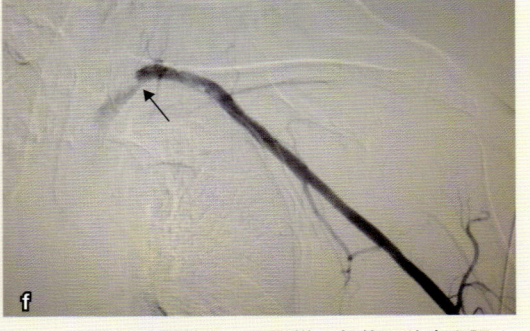

シャント血管造影検査でも同様の部位に狭窄を認め，血流を低下させる原因のひとつと考える．

 総合評価　吻合部直上の高度狭窄と鎖骨下動脈の狭窄が原因で血流量が低下し，脱血不良が出現したと考えられた．超音波検査の段階では "狭窄疑い" で所見を記載，造影検査を施行したところ所見が一致した症例．

 その後の経過　まず吻合部直上の病変に対して PTA を施行した．良好な拡張が得られ，スリルも改善したため，手技を終了した．鎖骨下動脈狭窄に対しては，今後も超音波検査にて経過観察していく予定である．

12 脱血不良 ⑤

依頼目的 数回前から脱血不良が続く．原因精査依頼．

> 60歳代，男性．左橈骨動脈と左橈側皮静脈とを前腕末梢部で吻合したAVF．脱血穿刺部位は肘正中皮静脈，返血穿刺部位は肘部の橈側副皮静脈で，穿刺方向はいづれも中枢側に向けて穿刺していた．穿刺困難は認めていない．約6か月前にも脱血不良が出現し，吻合部直上から中枢側の狭窄に対してPTAを施行している．

理学所見

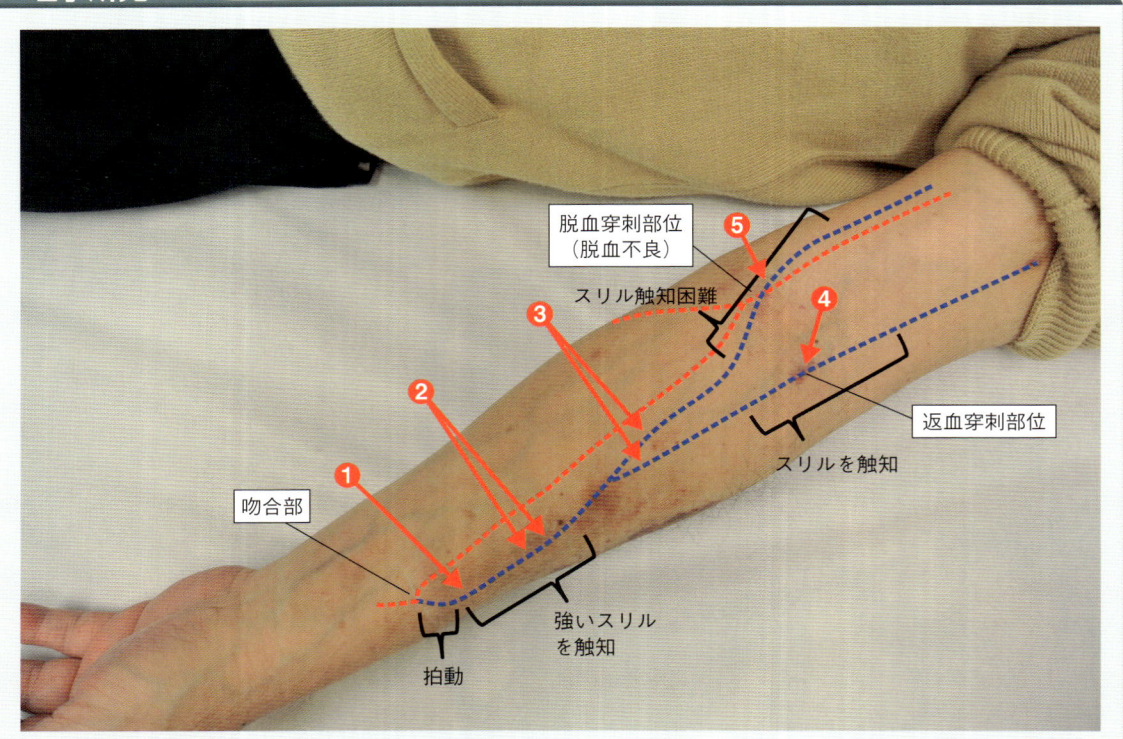

脱血穿刺部位
（脱血不良）

スリル触知困難

返血穿刺部位

スリルを触知

吻合部

強いスリル
を触知

拍動

吻合部直上で突然の強いスリルを比較的広範囲に触れる．その後，血管走行は深くなり触知できず．返血穿刺部位ではスリルを触れるが，脱血穿刺部位ではスリルを触れなかった．

超音波検査のポイント
- 上腕動脈血流量を計測する（シャント全体の血流を把握する）．
- シャント静脈の血管走行を把握する．特に血管の分岐に注意する．
- 血管走行と脱血および返血穿刺部位の位置関係を把握する．

超音波検査

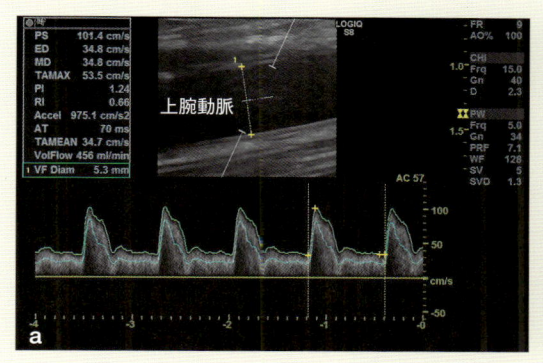

上腕動脈血流量は 456 mL/min，RI は 0.66.

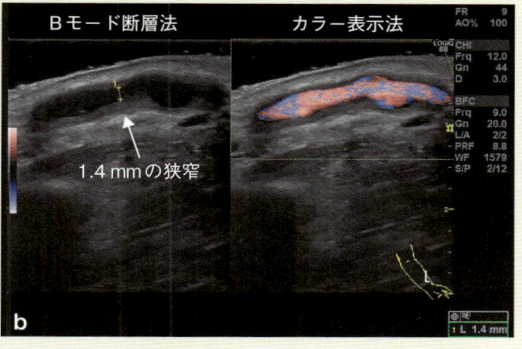

吻合部直上に内膜肥厚を伴う 1.4 mm の狭窄を認める❶.

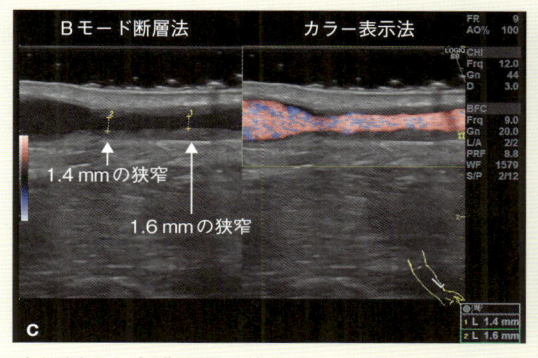

中枢側でも内膜肥厚を伴う 1.4 mm，1.6 mm の狭窄❷. 中枢側の非狭窄部位では 5.2 mm.

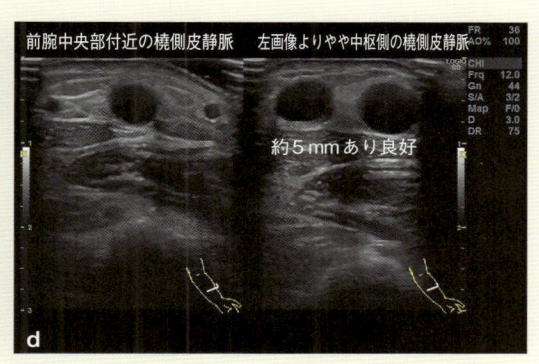

前腕中央部付近でシャント本幹は 2 本に分岐❸. 分岐後も血管径は約 5 mm で良好.

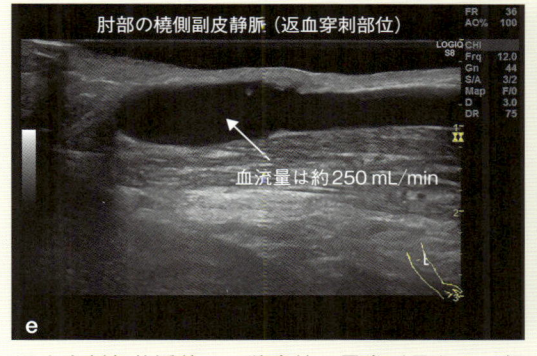

返血穿刺部位近傍では狭窄等の異常所見なし. 参考値でこの部位の血流量は約 250 mL/min ❹.

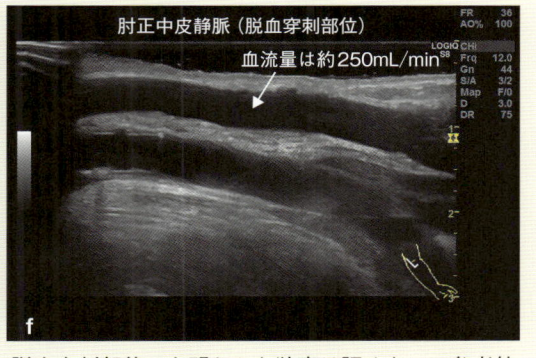

脱血穿刺部位でも明らかな狭窄は認めない. 参考値でこの部位の血流量は約 250 mL/min ❺.

 総合評価 　吻合部直上の狭窄により血流量は境界域上限であるが，前腕中央部で静脈は 2 本に分岐していた. これにより血流は分散している状況. このために，肘正中皮静脈の穿刺で脱血不良が発生したと考えられる.

 その後の経過 　分岐する前の前腕中央部の橈側皮静脈に穿刺するよう指示したところ，問題なく透析可能であった. しかし，しばらくしてから再び脱血不良が出現したため，吻合部直上の狭窄に対してPTAを施行した.

13 脱血不良 ⑥

> 70歳代，女性．手関節部で橈骨動脈と橈側皮静脈を吻合した左前腕AVF．初回のシャントは左タバチエールAVFであったが，約1年前に脱血不良が出現し手関節部に再建術を施行，術後問題なく経過していたが，今回再び脱血不良が出現した．

理学所見

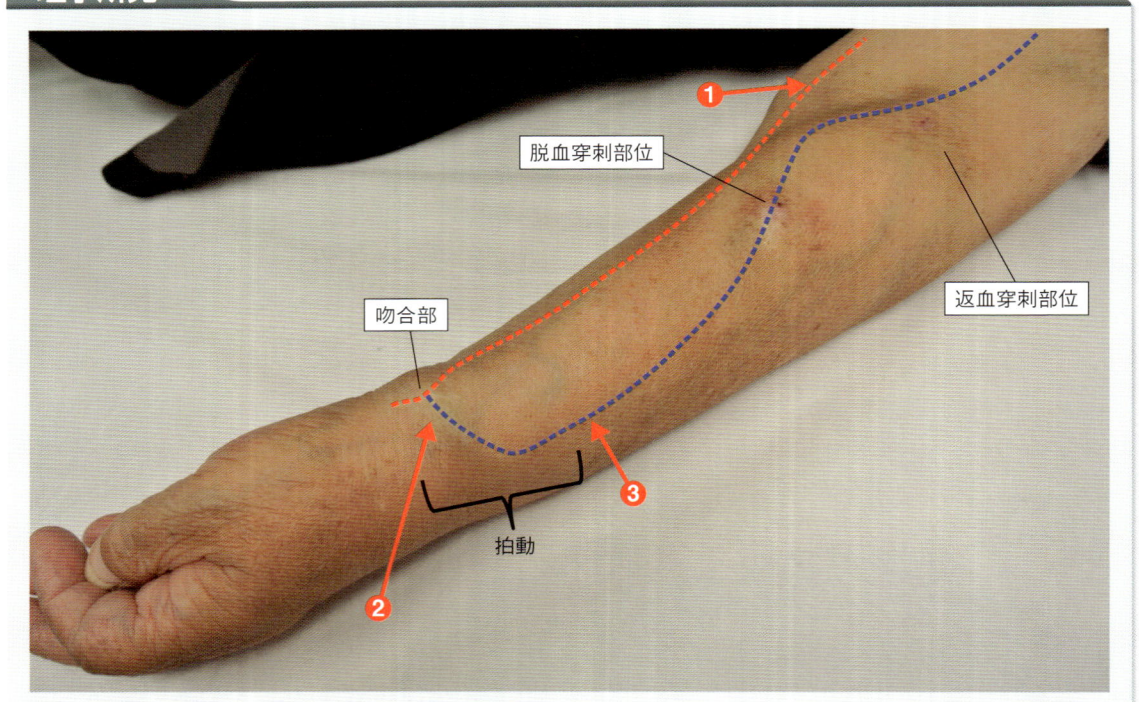

吻合部直上は触診上，明らかな狭窄は触れないが，拍動になっている．やや中枢側では，突然スリルを触れる部位があり，そこを境界に圧較差があった❶．以降中枢側は拍動やスリルなく血管内圧は低い．

超音波検査のポイント

- 血流量とRIを計測し，血流が不良であれば，どこかに高度の狭窄の存在を疑い積極的かつ慎重に検索していく．
- 吻合部から中枢側を走査する際，拍動が消失する部位や突然スリルが出現している部位に狭窄が発現している可能性がある．
- 静脈弁による狭窄も考慮し，Bモード断層像のゲインを高めに設定する．
- カラードプラで，高速血流を伴う狭窄では，流速レンジを高く設定してもカラーは消失しない．このことを利用して病変の検索に努める．

超音波検査

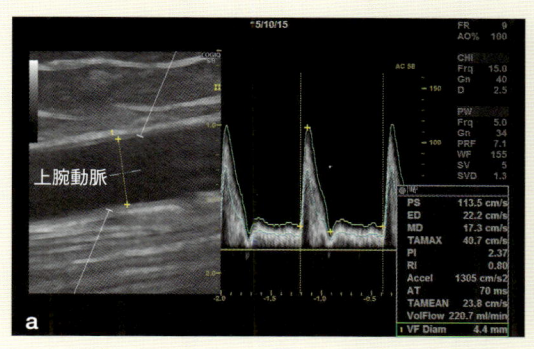

上腕動脈血流量は 221 mL/min，RI は 0.80 で血流は不良．この段階で狭窄の存在を強く疑って検査する❶．

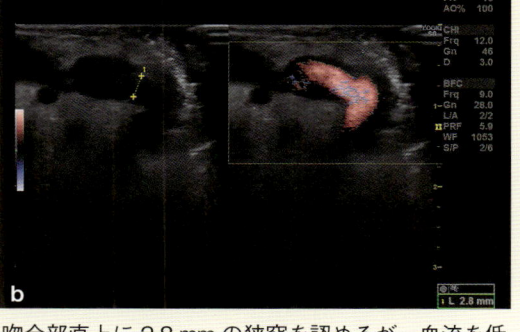

吻合部直上に 2.8 mm の狭窄を認めるが，血流を低下させるほどの狭窄ではない．さらに高度の狭窄の存在を疑う❷．

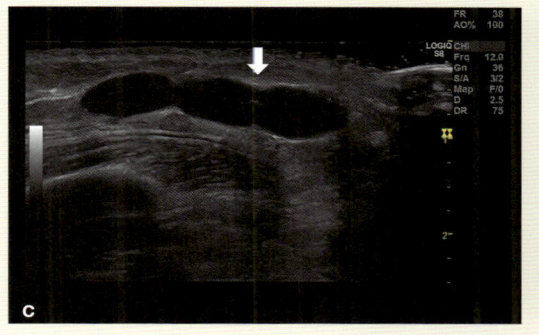

圧較差がある部位を走査すると，静脈弁様の構造物が描出された❸．

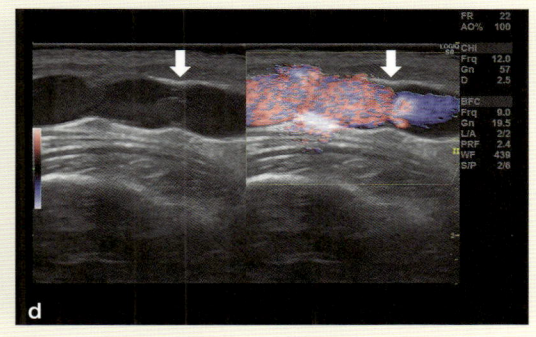

B モード断層像のゲインを高めに設定しカラードプラを併用すると，高速血流を伴う静脈弁狭窄が描出された❸．

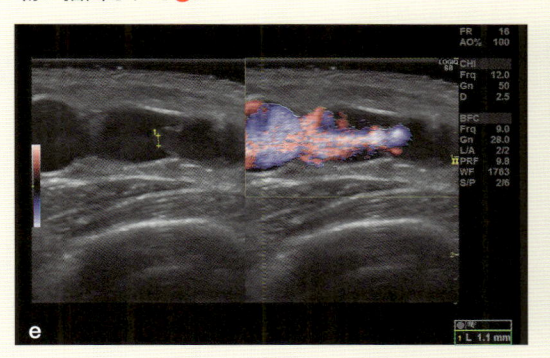

流速レンジを上げると高速血流のみが抽出され，狭窄が理解しやすくなる．狭窄径は可能な限り B モード断層像で計測する❸．

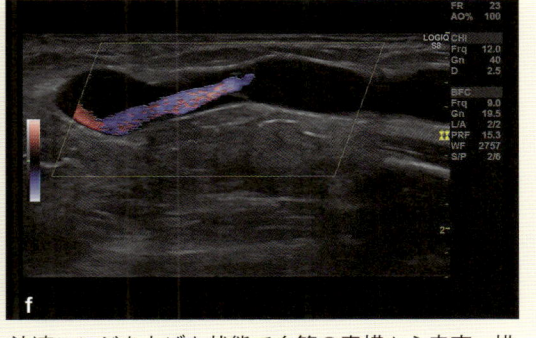

流速レンジを上げた状態で血管の真横から走査，描出．様々な角度から入射すると良好な像が得られることもある❸．

 総合評価　吻合部中枢側で 1.1 mm の高度狭窄が存在し，血流も低下していた．そのため，それより中枢側で脱血できず，臨床症状が出現したと考えられた．

 その後の経過　PTA を施行，狭窄部は良好に拡張され，血流は改善した．本症例のような静脈弁狭窄では，治療に対する情報がエコーで得られる．静脈弁の形態をイメージすれば理解しやすいが，ガイドワイヤーは逆行性（血流と反対方向）からよりも順行性（血流と同一方向）からのほうが容易に通過する．これでシースの留置部位がほぼ決定されるため，エコーでこのような狭窄の形態を評価する意義は大きい．

14 脱血不良 ⑦

依頼目的　手背枝を穿刺していたが，最近脱血不良を認める.

> 70歳代，男性．右手関節部で作製したAVF．過去に脱血不良が出現し，吻合部直上の狭窄に対して，6か月で2度のPTAを施行している．その翌月には，吻合部直上の狭窄はなかったが，さらにその中枢側に1.0 mmの部位を認め，血流は手背枝に多く流れていた．PTAは行わず手背枝への穿刺部変更を指示，しばらくは問題なく使用できていたが，再び脱血不良が出現した.

理学所見

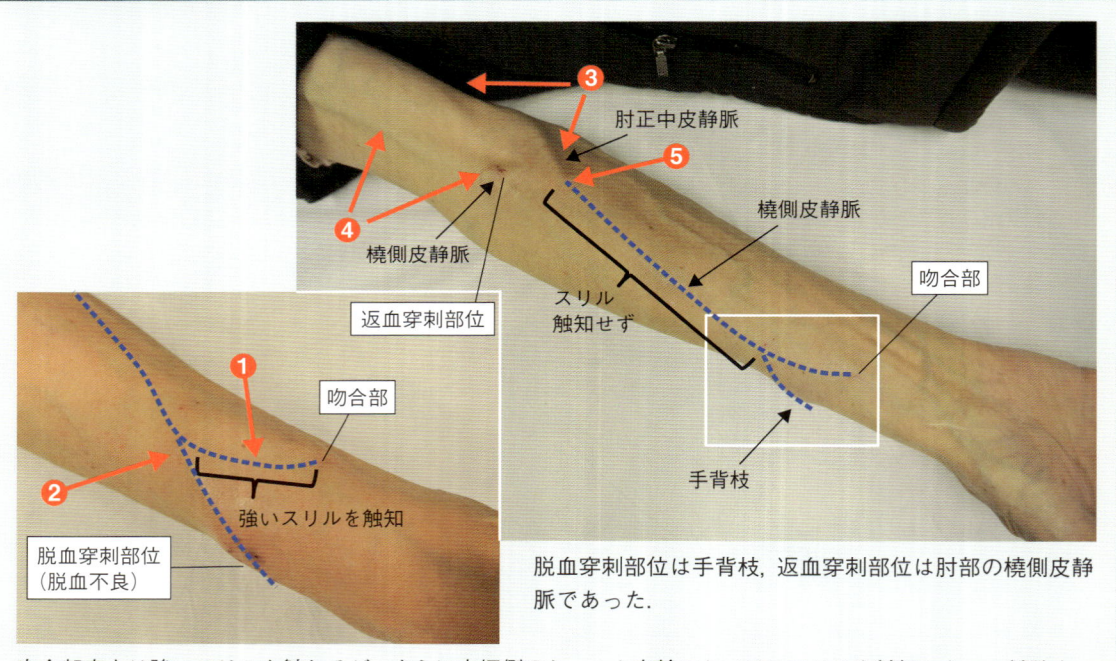

脱血穿刺部位は手背枝，返血穿刺部位は肘部の橈側皮静脈であった.

吻合部直上は強いスリルを触れるが，さらに中枢側のシャント本幹においてはスリルを触知しない．触診上，肘部の橈側皮静脈と肘正中皮静脈は開存している.

超音波検査のポイント
- 触診上は，手背枝との合流部以降，スリルを触知しないことから本幹閉塞（もしくは本幹の広範囲の高度狭窄）が疑われる．閉塞の場合，エコーでは血栓性閉塞か非血栓性閉塞かを観察する.
- シャント本幹の病変により，血流は手背枝をメインとして流れている．脱血不良が出現していることから吻合部から脱血穿刺部位までの間に病変が存在している可能性が高い.
- 返血穿刺部位は，必ずしもシャント血流が流れている必要はない．通常の静脈血流でも使用できるため，穿刺できれば問題はない.

超音波検査

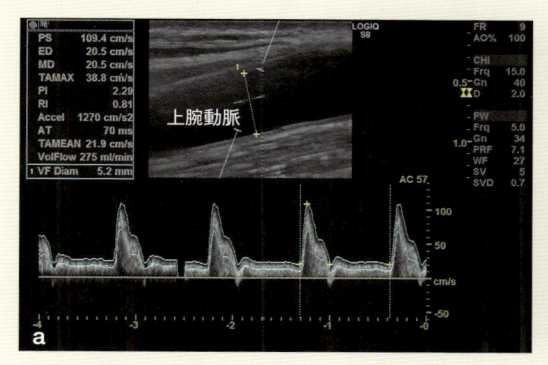

a 上腕動脈血流量は 275 mL/min，RI は 0.81.

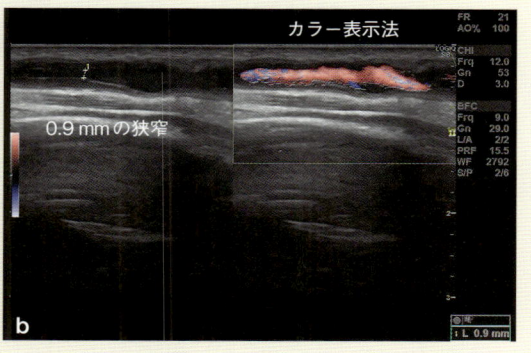

b 吻合部直上に内膜肥厚を伴う 0.9 mm の狭窄を認める❶.

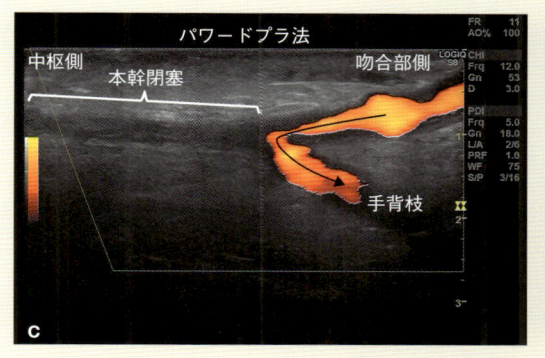

c さらに中枢側ではシャント本幹は狭窄を伴う血栓性閉塞（血栓量は少量）. 血流は手背枝に流れる❷.

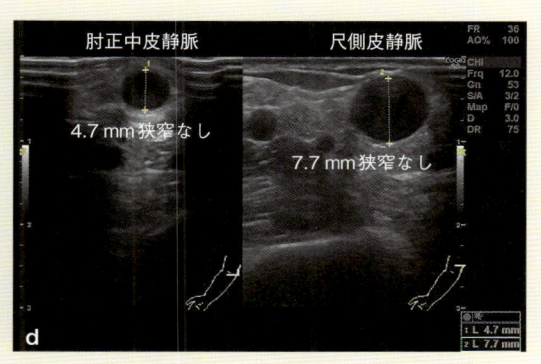

d 肘正中皮静脈は 4.7 mm，上腕部尺側皮静脈は 7.7 mm. 狭窄は認めない❸. 肘正中皮静脈の穿刺は可能.

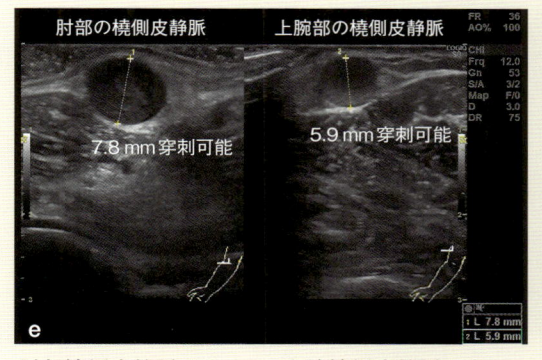

e 肘部橈側皮静脈 7.8 mm，上腕橈側皮静脈 5.9 mm ❹. 引き続きこの部位で穿刺が可能.

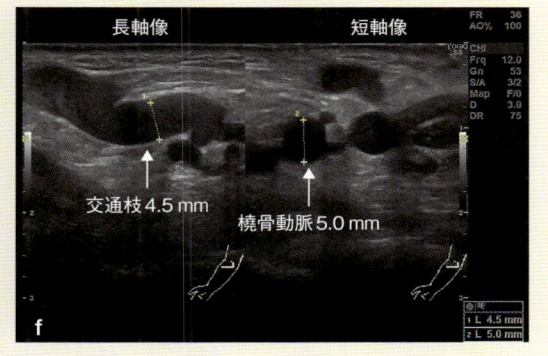

f 肘部の交通枝 4.5 mm，その部位に相当する橈骨動脈の起始部は 5.0 mm で血管壁の性状は良好❺.

 総合評価　シャント本幹閉塞（手背枝合流部から肘窩部まで）を認め，血流は手背枝に流れる. しかし，吻合部直上から手背枝においても狭窄が発現，血流量も低下している. このため，手背枝での穿刺で脱血不良が生じていると推測される. 肘部の交通枝から血流は再開通し，肘正中皮静脈および橈側皮静脈は開存. 肘部で外科的再建術が可能と考えられる.

 その後の経過　短期再狭窄症例であることから，肘部の橈骨動脈と交通枝で再吻合する外科的再建術を施行. 手術後は良好に使用できている.

15　脱血不良 ⑧

50歳代，女性．約5年前に手関節部に作製したAVF（橈骨動脈と橈側皮静脈を吻合）で，今日まで問題なく使用できていた．これまでにPTA等による治療歴はなし．

理学所見

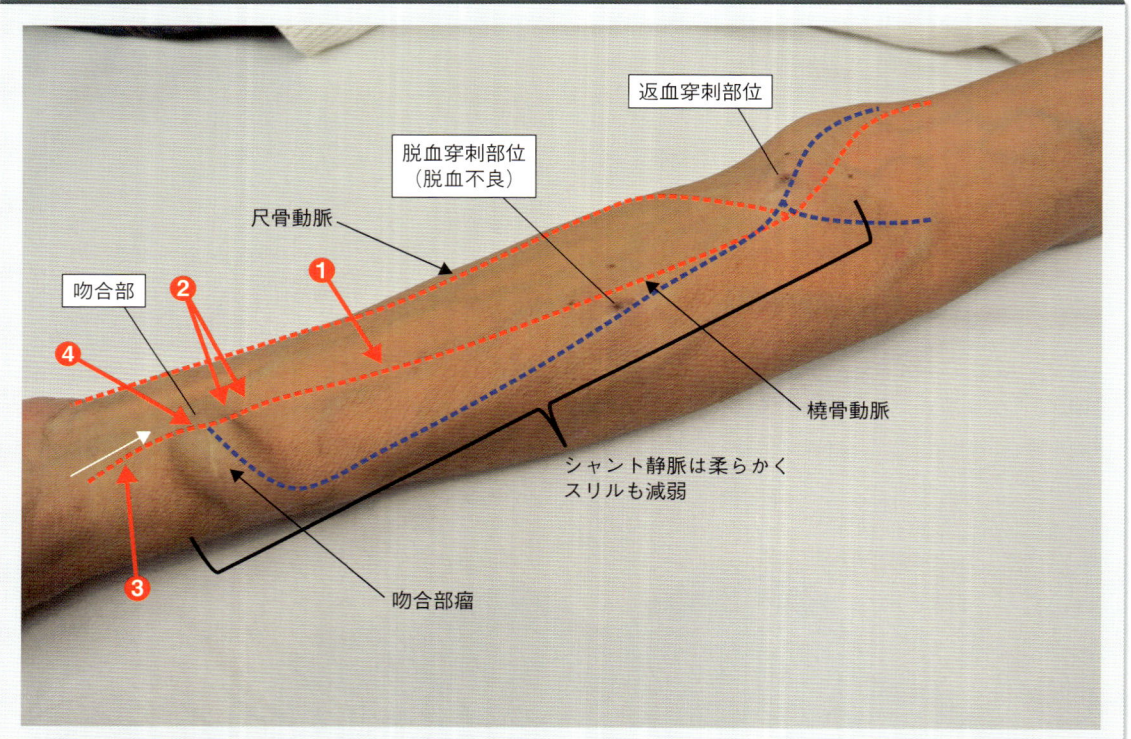

返血穿刺部位
脱血穿刺部位
（脱血不良）
尺骨動脈
吻合部
❶
❷
❸
❹
橈骨動脈
シャント静脈は柔らかく
スリルも減弱
吻合部瘤

脱血穿刺部位は前腕中央部やや中枢側の橈側皮静脈，返血穿刺部位は，肘正中皮静脈であった．橈骨動脈は全体的に拍動は弱く，シャント静脈は吻合部瘤を含め柔らかく，血管内圧は低かった．

超音波検査のポイント

- 動脈の拍動の程度とシャント静脈の状態を把握する．
- カラードプラで橈骨動脈と尺骨動脈の血流の程度を比較する．
- 吻合部近傍の橈骨動脈と吻合部への流入部を注意深く観察する．
- 吻合部末梢の橈骨動脈の状態と血流方向を観察する．
- 血流が低下している原因を検索する．

超音波検査

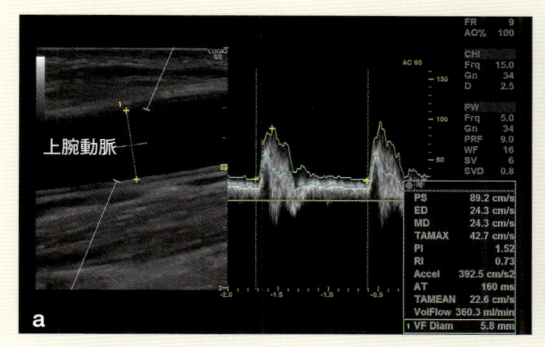

上腕動脈血流量は 360 mL/min，RI は 0.73.

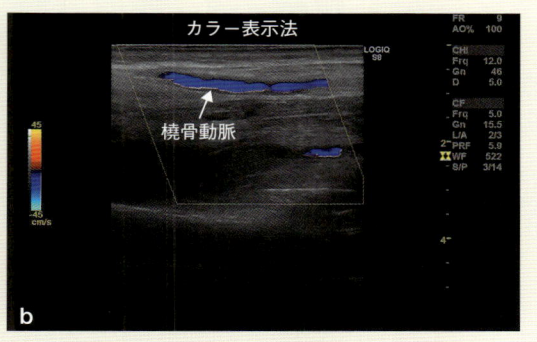

上腕動脈は良好だが，橈骨動脈はやや細めで，血流も減少傾向の印象❶.

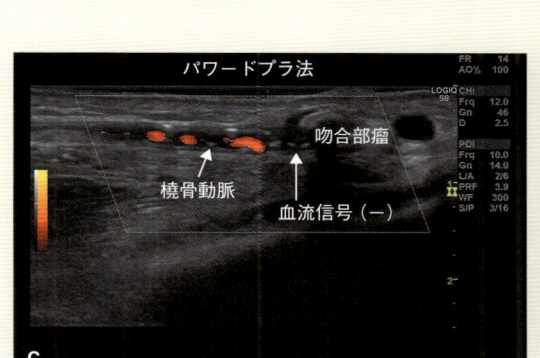

吻合部手前の橈骨動脈の血流シグナルは微弱で，吻合部との連続性は認められない❷.

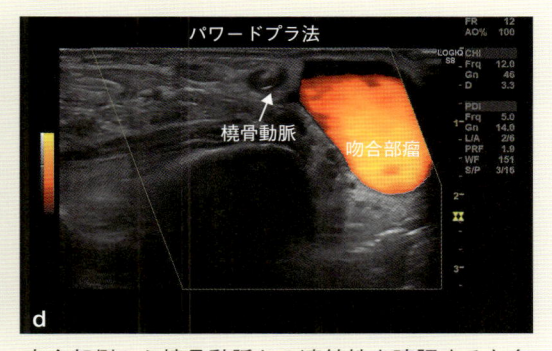

吻合部側から橈骨動脈との連続性を確認するも血流シグナルは検出されず，吻合部近傍橈骨動脈の閉塞が強く疑われる❷.

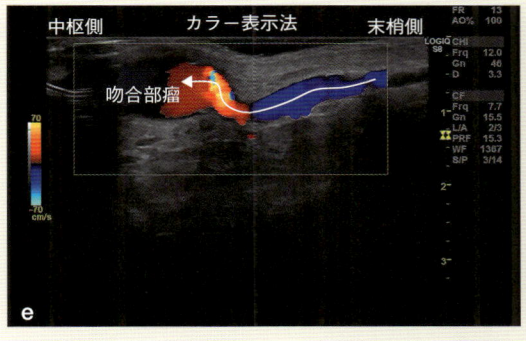

尺骨動脈血流が手掌を介して吻合部末梢の橈骨動脈を逆流している．その血流がシャント静脈に供給されている（❸白→は血流方向）.

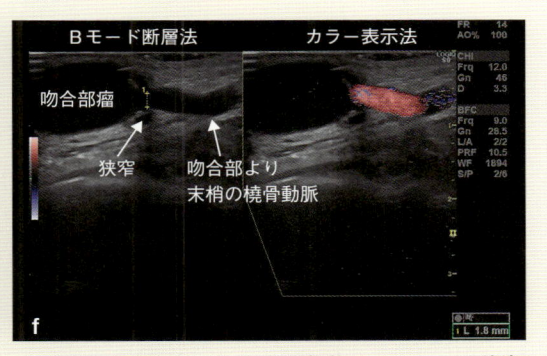

末梢側から吻合部に流入する部位に 1.8 mm の狭窄を認める❹.

総合評価　　吻合部に流入する橈骨動脈の閉塞を認める．しかし，尺骨動脈から手掌動脈弓を介して橈骨動脈を逆流しシャント静脈に流入しているため，シャント血流はある程度保たれている．末梢の血管抵抗の高い手掌動脈弓を介していることと，吻合部末梢側の橈骨動脈狭窄が血流低下の原因になり，脱血不良を呈したものと考えられる．

その後の経過　　PTA施行となったが，橈骨動脈閉塞は慢性閉塞と推測され治療の適応外と判断された．吻合部末梢側の橈骨動脈狭窄のみ拡張し，シャント血流は増加した．その後，脱血も良好で問題なく穿刺できている．

16 静脈圧の上昇

依頼目的　最近，継続的に静脈圧の上昇（約200 mmHg）を認める．また1か月に1回程度，返血部位での穿刺失敗．

> 80歳代．男性．約1年半前に左肘部で作製したAVF．これまで特にトラブルなく経過していた．肘部の橈骨動脈起始部と橈側皮静脈を吻合しており，脱血穿刺部位は肘部の橈側皮静脈，返血穿刺部位は上腕部の橈側皮静脈であった．穿刺方向は両方とも中枢側に向かって穿刺していた．

理学所見

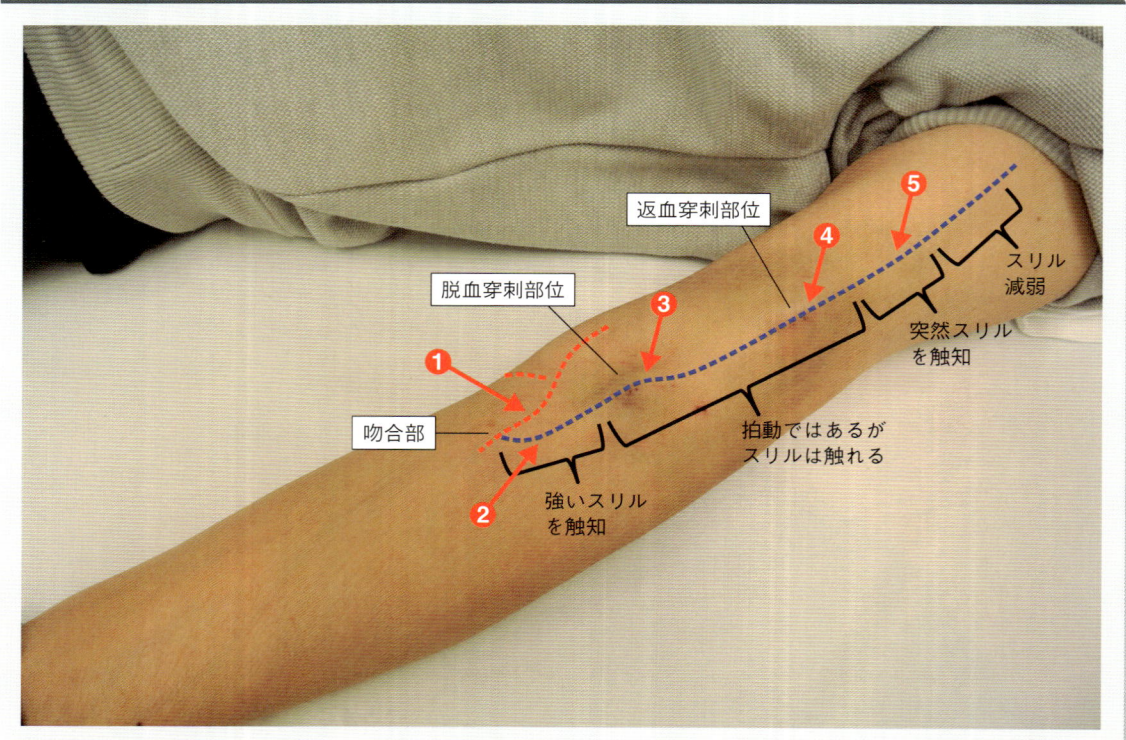

吻合部直上は強いスリルを触れるが，その中枢側ではスリルに加え拍動を触知した．また，返血穿刺部位の中枢側で突然のスリルを触れ，以降はスリルを触知しなかった．

超音波検査のポイント

- 拍動の後の突然のスリル触知は，その近傍での狭窄の存在を疑う．
- 静脈圧の上昇を認める場合，返血穿刺部位もしくはそれより中枢側の病変の存在を考え，積極的に中枢側まで走査する．つまり，静脈圧が上昇する原因となる病変を検索することが重要である．
- 上腕動脈の血流量は不良でないことが多く，また脱血不良の症状など伴わない．

超音波検査

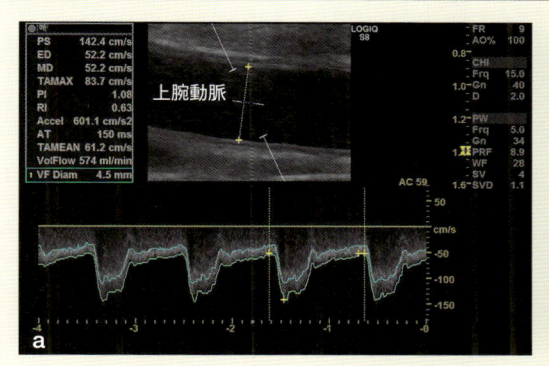

上腕動脈血流量は 574 mL/min，RI は 0.63.

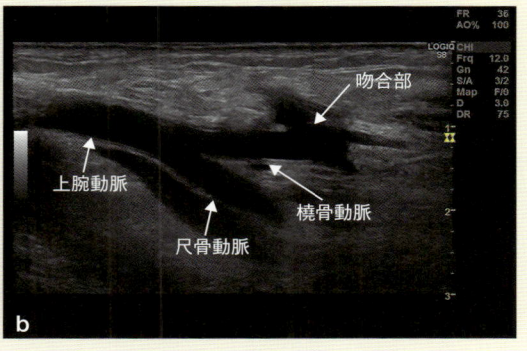

上腕動脈および橈骨動脈起始部に狭窄は認めない❶.

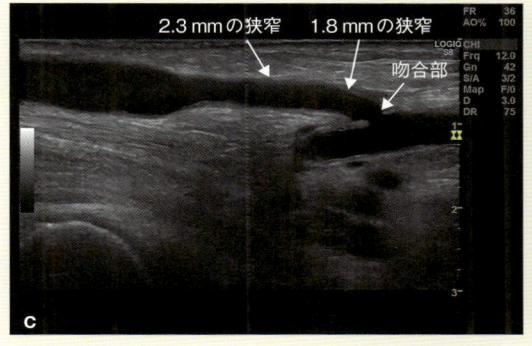

吻合部直上に 1.8 mm と 2.3 mm の狭窄を認める❷.

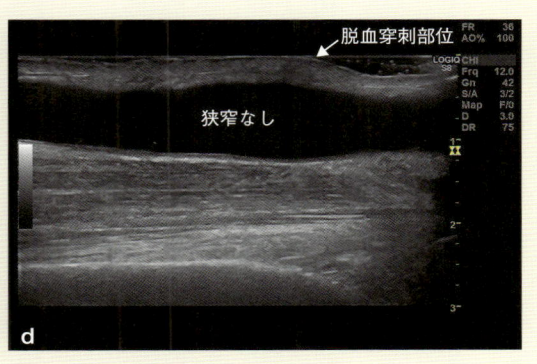

脱血穿刺部位に狭窄は認めない❸.

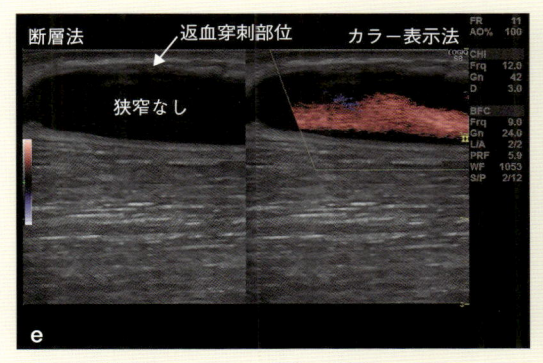

返血穿刺部位においても狭窄は認めない❹.

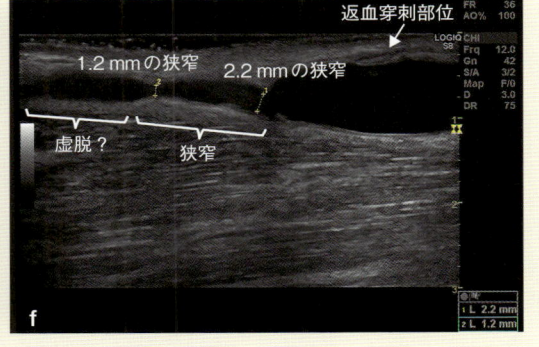

返血穿刺部位の中枢側に 2.2 mm，1.2 mm の狭窄を認める❺.

総合評価　　返血穿刺部位の中枢側に高度の狭窄を認め，これが静脈圧上昇の原因となっている責任病変と考えられた．また，穿刺の失敗においても，針先がこの病変に当たっている可能性があると考えられた．吻合部直上にも狭窄を認めたが，今回の臨床症状とは直接的な関係はない．

その後の経過　　返血穿刺部位中枢側の狭窄に対して 6 mm 径のバルーンカテーテルを用いて PTA を施行し，臨床症状は改善した．

17 Cephalic arch stenosis

依頼目的 シャント静脈が全体的に拍動になっているが，静脈圧上昇など臨床症状は認めず，問題なく透析施行．

70歳代．男性．右肘部の上腕動脈と橈側皮静脈を吻合した AVF．約4年前から当院でフォローしている．これまで1年約2回のペースで PTA を施行している．直近では，約6か月前に静脈圧の上昇をきたし，超音波検査にて高度の Cephalic arch stenosis（CAS）を認めたため PTA を施行している．

理学所見

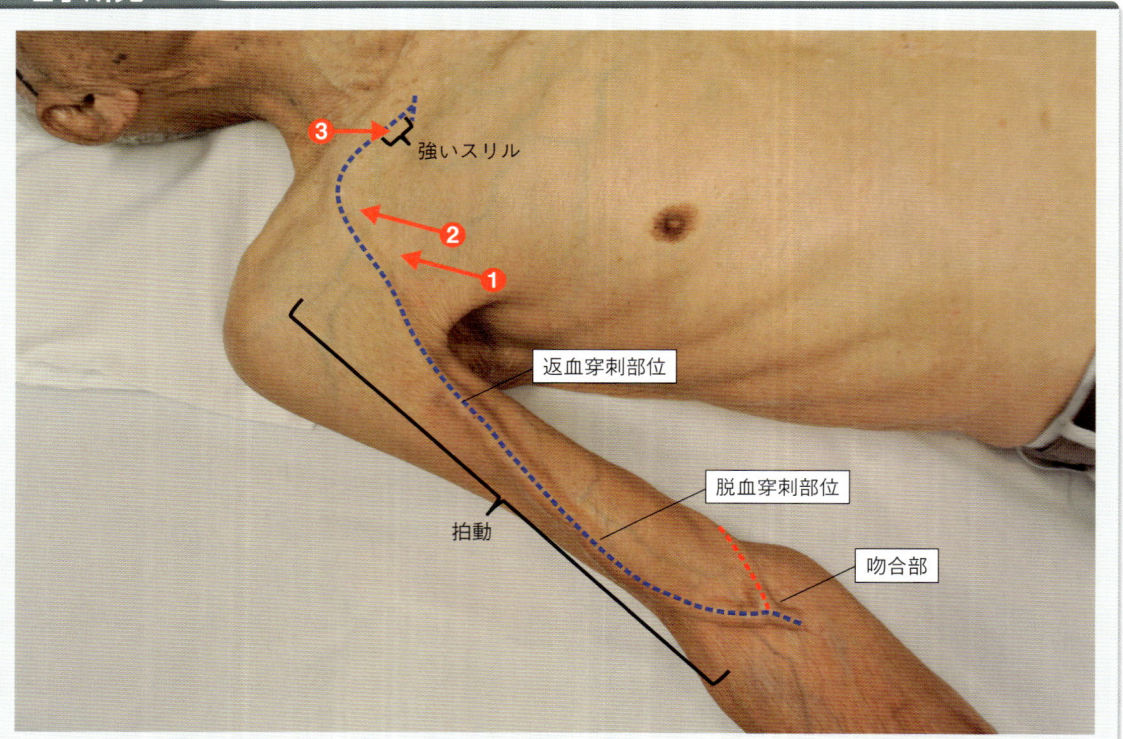

シャント静脈（橈側皮静脈）は，ほぼ1本化した状態で中枢側に流れ，拍動している．中枢側の病変を疑ったため，脱衣してもらい Cephalic arch を触れると強いスリルを感じた．

超音波検査のポイント

- 大部分の症例では上腕中央部付近までの走査で検査を終えることが多いが，本症例のように上腕中央部においてもシャント静脈に拍動を触れる場合は，さらに中枢側の病変が疑われる．したがって積極的に中枢側まで走査するよう努める．
- 肘部上腕動脈と橈側皮静脈とを吻合している AVF では，Cephalic arch は狭窄の好発部位である．

超音波検査

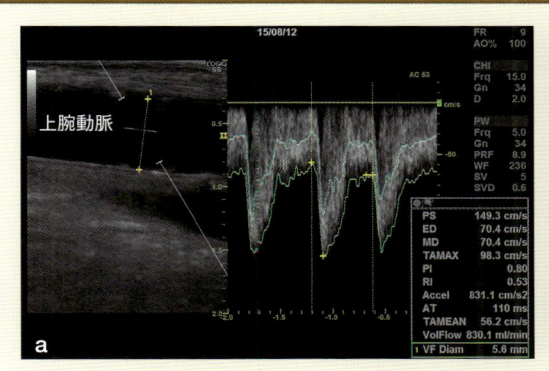

上腕動脈血流量は 830 mL/min，RI は 0.53 で良好．

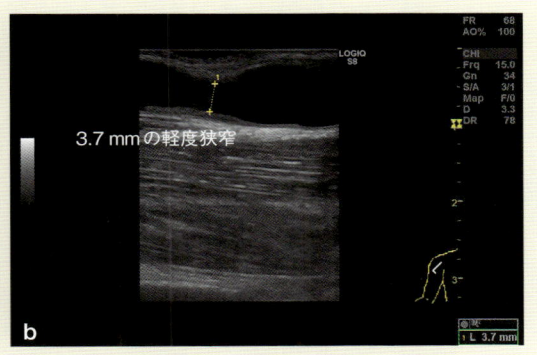

上腕動脈・吻合部から返血穿刺部位までは血流を障害する病変は認めない．上腕中枢側の橈側皮静脈に 3.7 mm の軽度狭窄を認めた❶．

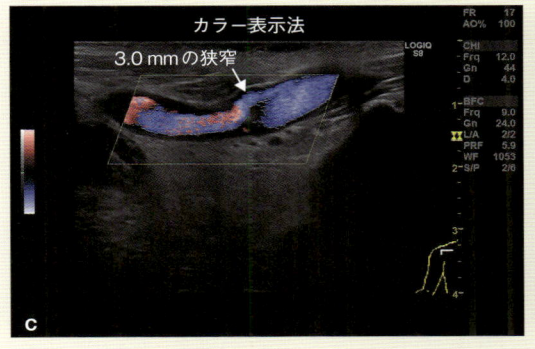

さらに中枢側の橈側皮静脈においても 3.0 mm の狭窄を認めた❷．これより中枢側を触れると拍動を感じたため，Cephalic arch の狭窄を疑った．

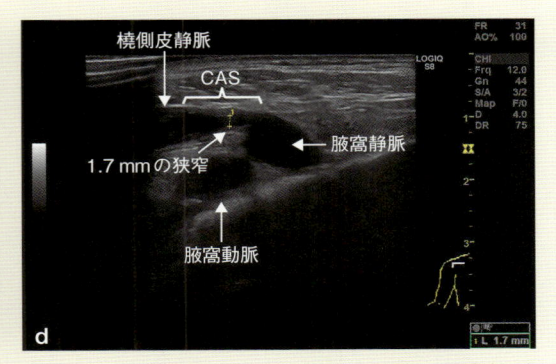

肩付近，鎖骨手前の走査．橈側皮静脈が腋窩静脈と合流する部位（Cephalic arch）に 1.7 mm の狭窄を認めた❸．

 総合評価 1.7 mm のCASを認めるも血流は良好である．今後も注意深く静脈圧のモニタリングを行っていく．

 その後の経過 超音波検査の結果，1.7 mm の狭窄を認めたが，今回は臨床症状を認めていないため，PTA を施行しなかった．狭窄が進行すると，静脈圧が上昇すると考えられる．慎重に経過を観察する必要がある．
※シャント本幹からの分枝が少ないため，この狭窄が進行し閉塞すると本幹全域に多量の血栓を形成することが予想される．定期的なフォローが必要と考えられる．

18 症状を認めない シャント機能低下例

依頼目的　スクリーニング.

70歳代，男性．左前腕末梢部の橈骨動脈と橈側皮静脈を吻合したAVFの症例．前腕中央部の橈側皮静脈から脱血し，肘正中皮静脈に返血している．脱血不良や静脈圧の上昇などの臨床症状は認めていない．「透析は特に問題なく施行されています．ただ触診上，拍動ありスリルも弱いです」とのこと．

理学所見

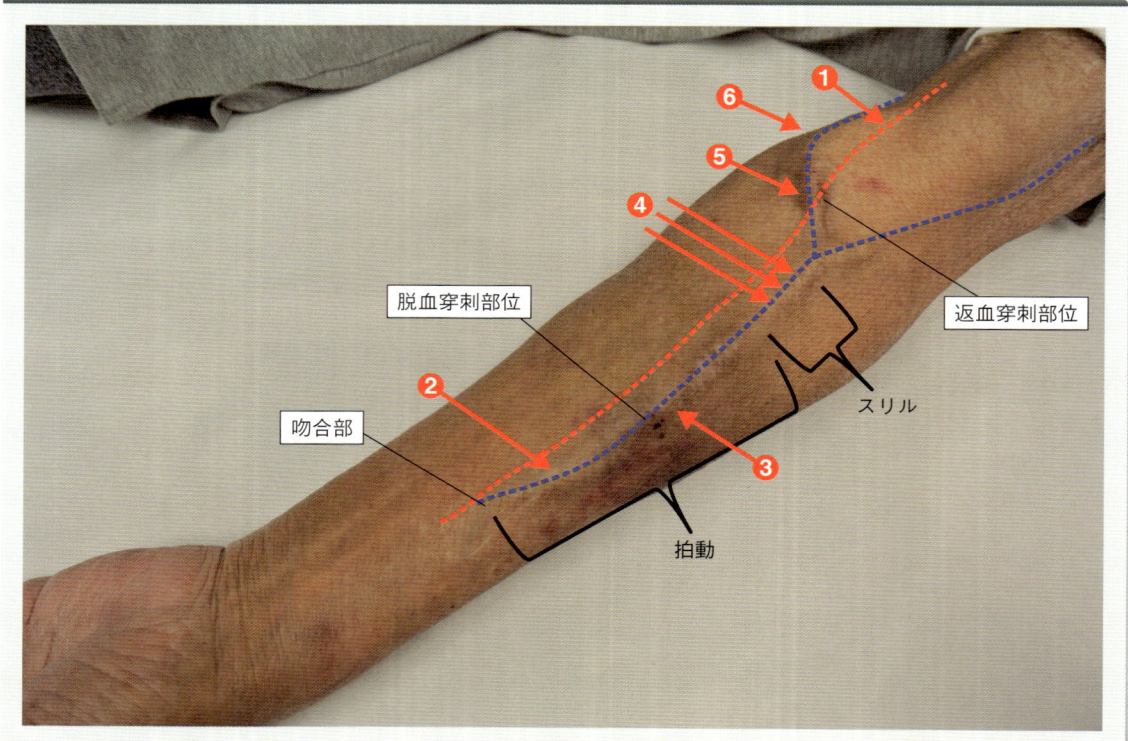

吻合部から脱血穿刺部位中枢まで拍動あり，その中枢で突然強いスリルを触れる．返血穿刺部位より中枢側は血管内圧は低い．

超音波検査のポイント

- 脱血穿刺部位と返血穿刺部位，狭窄の位置関係を把握しておく．
- 臨床症状を認めない場合でも，血流が低下し，高度の狭窄を認める症例が存在することを知っておく．

超音波検査

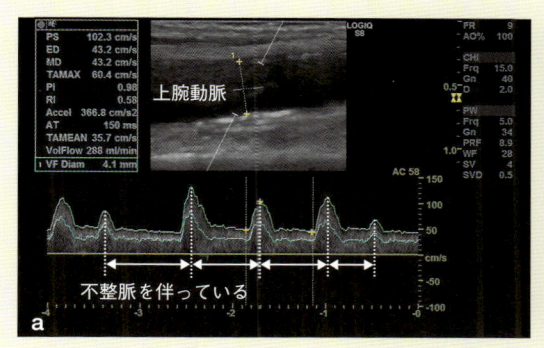

上腕動脈血流量は 288 mL/min，RI は 0.58．不整脈を伴っている．安定した波形が出現する部位で複数回測定する❶．

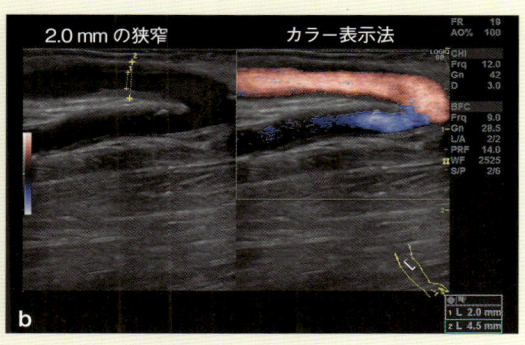

吻合部直上に内膜肥厚を伴う 2.0 mm の中等度狭窄を認める❷．

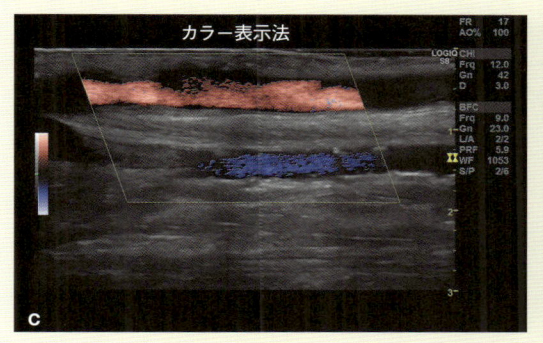

脱血穿刺部位の血管径は保たれており，狭窄は認めない❸．この部位は拍動である．

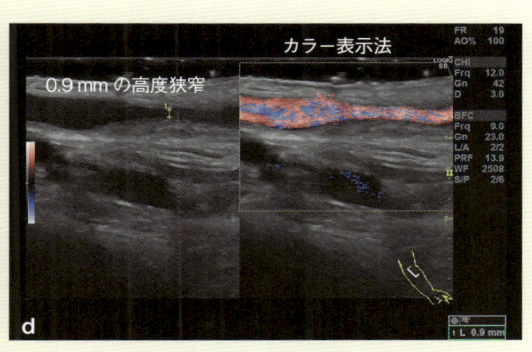

脱血穿刺部位の中枢側に内膜肥厚を伴う 0.9 mm の高度狭窄❹．スリルを触れる部位に一致．

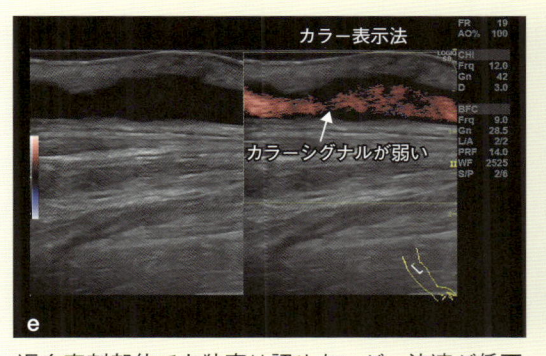

返血穿刺部位でも狭窄は認めないが，流速が低下しているためカラーシグナルが弱い❺．

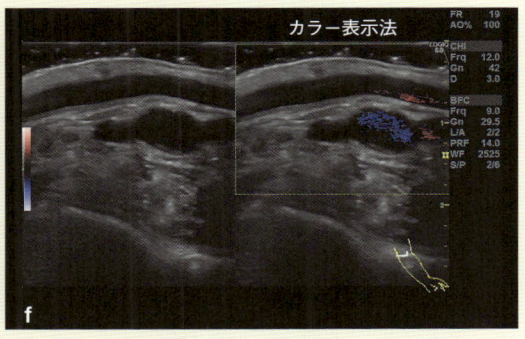

返血穿刺部の中枢に狭窄は認めないが，血管内圧が低い❻．

 総合評価　狭窄部位より末梢側に狭窄が存在するため脱血不良は来さない．狭窄部位よりも中枢側に返血しているため，静脈圧は上昇しない．そのため臨床症状は伴わないが，高度狭窄および血流低下を認める．高度狭窄が進行すれば，臨床症状が出ないまま突然閉塞することが予想される．

 その後の経過　高度狭窄に対しシャントPTAを施行．径 5 mm バルーンを用いて狭窄部位を拡張した．拍動は消失し，良好なスリルが得られたため手技を終了．術後のエコーでは，狭窄部位は良好に拡張され，上腕動脈血流量は 653 mL/min に上昇した．

19 動脈高位分岐

依頼目的　AVF 作製半年後のフォロー.

> 50 歳代，男性．約半年前に橈骨動脈と橈側皮静脈とを吻合した AVF の症例．脱血穿刺部は前腕中央部の橈側皮静脈，返血穿刺部は肘正中皮静脈に穿刺している．現時点で臨床症状や理学所見の異常は認めていない．これまでに治療歴もなく，良好に使用できている．

理学所見

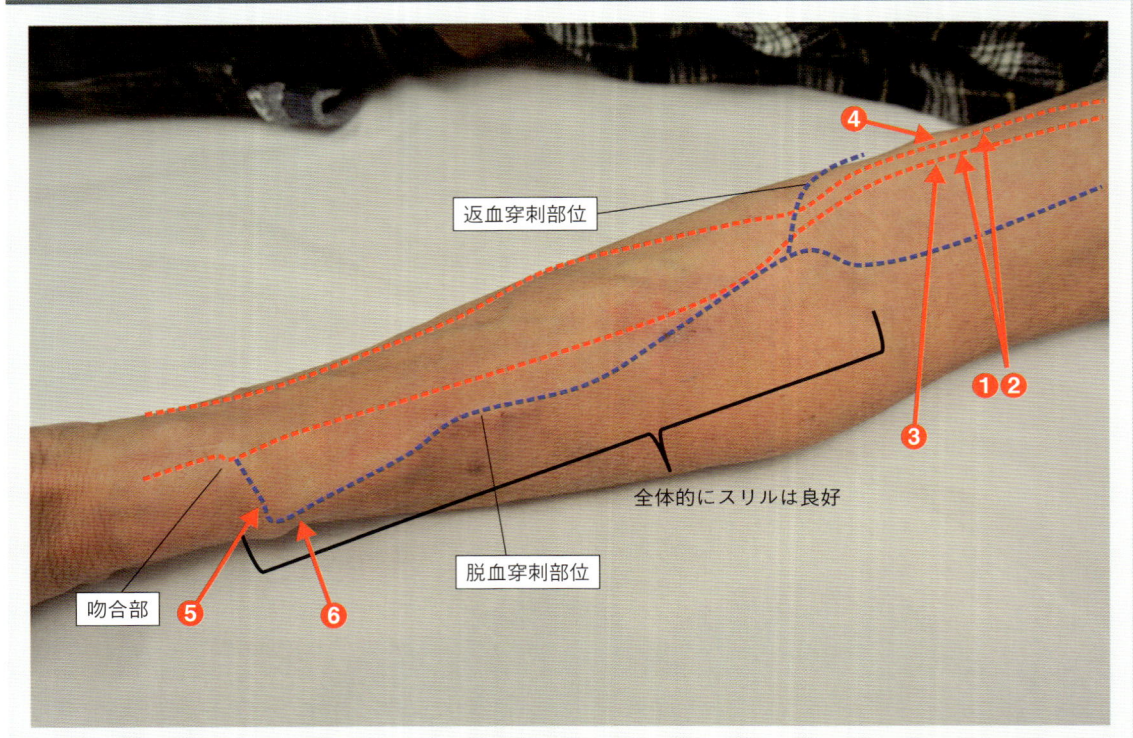

返血穿刺部位

全体的にスリルは良好

脱血穿刺部位

吻合部

シャント静脈においては，全体的にスリルは良好に触れる．写真では動脈を 2 本図示しているが，触診では動脈の拍動は確認できるが，2 本存在することはわからない．

超音波検査のポイント

- 必ず動脈を短軸で同定し，上腕動脈血流量を計測する.
- 通常，上腕部では上腕動脈が 1 本走行するが，高位分岐例の存在を知っておくことで，本症例を疑うことができる.
- 通常は肘窩部で橈骨動脈と尺骨動脈に分岐するが，高位分岐例では肘窩部で分岐していないことが多い（ごくまれに分岐している症例もある）.
- シャント静脈に吻合している動脈を同定する.

超音波検査

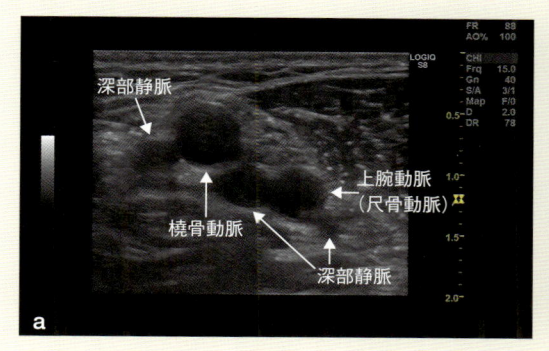

上腕中央部の短軸像．動脈が2本存在する高位分岐例．動静脈吻合部から動脈を中枢側に走査し，どちらがシャント静脈につながっている動脈か確認❶，❷．

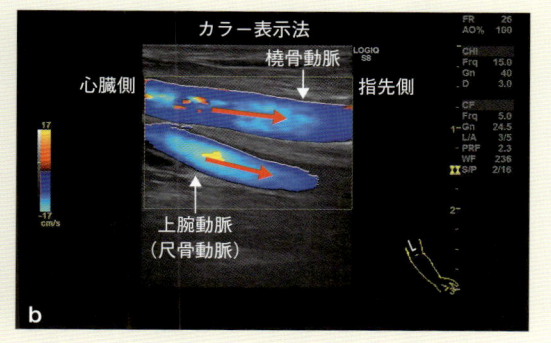

長軸像でもカラードプラを併用し血流方向を確認．左が心臓側，右が指先側で表示．血流は左から右に流れ，両方とも動脈と確認❸，❹．

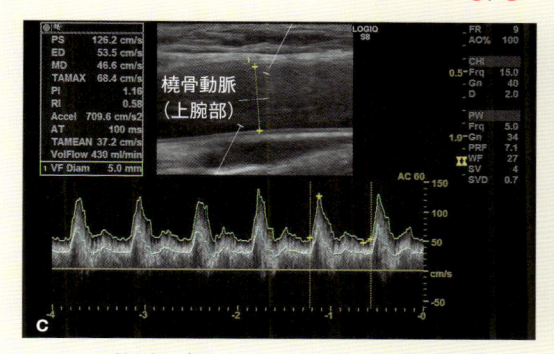

シャント静脈と吻合している動脈（橈骨動脈）で血流量を測定，430 mL/min．血流速波形はシャント波形❸．

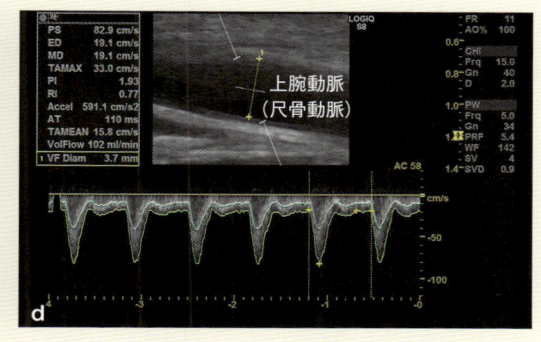

シャントに吻合されていない動脈（上腕動脈または尺骨動脈）では，血流量は102 mL/min．血流速波形は動脈波形に近い❹．

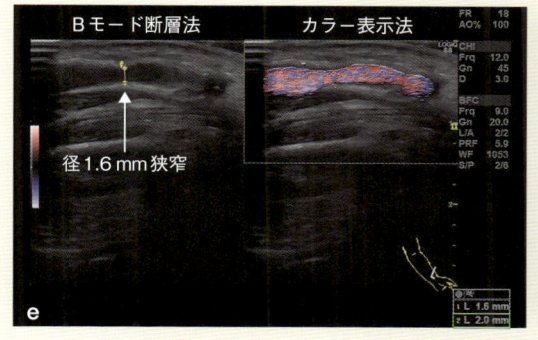

シャント静脈の吻合部直上で径1.6 mmの狭窄．吻合部より末梢側の橈骨動脈は末梢側に流れる❺．

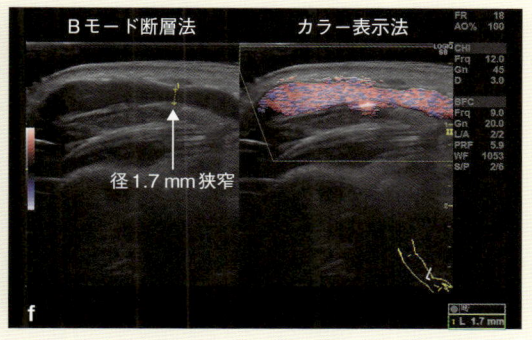

さらに中枢側では1.7 mmの狭窄．それより中枢側では，有意な狭窄や閉塞は認めない❻．

 総合評価　動脈高位分岐の症例．吻合部直上に狭窄を認めるが，シャント静脈に吻合されている橈骨動脈血流量は良好．今後，狭窄の進行や臨床症状の出現に注意．

 その後の経過　透析も問題なく，良好なシャントとして使用できている．

現在，動脈高位分岐例における正しい評価法は決まっていない．橈骨動脈と上腕動脈（または尺骨動脈）の合算で評価するという考え方もあるが，この2本の動脈が肘窩部付近で分枝を介して連絡している症例なども存在し，その血行動態を正確に評価することは困難である．血流量の絶対値のみならず，臨床症状の有無や血流量の経時的変化も併せ，シャントの良否を判断することも重要である．

20 穿刺困難 ①

依頼目的 脱血部の穿刺がときどき困難．精査依頼．

> 60歳代，男性．右手関節部の橈骨動脈と橈側皮静脈で作製したAVFの症例．脱血穿刺部位は前腕中枢側の橈側皮静脈，返血穿刺部位は肘正中皮静脈であった．しばしば脱血部位の穿刺が困難であり，その原因精査のため超音波検査を施行した．

理学所見

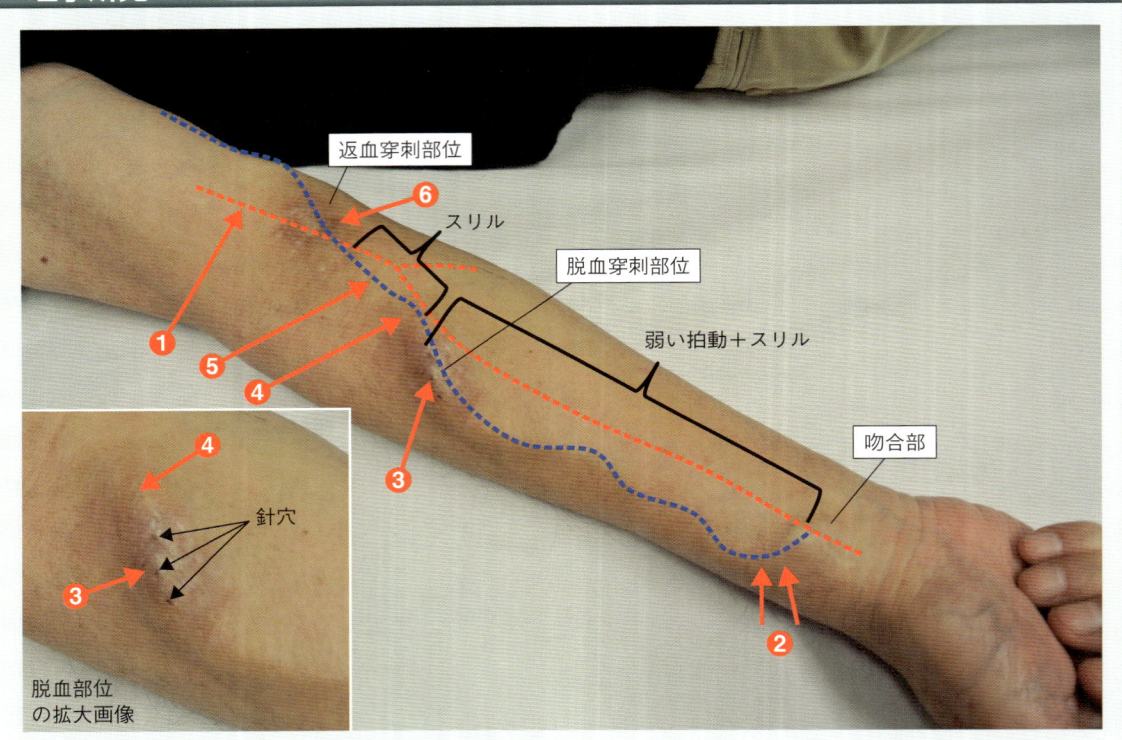

吻合部直上から前腕中枢部まで弱い拍動とスリルを触知した．また，脱血穿刺部と返血穿刺部位の間でスリルを認めた．

超音波検査のポイント

- 機能評価を行う．
- 臨床症状が脱血穿刺部位の穿刺困難のため，この部位を重点的に観察する（狭窄や血栓，壁在血栓，内膜肥厚，弁，隔壁様構造物などの存在を確認）．
- 穿刺方向を確認し，針先が留置されるであろう部位に着目する．
- 血栓や弁を観察する際はゲインを高めに設定すると病変を見逃しにくくなる．

超音波検査

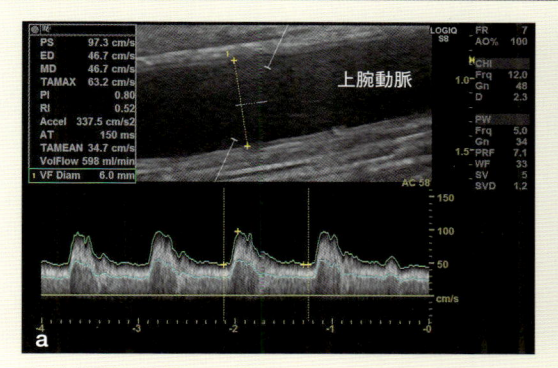

上腕動脈血流量は 598 mL/min，RI は 0.52，血流は良好❶．

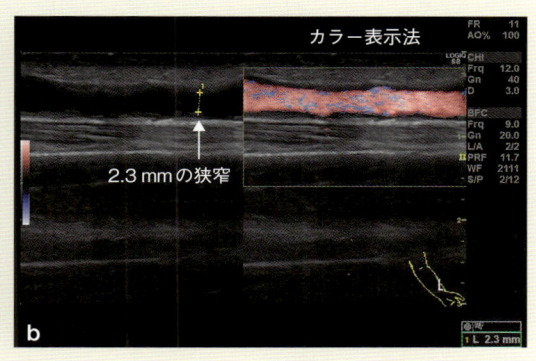

吻合部直上に 2.3 mm の比較的広範囲の中等度狭窄❷．

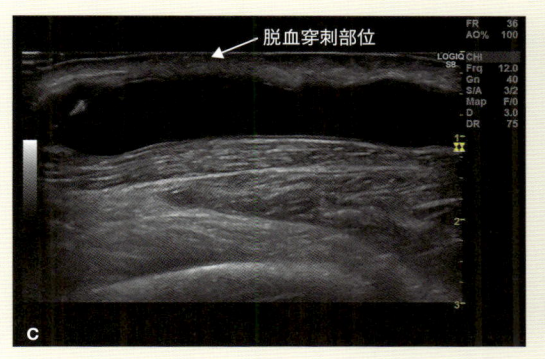

脱血穿刺部の針穴直下は狭窄などは認めず，内腔は保たれている❸．

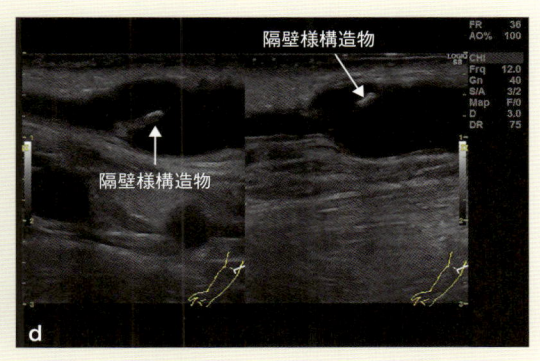

脱血穿刺部位（針穴）から約 2 cm 中枢側に隔壁様構造物を認める❹．

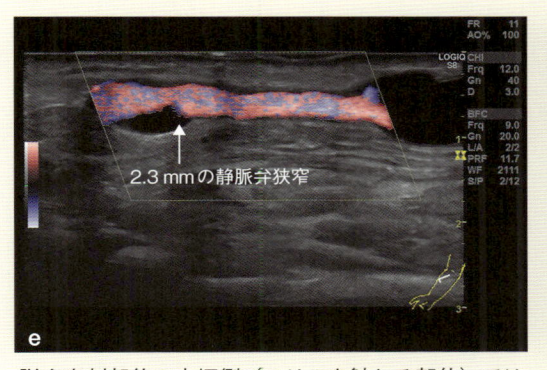

脱血穿刺部位の中枢側（スリルを触れる部位）では，径 2.3 mm の中等度の静脈弁狭窄❺．

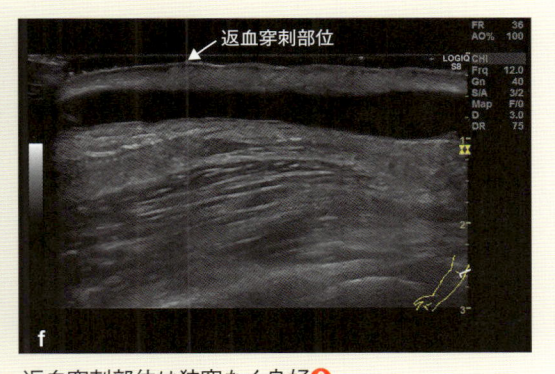

返血穿刺部位は狭窄なく良好❻．

 吻合部直上，および脱血部の中枢側に中等度狭窄を認めるが血流は良好．脱血穿刺部位の近傍に隔壁様構造物を認め，穿刺時に針先が当たる可能性がある．血流が良好であることから，この構造物を避けて穿刺できれば問題なく使用できるシャントと考えられる．

 脱血穿刺部位の穿刺可能な範囲内において，より中枢側で穿刺すると構造物が障害となる．より末梢側から穿刺すれば問題なく使用できた．

21　穿刺困難 ②

依頼目的　最近，脱血穿刺部位で穿刺困難が続く．精査依頼．

> 70歳代，女性．約2年前に当院で右腕にAVFを作製（橈骨動脈と橈側皮静脈を前腕末梢部で吻合）．治療歴なく，これまで問題なく使用できていたが，ここ数回，脱血部位において穿刺が難しく，時に脱血不良が発生するとのことで超音波検査が依頼された．

理学所見

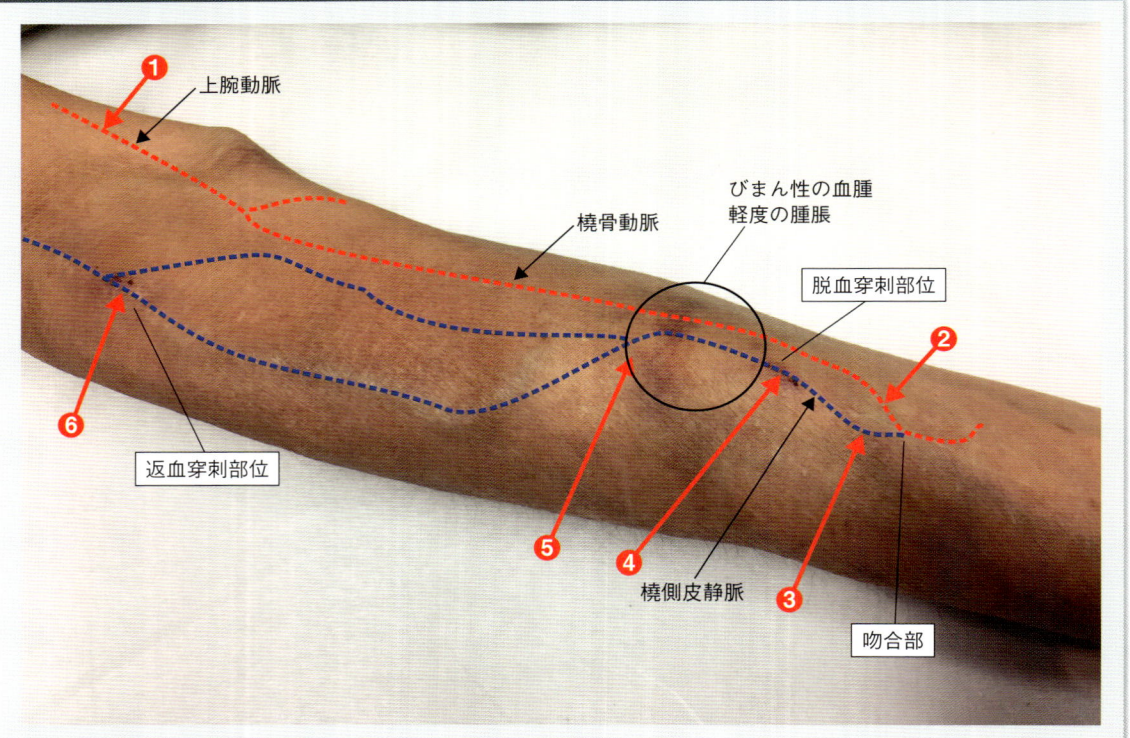

脱血穿刺部針穴の中枢側にびまん性の血腫および軽度の腫脹を認める．穿刺方向は血流に対して順行性であり，穿刺の失敗による血腫形成と推測される．

超音波検査のポイント

- 上腕動脈血流量およびRIを計測し，血流の程度を把握する．
- 臨床症状が脱血穿刺部の穿刺困難であることから，この近傍を重点的に走査する．
- 穿刺方向（血流に対して順行性か，または逆行性か）も確認し，その部位を穿刺をした場合，針先がどの位置にくるかをイメージしながら検査をすすめる．

超音波検査

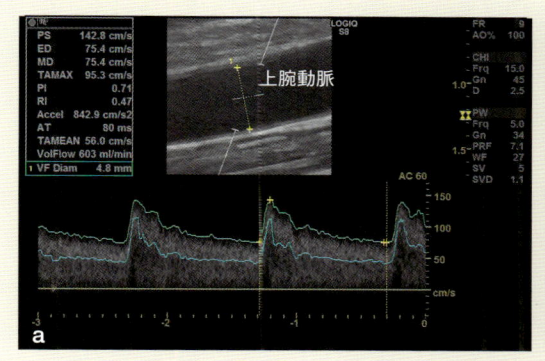

上腕動脈血流量 603 mL/min, RI は 0.47 と良好❶.

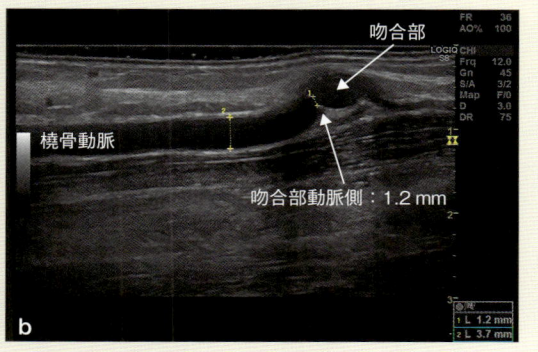

吻合部動脈側に 1.2 mm の狭窄❷.

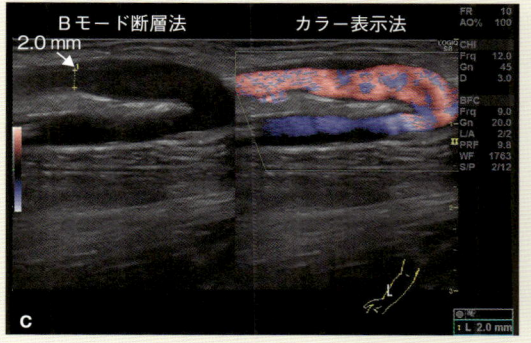

吻合部直上に内膜肥厚を伴う 2.0 mm の狭窄❸.

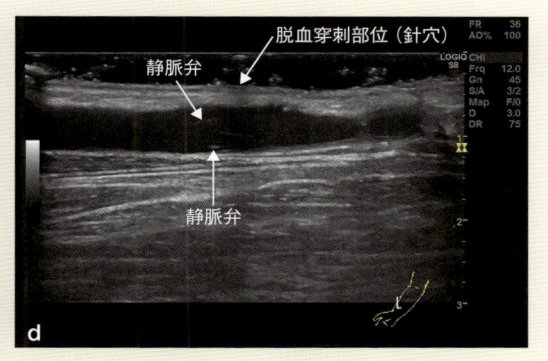

脱血穿刺部の針穴直下に静脈弁❹. 針先はさらに中枢側のため, これ自体が穿刺の障害である可能性は低い.

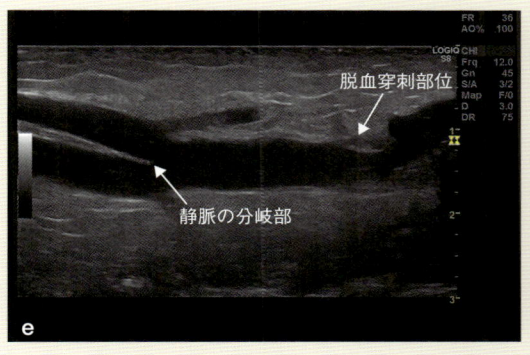

プローブを倒して血管を横から観察. 脱血穿刺部の針穴から約 20〜30 mm 中枢側で静脈の分岐❺.

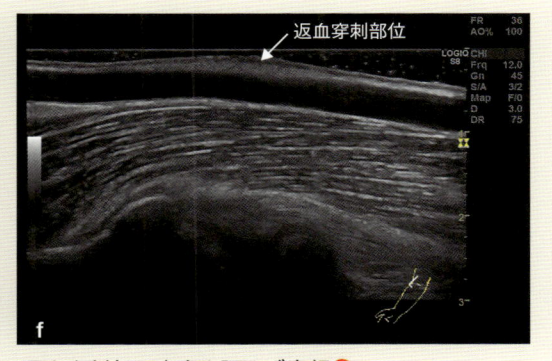

返血穿刺部は病変を認めず良好❻.

 総合評価　吻合部直上に 2.0 mm の狭窄を認めるが, 血流は良好. しかし, 脱血穿刺部針穴から約 20〜30 mm 中枢側で血管の分岐を認めた. 超音波検査上, 針先がこの部位に当たり, 穿刺困難になっている可能性があると考えられた.

 その後の経過　もう少し末梢側から順行性に穿刺してみることを提案し, 透析室で実行したところ, 針先が当たることなく穿刺できた, とのことであった. 血流は良好であることから, 針先が血管内に正しく留置できれば, 問題なく透析が施行できるものと考えられた.

22 静脈高血圧症 ①

依頼目的 シャント本幹閉塞疑い.

> 70歳代，男性．右手関節部に作製した AVF の症例．橈骨動脈と橈側皮静脈を用いて吻合している．約3か月前から手掌部の腫脹をきたし増悪してきたため，当院紹介となった．手背含め腫脹，うっ滞性静脈炎，皮膚炎のため第Ⅲ，Ⅳ，Ⅴ指に潰瘍を認める．

理学所見

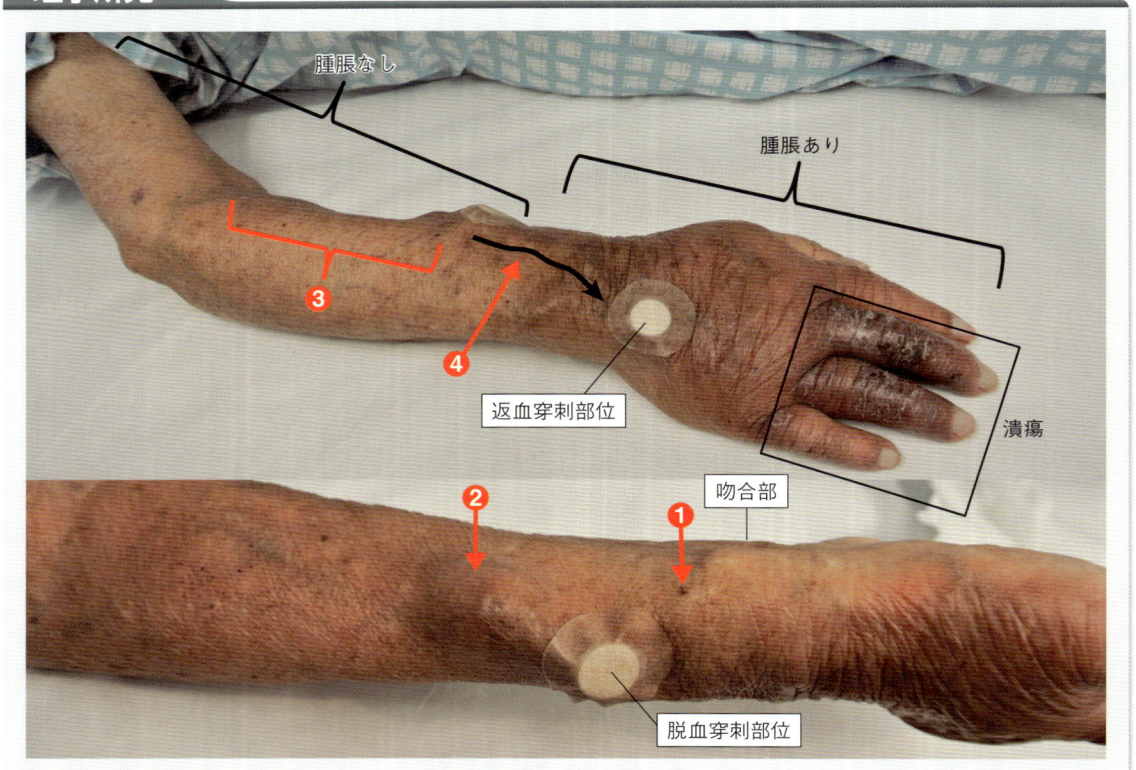

対側上肢と比較して，前腕部および上腕部に変化はないものの，手掌部のみに腫脹を認める．特に第Ⅲ，Ⅳ指は潰瘍のため変色が強い．

超音波検査のポイント

- シャント肢の腫脹が主訴であることから，まず静脈高血圧症を疑う．
- 腫脹部位と非腫脹部位の境界付近に，腫脹の原因となっている責任病変が存在することが多い．超音波検査の前に腫脹している範囲を十分に観察しておく．
- 上腕動脈血流量は低下してないことが多い．RI も高値を示さないことが多い．
- 手掌部のみの腫脹は，手背枝が合流する中枢側に責任病変があり，それによって手背枝が逆流することによるものが多い．

超音波検査

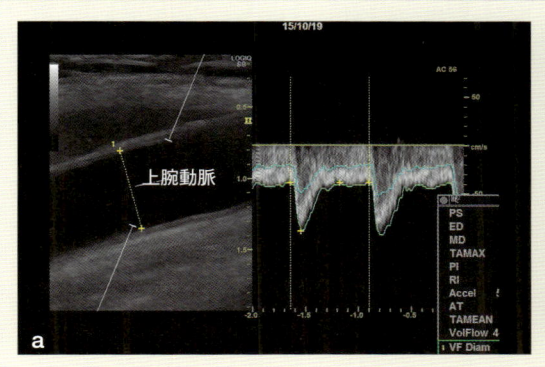

上腕動脈血流量は 673 mL/min，RI は 0.59 であり，血流は不良ではない．

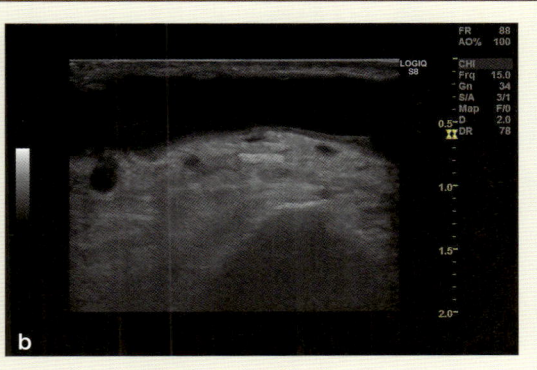

吻合部直上は狭窄なく良好❶．

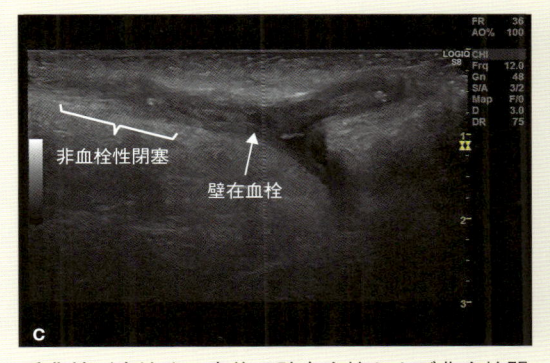

手背枝が合流する直後で壁在血栓および非血栓閉塞を認める❷．

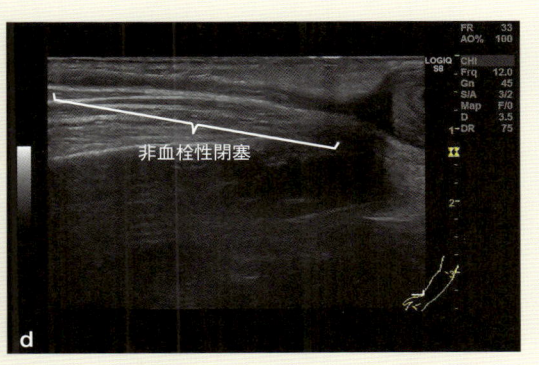

非血栓性の閉塞病変は肘部にまで及ぶ❸．狭窄が進行した結果，閉塞したと考えられる．

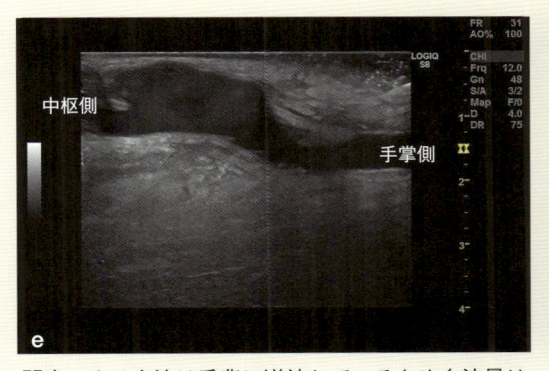

閉塞により血流は手背に逆流しているため血流量は不良にならない❹．

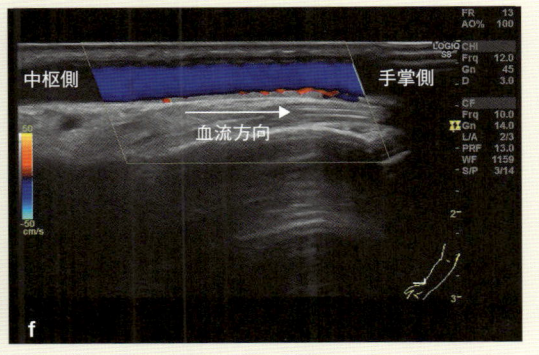

カラー表示法で血流方向を確認すると，静脈にも関わらず，手掌側へ逆流している❹．

 総合評価　吻合部中枢側で非血栓性閉塞を認める．これにより手背側に側副血行路を形成，血流が逆流していることが腫脹および潰瘍形成の原因と考えられた．

 その後の経過　肘部まで閉塞しているため，外科的再建術は適応外．また，PTA でも閉塞部の形状から慢性完全閉塞病変（CTO）である可能性が高く，再開通は困難と考えられた．医師から対側（左）の超音波検査の指示を受け，検査施行，良好な動静脈が存在したため，新規の AVF 作製．同時に，腫脹している AVF は閉鎖され，腫脹は消失した．

23 静脈高血圧症 ②

依頼目的 シャント肢の腫脹あり.

60歳代，女性．右AVF．前腕末梢部で橈側皮静脈と橈骨動脈とを吻合しており，吻合部直上で一部人工血管を使用したバイパス術を施行．脱血および返血は，肘部の2か所で穿刺している．透析には問題ないが，シャント肢の腫脹が主訴で来院した．

理学所見

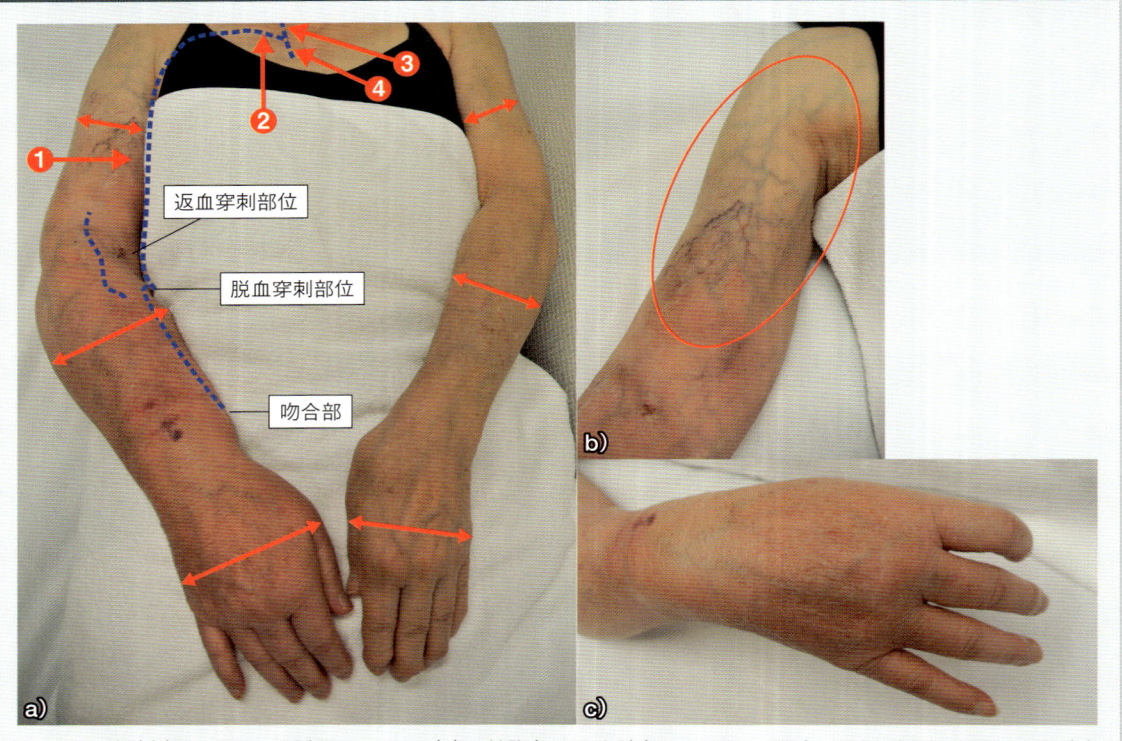

シャント肢（右）は明らかに腫脹している（a）．前胸部から上腕部にかけて，発達した側副血行路を認める（b）．手掌も腫れている（c）．

超音波検査のポイント

● シャント肢が腫脹している際は，その範囲を十分に観察する．シャント肢全体が腫れている場合は，中心静脈領域の病変を疑う．前胸部の静脈怒張の有無も視診にて確認．

● 上腕動脈血流量とRIを計測し，血流の程度を把握する．また形態評価を行い，機能評価に見合う病変を検索する．

● 中心静脈は血管走行が深いため，マイクロコンベックスプローブを使用する．

超音波検査

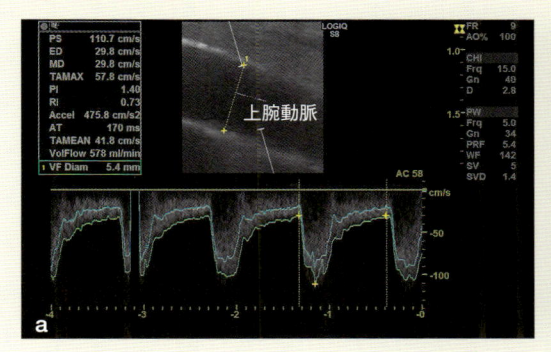

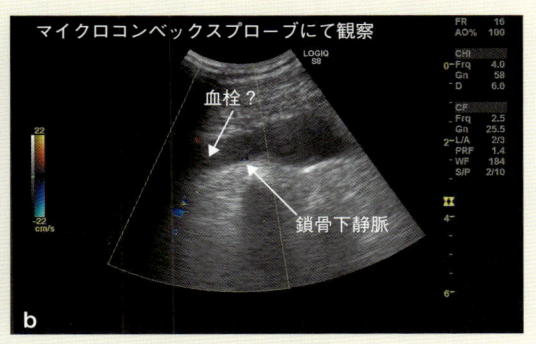

上腕動脈血流量は 578 mL/min，RI は 0.73 ❶．動脈は全体的に中等度の石灰化沈着．

吻合部から上腕部まで狭窄は認めなかったが，鎖骨下静脈で血流シグナルが消失，血栓を疑った❷．

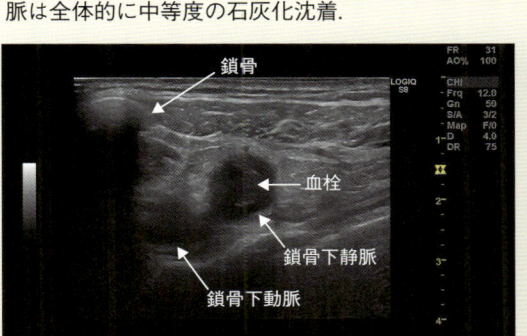

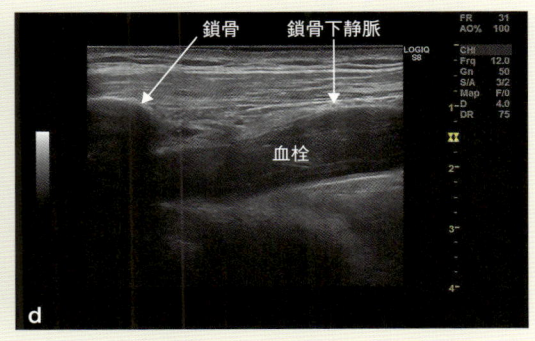

血管走行が比較的浅いため，リニアプローブにて鎖骨下静脈を短軸で観察，血管内に血栓を認める❷．

鎖骨下静脈の長軸像では鎖骨の真下まで血栓が形成されている❷．

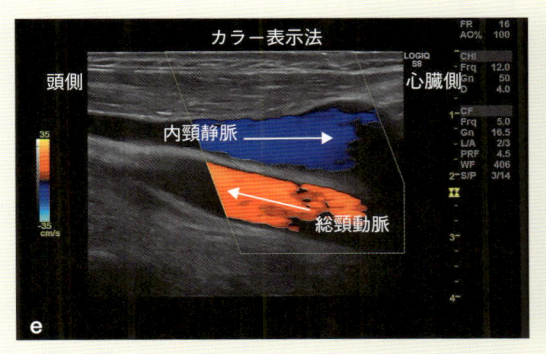

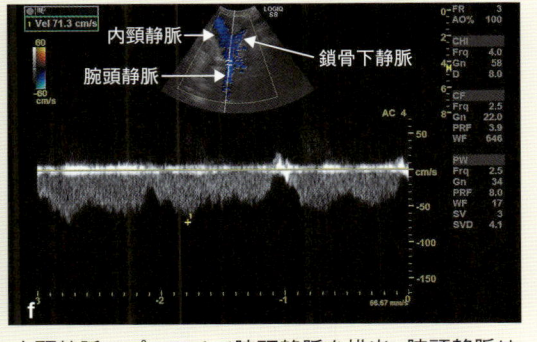

総頸動脈および内頸静脈はそれぞれ順行性に流れている（＝内頸静脈は逆流していない）❸．

内頸静脈アプローチで腕頭静脈を描出．腕頭静脈は血流シグナルを認め，内頸静脈から還流している❹．

　鎖骨下静脈内に血栓を伴う閉塞病変．内頸静脈の逆流はなく，腕頭静脈は還流している．鎖骨下静脈閉塞が原因で，それより末梢側の血流が鬱滞しシャント肢が腫脹していると考えられる．

　PTA を施行．血栓溶解剤を使用した後，血管造影．鎖骨直下に高度の狭窄が存在，これが原因で血栓を形成したと考えられた．鎖骨下静脈狭窄に対して，径 10×40 mm のバルーンカテーテルにて良好に拡張．シャント肢の腫脹は改善した．

24 スチール症候群

依頼目的 右手指（第Ⅱ～Ⅳ指）の壊疽あり．スチール症候群を疑う．

> 60歳代，男性．右肘部上腕動脈と肘正中皮静脈の側々吻合シャント．約3か月前より右手指に虚血性潰瘍を形成，難治化であり，加療目的で当院紹介となった．なお，左腕には表在化した動脈があり，使用可能とのことであった．

理学所見

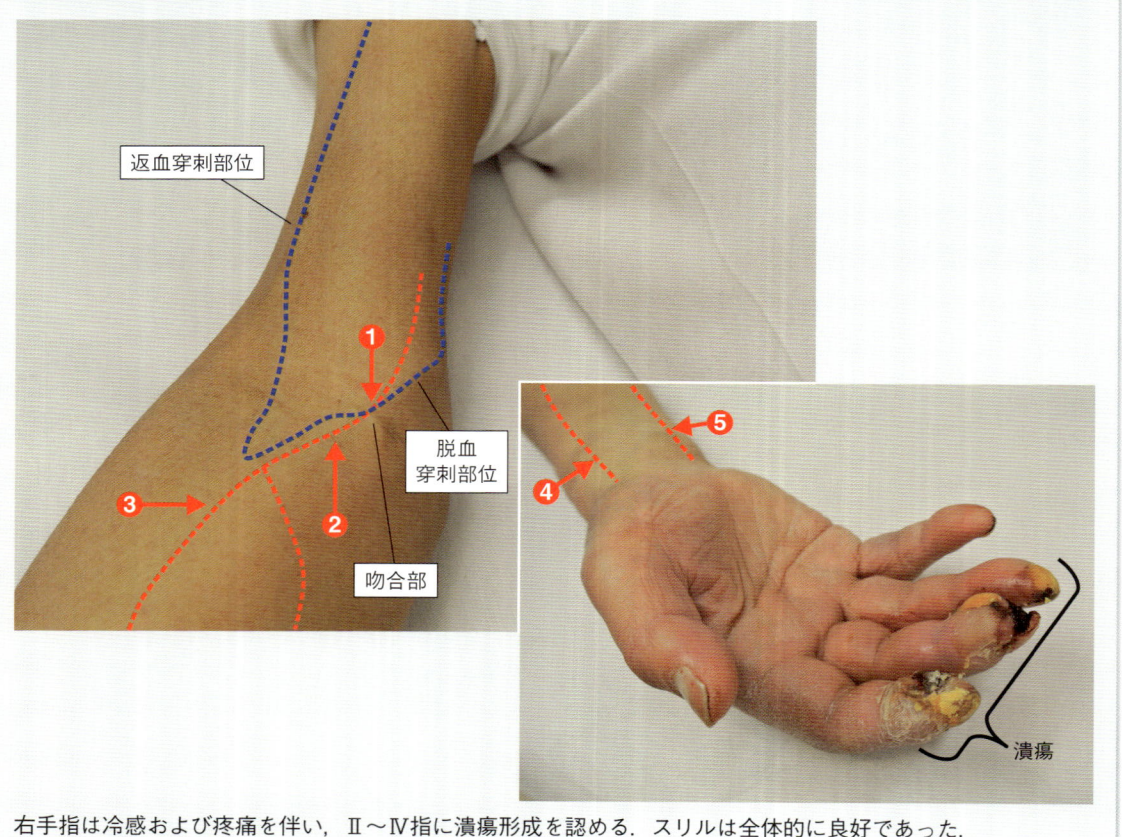

返血穿刺部位

脱血穿刺部位

吻合部

潰瘍

右手指は冷感および疼痛を伴い，Ⅱ～Ⅳ指に潰瘍形成を認める．スリルは全体的に良好であった．

超音波検査のポイント

- 手指の冷感や潰瘍，壊疽を伴う場合は，スチール症候群を疑って検査を進める．
- 血流量を測定する（過剰血流が本症の原因となることがある）．
- 透析を行うためのシャントとしては問題ないことが多い（透析中に痛みや痺れが増強することがある）．
- 吻合部よりも末梢側の動脈（血管壁の性状や径）を重点的に観察する．

超音波検査

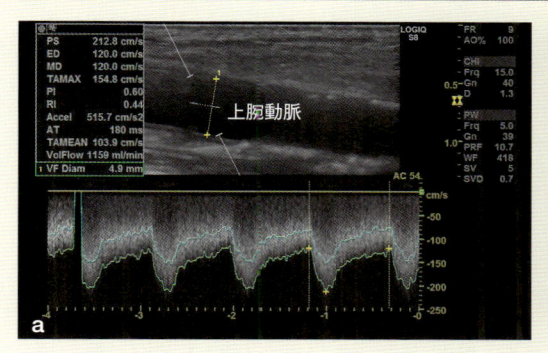

上腕動脈血流量は 1159 mL/min，RI は 0.44．血流は比較的多く流れている．

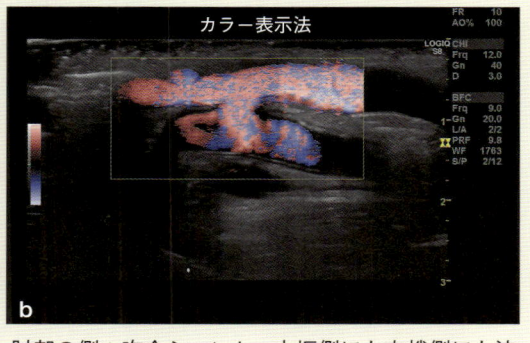

肘部の側々吻合シャント．中枢側にも末梢側にも流れる豊富な血流を認める❶．

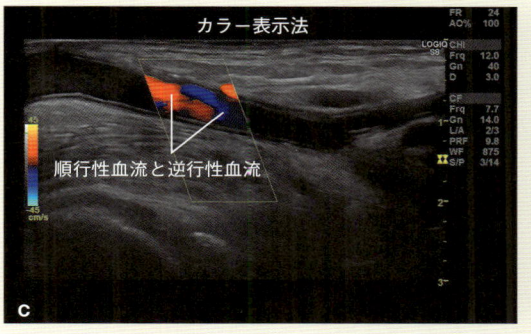

吻合部末梢の上腕動脈は順行性と逆行性の血流が混在している❷．末梢への血流供給が乏しいと推測．

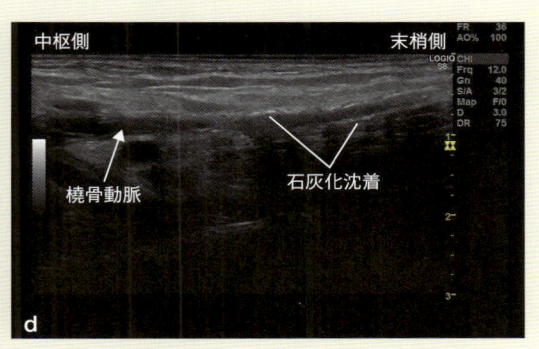

橈骨動脈起始部は狭小化し，末梢側にいくにつれて中等度から高度の石灰化沈着を認める❸．

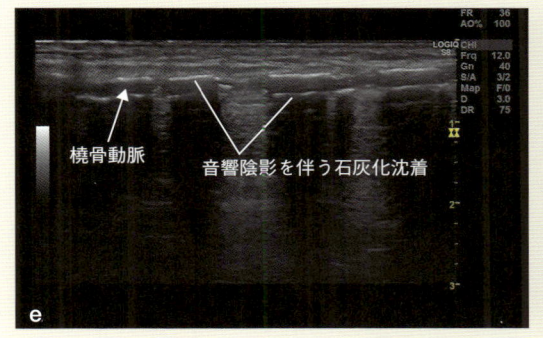

手関節部の橈骨動脈は，広範囲に音響陰影を伴う高度の石灰化沈着を認め，血流不良が推測される❹．

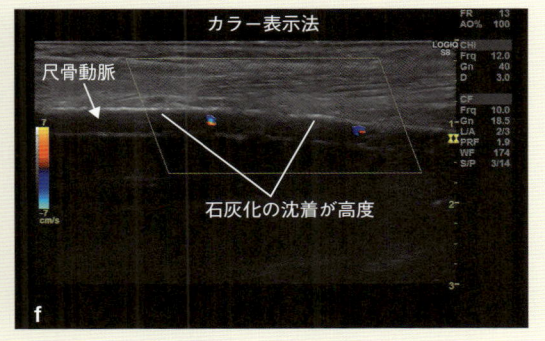

前腕末梢側の尺骨動脈は，橈骨動脈に比べると血管径は大きいが，石灰化の沈着が高度である❺．

　総合評価　動脈硬化に加えてシャントの存在が，末梢への血流供給を減少させていると考えられる．つまり，シャントに盗血されているため，手指の壊疽が出現したと説明できる．以上から，超音波検査上もスチール症候群が強く疑われる．

　その後の経過　吻合部直上と末梢側に流れる２本の静脈を結紮し，シャントを外科的に閉鎖した．翌日から疼痛は軽減した．しばらく経過観察とするが，改善なければ血管造影検査にて末梢動脈を評価する方針とした．なお，透析においては左腕の動脈表在化を使用した．

25 吻合部瘤

依頼目的 吻合部に瘤. 今後の瘤の増大を気にしている. 精査依頼.

> 60歳代, 女性. 約4年前に作製された AVF の症例. 橈骨動脈と橈側皮静脈を前腕末梢側で吻合している. 脱血穿刺部は前腕中央部の橈側皮静脈, 返血穿刺部は肘正中皮静脈であり, 透析においては問題なく施行できている. また, 現在まで PTA などの治療歴もない.

理学所見

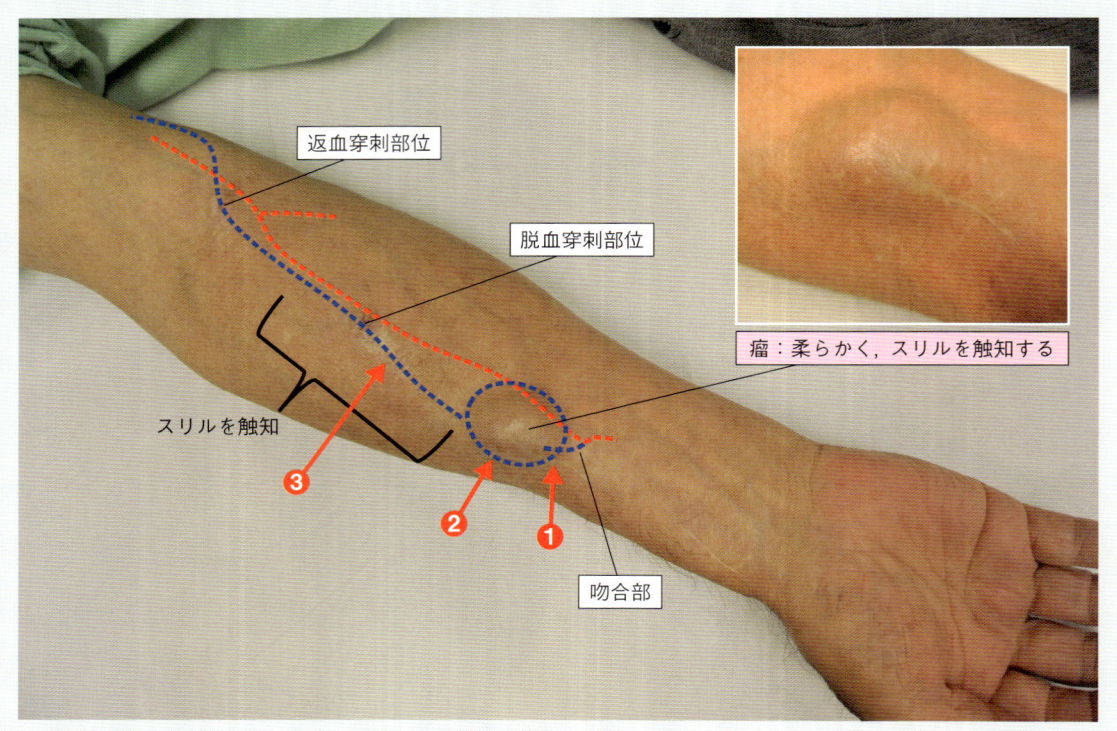

返血穿刺部位

脱血穿刺部位

瘤:柔らかく, スリルを触知する

スリルを触知

③

②

①

吻合部

吻合部近傍に瘤を認める. 視診では瘤部の光沢や緊満感は認めない. 触診上, 瘤部においてスリルを触れ, 柔らかい. また, 上肢の挙上により瘤は容易に凹んだ.

超音波検査のポイント

- 機能評価を行い, 狭窄の存在を推測する.
- 瘤の大きさ（最大の縦径と横径, その面に対する奥行の径）と, 最も薄いと思われる壁厚を計測する.
- 瘤形成の原因を考える. 大部分の症例では, 瘤の前後に狭窄を認める. 相対的狭窄もその原因となりうる.
- 瘤の描出には, 多量のエコーゼリーを使用する.

超音波検査

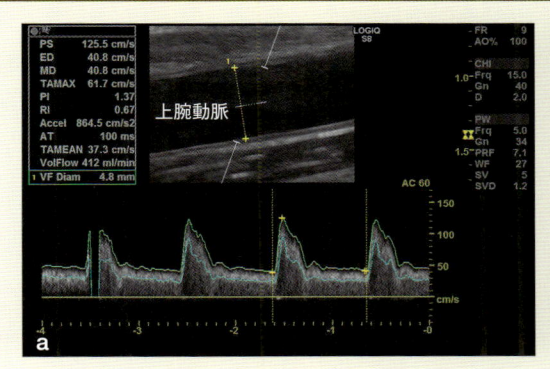

a

上腕動脈血流量は 412 mL/min，RI は 0.67．何らかの狭窄の存在が疑われる．

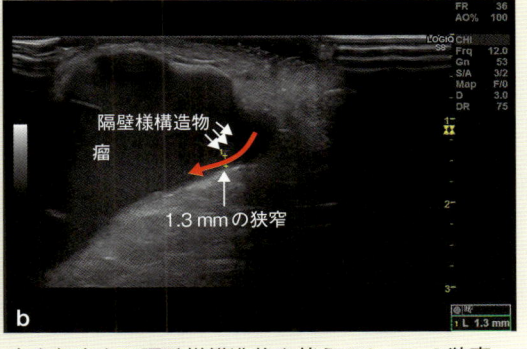

b

吻合部直上に隔壁様構造物を伴う 1.3 mm の狭窄，その中枢側に瘤．この狭窄から瘤内に吹き込む血流（赤矢印）❶．

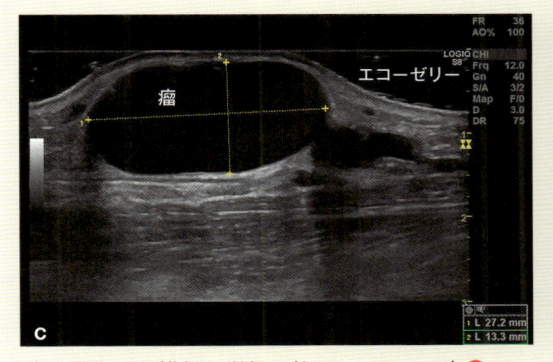

c

瘤の最大面の横径と縦径は約 27×13 mm 大❷．

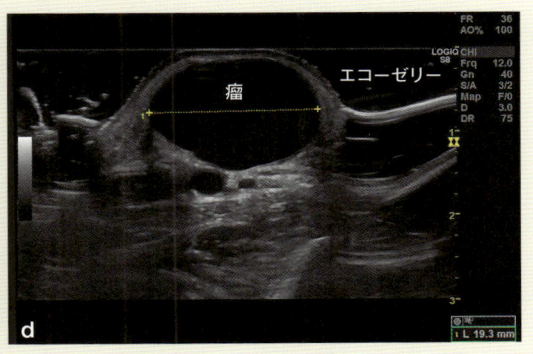

d

最大面に対してプローブを 90°回転させた面の横径（奥行径）は約 19 mm 大❷．

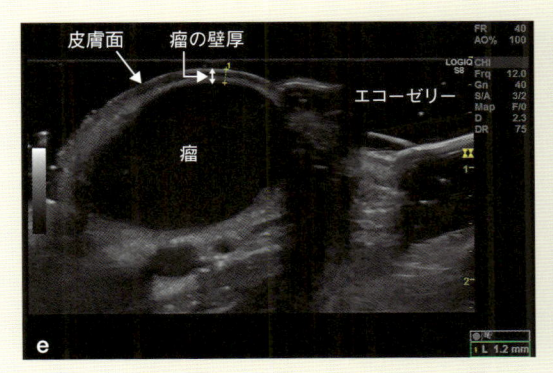

e

触診上，瘤の壁厚はどの部位でもほぼ均一．厚みはエコー上 1.2 mm ❷．

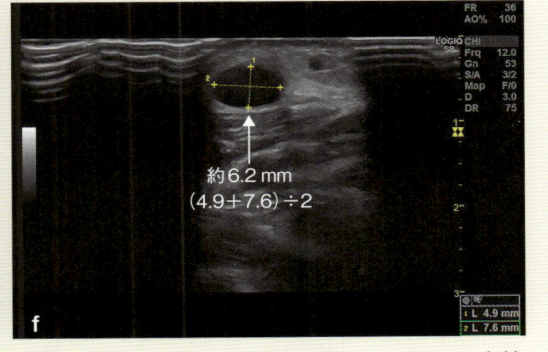

f

瘤の中枢側に有意な狭窄は認めない．シャント本幹は約 6.2 mm ❸．

 総合評価　吻合部直上に狭窄を認めるが血流量は境界域．吻合部直上の狭窄病変から吹き込む血流が瘤形成の原因と考えられる．今後，この狭窄の進行が瘤を増大させる要因になりうるため注意が必要．

 その後の経過　現段階では，瘤部の光沢や緊満感もなく，破裂のリスクは極めて低いと考えられる．瘤の大きさを計測しておくことで，次回の検査で瘤の変化を捉えることができる．半年後の超音波検査では23×13×18 mm 大，瘤末梢の狭窄は 1.3 mm で，大きな変化は認めなかった．今後もフォローが必要．

26 交通枝の狭窄

> 80歳代．女性．左前腕AVF．2年前に交通枝の狭窄に対してPTAを施行して以来，
> 治療歴はなく順調に経過している．肘部は肘正中皮静脈，橈側皮静脈は閉塞し，血流は
> 交通枝を介して上腕静脈に流れていることから，穿刺部位は前腕部に限局されるが，経
> 過は良好であった．

理学所見

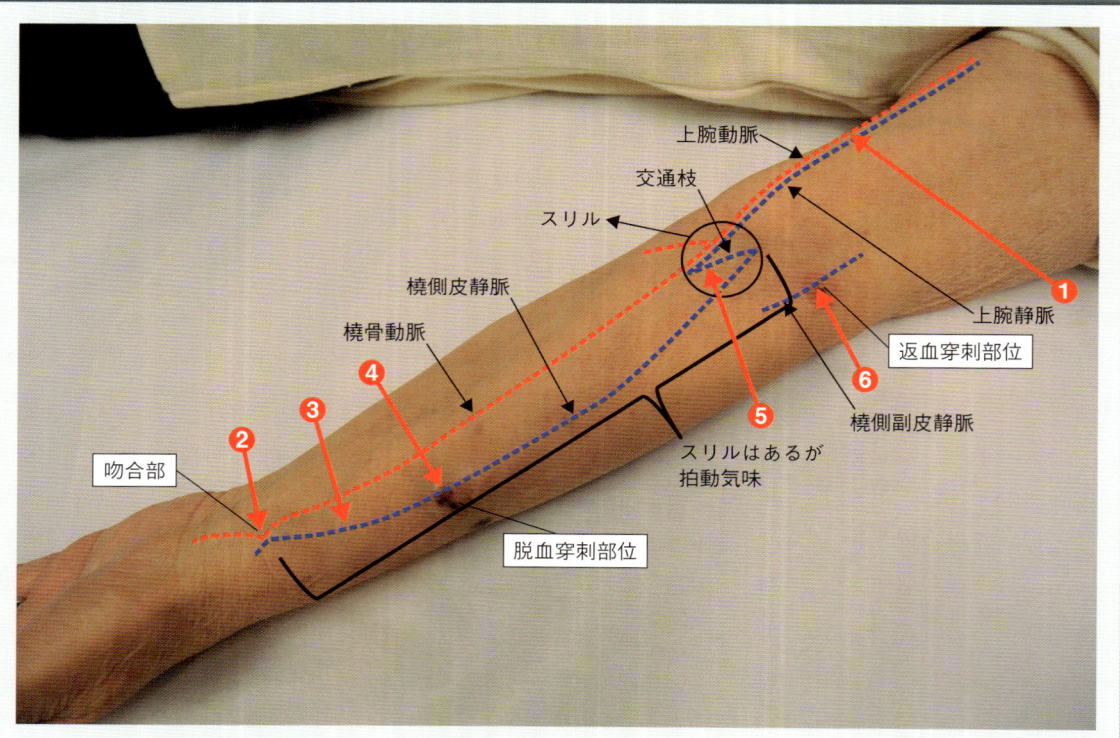

シャント静脈は全体的に弱い拍動とスリルを触知した．また，肘部で強いスリルを触れ，上腕部ではスリルを
触れることはできなかった．

超音波検査のポイント

● 必ず触診で拍動を触知する範囲を確認しておく．

● 上腕動脈の血流量およびRIを計測．血流量が低下傾向にある場合，それに相応する狭
窄や閉塞が存在する．その病変を指摘するまで中枢側に向けて走査する．

● 肘部で橈側皮静脈および肘正中皮静脈が閉塞している場合，血流は交通枝を逆流し，深
部静脈に流れる．この場合，交通枝や深部静脈も走査する．

超音波検査

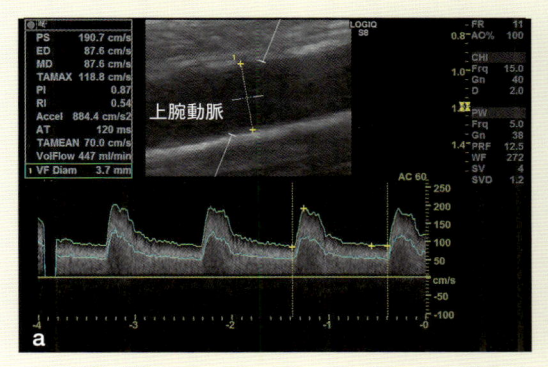

上腕動脈血流量 447 mL/min，RI は 0.54 と境界域 ❶．何らかの狭窄の存在を疑って形態評価を行う．

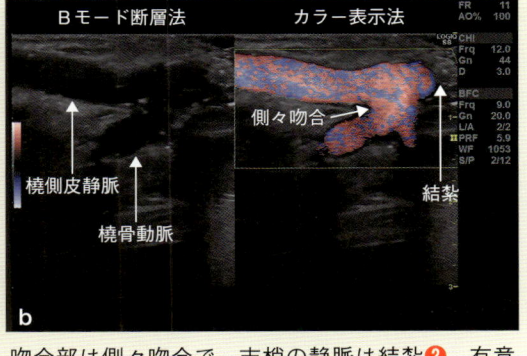

吻合部は側々吻合で，末梢の静脈は結紮 ❷．有意な狭窄は認めず．

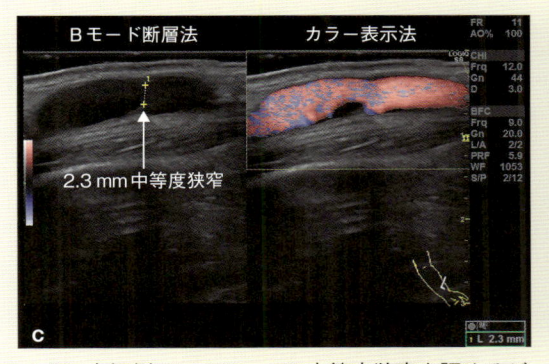

さらに中枢側では 2.3 mm の中等度狭窄を認めるが，これより中枢側でもシャント静脈が拍動している ❸．

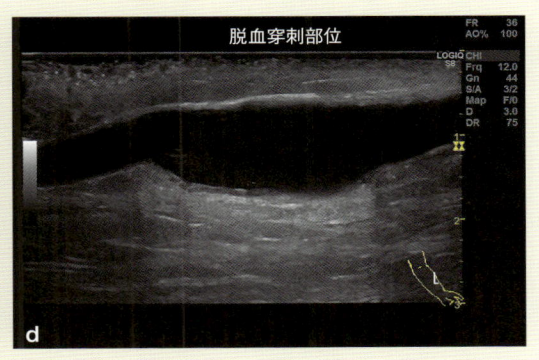

脱血穿刺部の縦断像．やや拡張しているものの異常所見は認めず ❹．

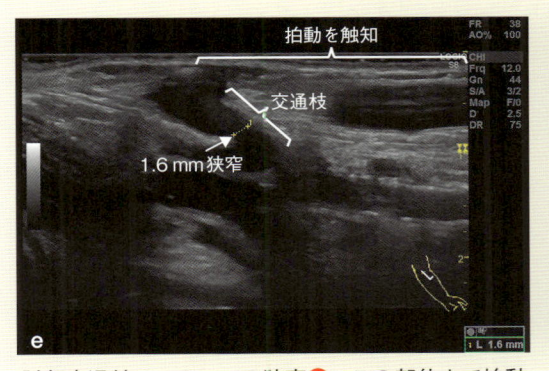

肘部交通枝に 1.6 mm の狭窄 ❺．この部位まで拍動を触知する．

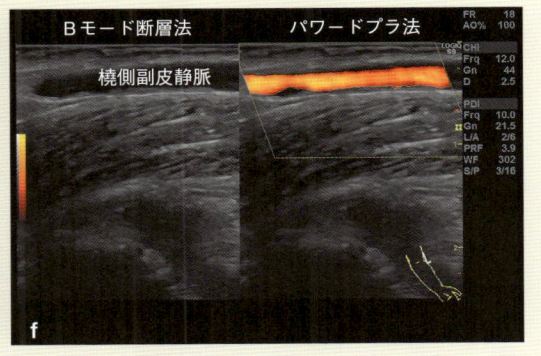

返血静脈（橈側副皮静脈）は，やや細めであるが開存している ❻．

 総合評価　吻合部直上に中等度狭窄，交通枝に高度狭窄を認める．脱血穿刺部位より中枢側に交通枝狭窄があるため，脱血は不良にならない．また，返血穿刺部位はシャント本幹とは別ルートであるため，交通枝狭窄による静脈圧の上昇はきたさない．

 その後の経過　狭窄が進行し，血流量が低下しても臨床症状が出現しないため，突然閉塞する可能性がある症例である．したがって，定期的に超音波検査による管理が必要である．今回の超音波検査では，血流量が境界域であることから，3か月後のフォローとなった．

27 感染

依頼目的 脱血穿刺部に発赤を認め，シャント感染を疑う．

> 70歳代，男性．左前腕 AVF．先週，シャント穿刺部に軽度の腫脹をきたし，抗生剤（塩酸セフカペンピボキシル）を内服していたが3日後に発赤を伴う腫脹を認めた．肉眼的に感染の疑いが強く，軽度の圧痛を認めるが排膿はない．白血球数は 8000/μL，CRP は 0.5 mg/dL と炎症反応は軽微であった．

理学所見

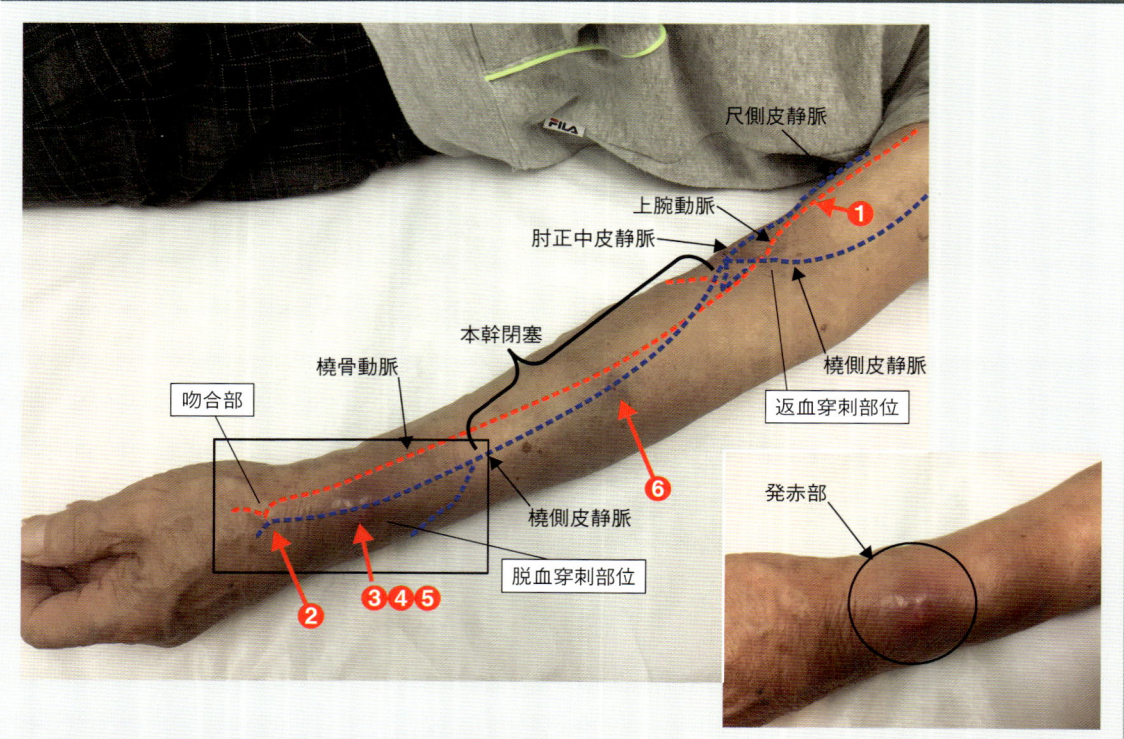

吻合部直上の穿刺部に発赤を認め，肉眼的に感染を疑う．シャントは吻合部中枢側で本幹が閉塞し，血流は手背枝に流れ分散していた．

超音波検査のポイント
- 必ず視診で発赤部を確認する．炎症所見（発熱，白血球数，CRP 等）も確認しておく．
- 発赤部およびその近傍を重点的に観察する．
- 仮性瘤の内部が血栓化したものとの鑑別が必要になる場合がある．
  （しかし，その判断は容易ではない）

超音波検査

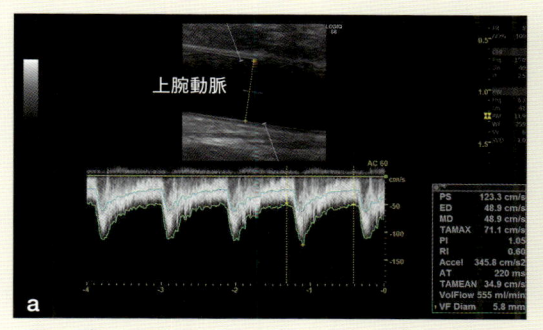

上腕動脈血流量 555 mL／min，RI は 0.60 と良好❶．シャント機能に問題はないと考える．

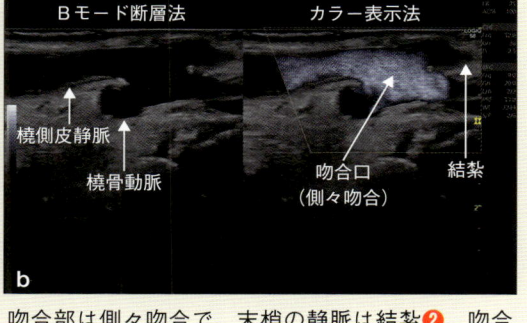

吻合部は側々吻合で，末梢の静脈は結紮❷．吻合部直上で有意な狭窄は認めない．

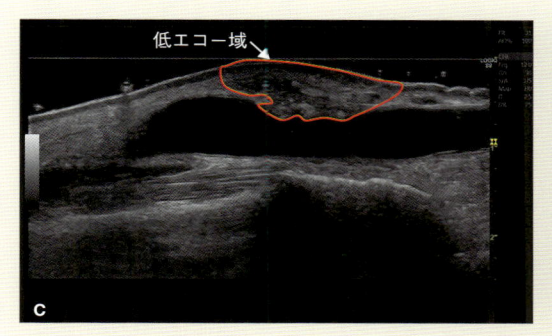

脱血穿刺部位の縦断像．発赤部に一致して，限局した低エコー域を認める❸．

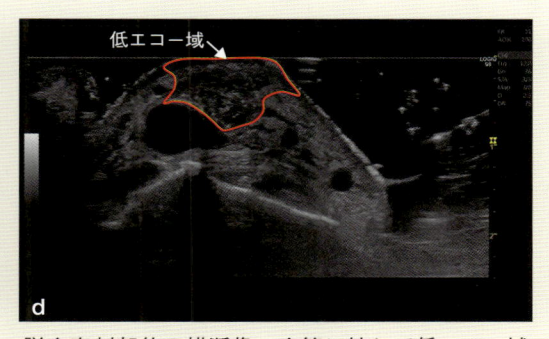

脱血穿刺部位の横断像．血管に接して低エコー域を認める❹．

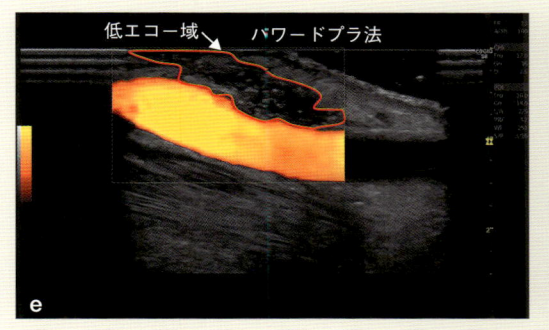

低エコー域に対して，パワードプラにて血流信号は認めない❺．

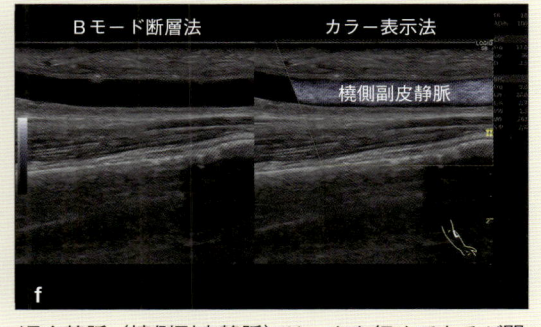

返血静脈（橈側副皮静脈）は，やや細めであるが開存している❻．

総合評価　脱血穿刺部位の発赤部に一致して，限局した低エコー域を認める．エコー上，穿刺部の感染を疑う．また，感染部より中枢側は閉塞しており，交通枝から肘部は開存しているため，肘部でのシャント再建術が可能と思われる．

その後の経過　穿刺部のシャント感染の可能性が高いと考えたが，穿刺部の変更や抗生剤の加療の対応が早かったため改善傾向にあると考えられた．抗生剤を念のため，塩酸バンコマイシンに変更，症状の増悪あれば感染部を切除し，肘部で再建術を行う方針となった．

感染に対する超音波検査は補助的診断で，それのみでは確定診断はできない．他の身体所見や血液検査所見もあわせて診断することが重要．AVFの感染はAVGのそれに比べて抗生剤の投与が功を奏することがある．

28 過剰血流

依頼目的 シャント静脈の発達が著明，過剰血流を疑う．

> 60歳代，男性．肘部上腕動脈と橈側皮静脈を吻合したAVFの症例．約10年前に作製し，これまで治療歴なく，透析は良好に施行できている．また，現在のところ，心不全症状など出現していない．

理学所見

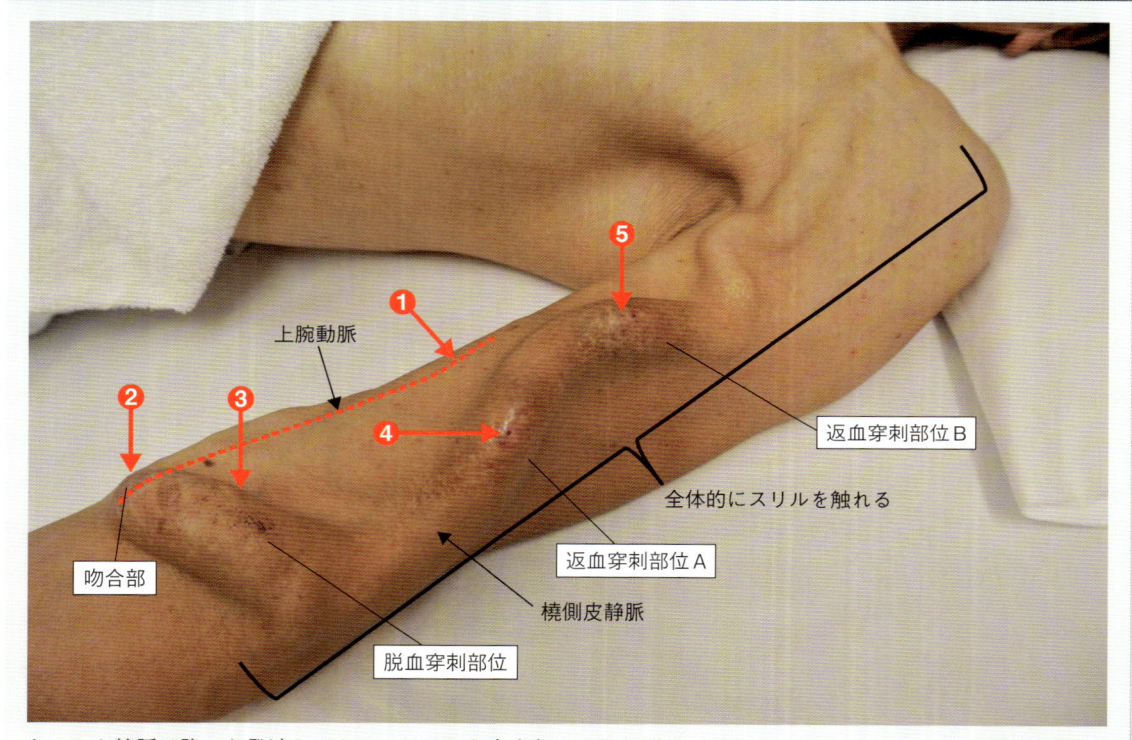

シャント静脈は隆々と発達しており，スリルも吻合部から肩付近まで全体的に触れることから，理学所見の段階でこのシャント静脈に多くの血液が流れ込んでいると推測される．

超音波検査のポイント
- シャント静脈全体を触れ，良好なスリルが広範囲に触れることを確認する．
- 上腕動脈血流量を計測する．
- 動脈および静脈の血管径を計測する．

超音波検査

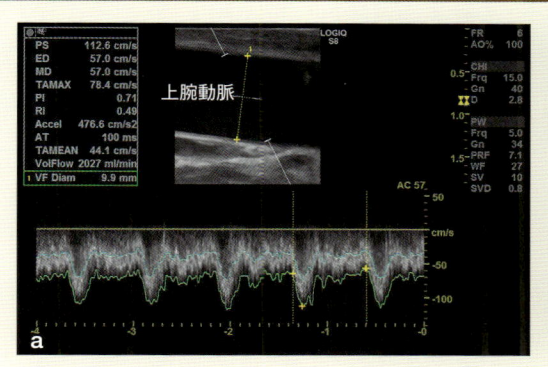

上腕動脈血流量は 2027 mL/min，RI は 0.49 で，多くの血液が流れている❶．

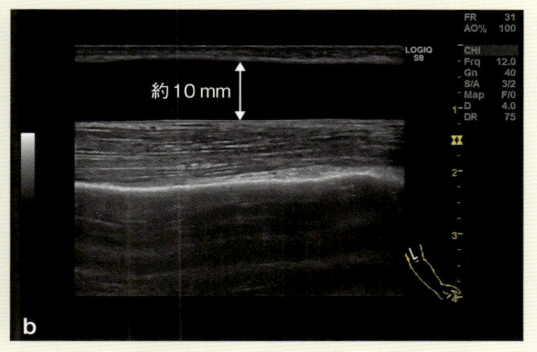

上腕動脈径は約 10 mm で，かなり太い❶．

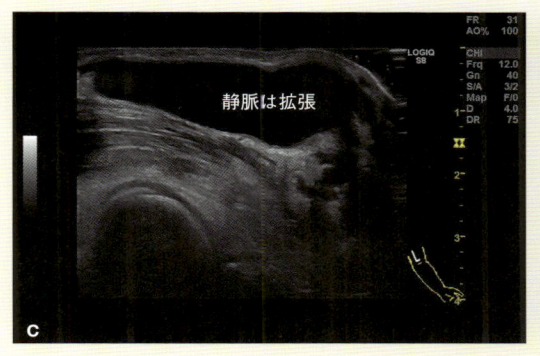

狭窄の好発部位である吻合部直上では特に病変は認めず，静脈は拡張❷．

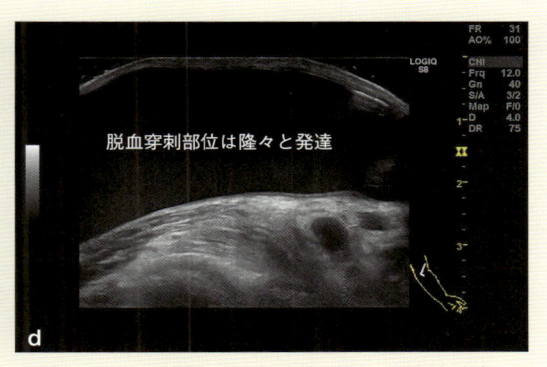

吻合部中枢の肘部橈側皮静脈（脱血穿刺部位）も隆々と発達している❸．

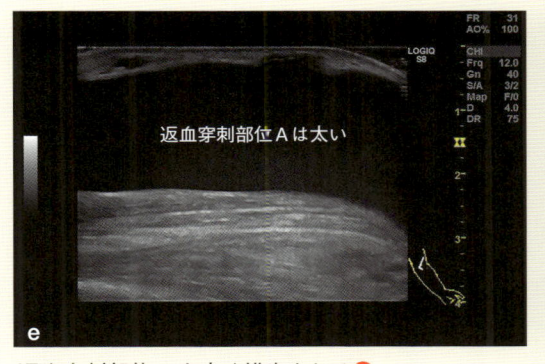

返血穿刺部位 A も太く描出される❹．

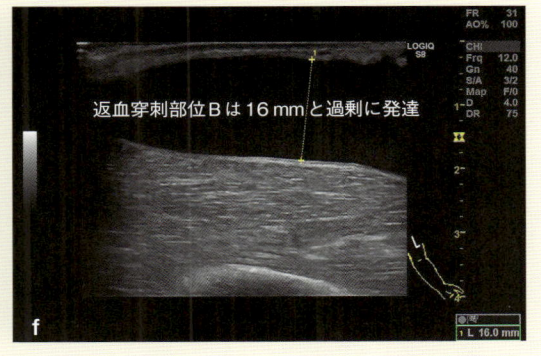

返血穿刺部位 B においても，径 16 mm と過剰に発達している❺．

上腕動脈の血流量は過剰であり，動静脈も発達している．超音波検査上，過剰血流と考える．

その後，心不全兆候もないことから，経過観察となった．今後，血流が増加していくようであれば，シャント絞扼術等の血流を制限する治療法を考慮していく方針とした．

29 閉塞

依頼目的 シャント音が消失，閉塞疑い．

> 80歳代，男性．左手関節部の橈骨動脈と橈側皮静脈で吻合したAVFの症例．脱血穿刺部位は前腕中央部の橈側皮静脈，返血穿刺部位は上腕部の橈側皮静脈であった．約5年前に作製しているが，これまで一度もPTAや手術歴はなく，良好に経過していた．

理学所見

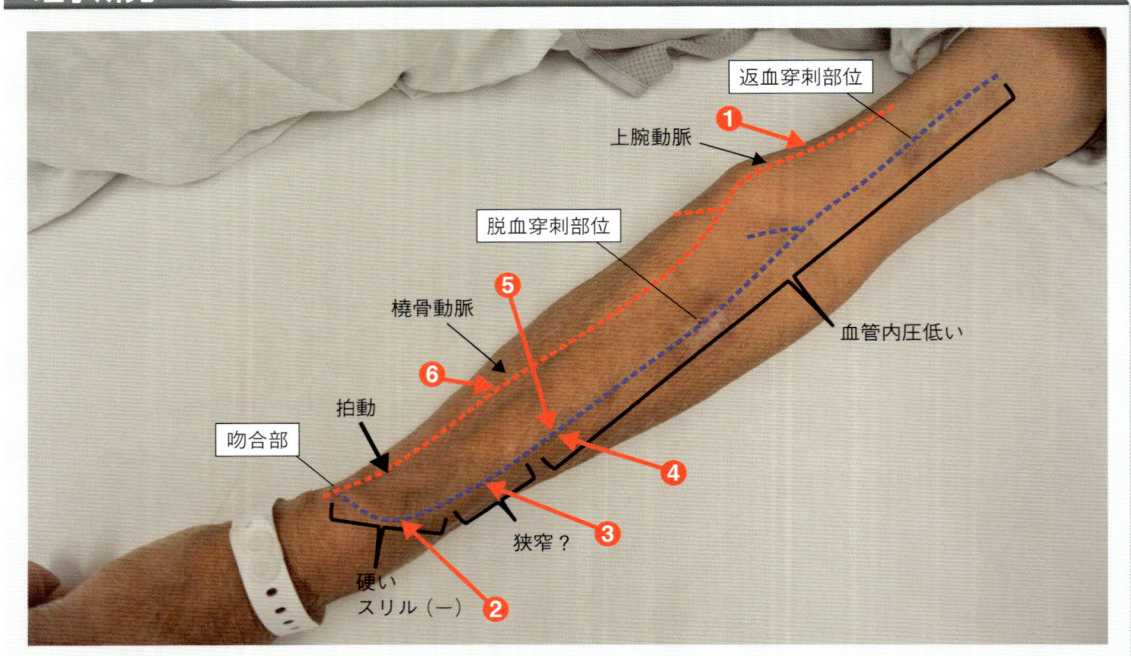

吻合部近傍の橈骨動脈は拍動あり．また吻合部直上のシャント静脈は硬く，スリルを触れることができない．さらにその中枢側では血管が細くなっているように触れ，以降は血管内圧が低い．

超音波検査のポイント

- 聴診においてシャント音が聞こえない場合は閉塞を疑う．
- 閉塞する原因の大部分は狭窄の進行によるものである．したがって，閉塞した原因となる狭窄を指摘することが重要である．
- 閉塞している部位（血栓性閉塞および非血栓性閉塞）と開存している部位（血栓を認めない部位）を明確にする．
- インターベンション治療を想定した場合，血栓処理の必要性やシースの留置部位およびアプローチ方向，拡張すべき病変など，治療に必要な情報を収集する．
- 外科的再建術を想定した場合，どこで再吻合できるかを考慮して，それに必要な情報を収集する．

超音波検査

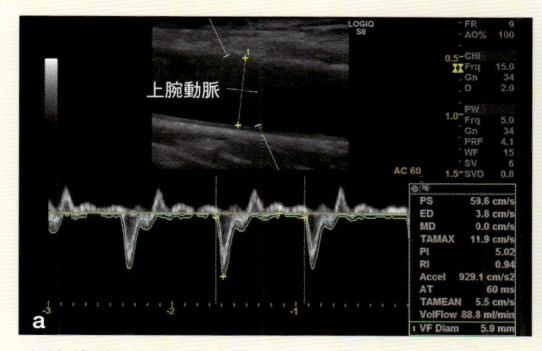

上腕動脈血流量は 89 mL/min，RI は 0.94，波形は
シャント波形でなく動脈波形❶.

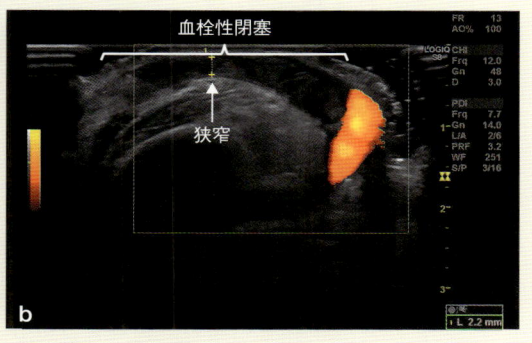

上腕動脈，橈骨動脈は血流を認めるが，吻合部直
上は血栓性閉塞．2.2 mm の狭窄（↑）を伴う❷.

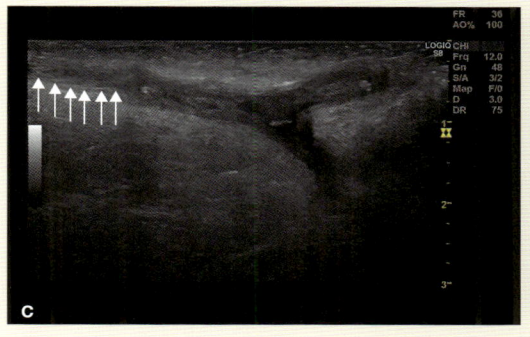

手背枝合流直後で高度の狭窄（↑）を認め，これが
閉塞の原因と考えられる❸.

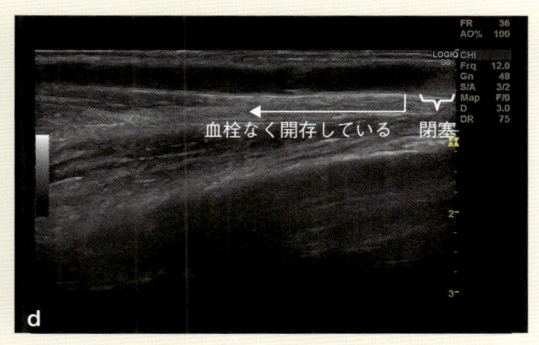

狭窄部以降は分枝により血流は再開通し開存してい
る❹.

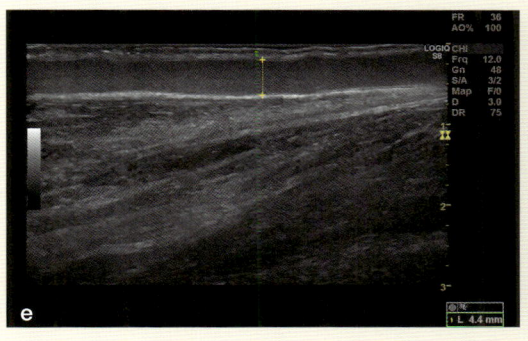

開存している静脈の血管径は駆血をした状態で
4.4 mm と良好❺.

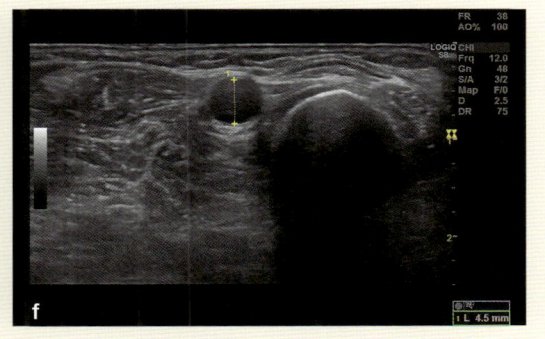

相当する部位の橈骨動脈は非駆血状態で 4.5 mm ❻.
血管壁の性状も軽度の石灰化のみ.

　手背枝合流後の高度狭窄が原因で，それより吻合部側に血栓を形成している．血管径が太いため血
栓量も比較的多い．前腕中央部付近から心臓側は開存しているが，使用不可能な AVF と考えられる.

　インターベンション治療を想定した場合，血栓量が比較的多いことからその処理に難渋する可能性
がある．また，ガイドワイヤーが確実に通過するとも言い難い．外科的再建術を想定した場合，開存し
ている部位で再吻合が容易で，穿刺部位も変更することなく使用できると考えられる．年齢など患者
背景も考慮し外科的再建術を施行した.

30 短い閉塞

依頼目的 穿刺困難．穿刺部の狭窄疑い．

> 50歳代，男性．左手関節部にAVFを作製，その後の経過良好だったが，半年ごとに超音波検査によるフォローを行っていた．約半年前の検査では，前腕中央部（脱血穿刺部）に2.0mmの狭窄を指摘されていたが，穿刺困難なく使用できていたため経過観察．今回，脱血穿刺部において穿刺困難を認めたため，急遽当院受診となった．

理学所見

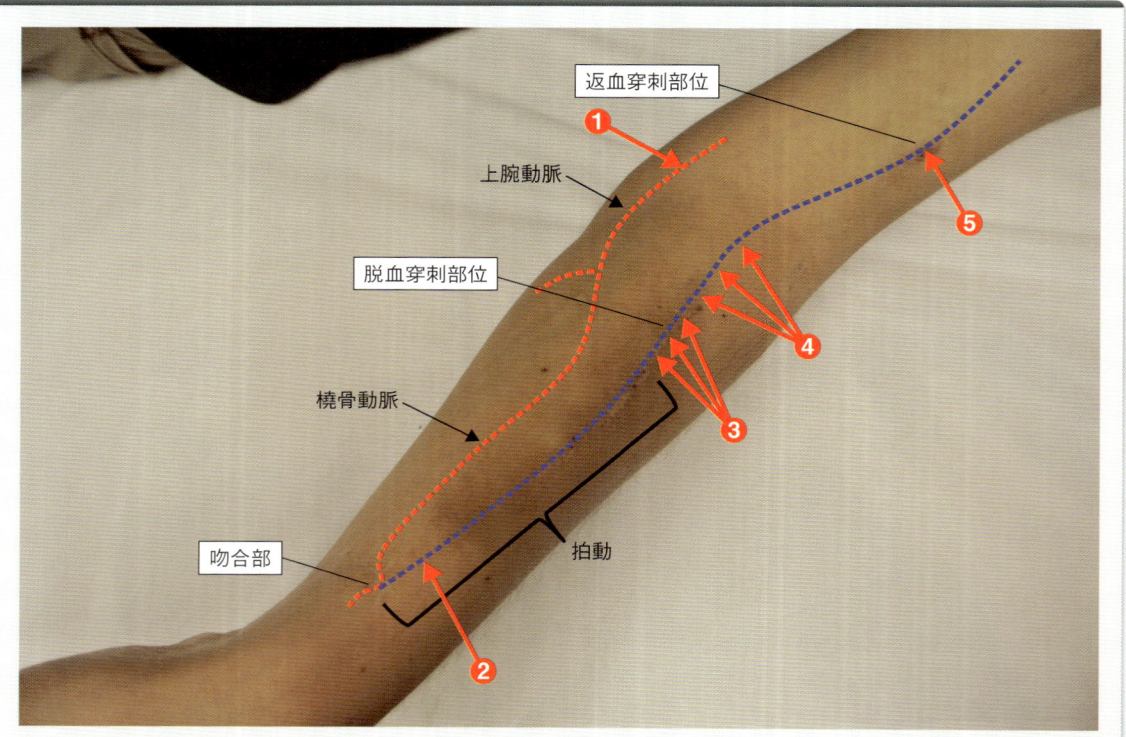

吻合部直上から前腕中央部まで拍動を触知した．脱血穿刺部から肘窩部までは硬く触れ，高度狭窄または閉塞の存在を疑った．

超音波検査のポイント

- 機能評価を行う．
- 臨床症状が脱血穿刺部位の穿刺困難であることから，この部位を重点的に観察する．
  （理学所見から考えると，拍動がなくなる部位に責任病変の存在が疑われる．）
- 血管内に血栓を認める場合，Bモードのゲインをやや上げた設定にすると発見しやすい．

超音波検査

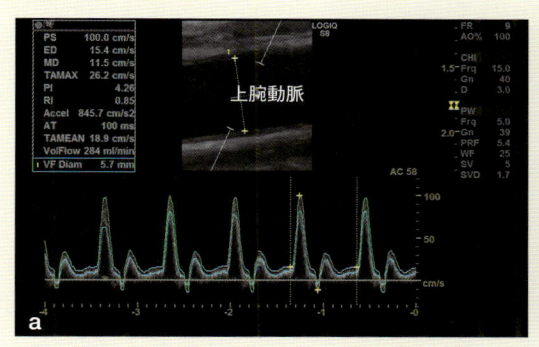

a

上腕動脈血流量は 284 mL/min，RI は 0.85．血流
速波形もシャント波形ではなく 3 相性の動脈波形❶．

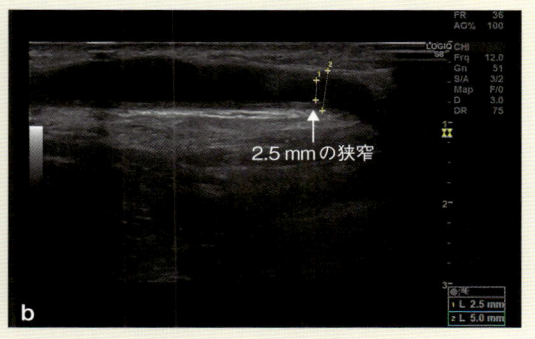

b

吻合部直上に 2.5 mm の中等度狭窄❷．

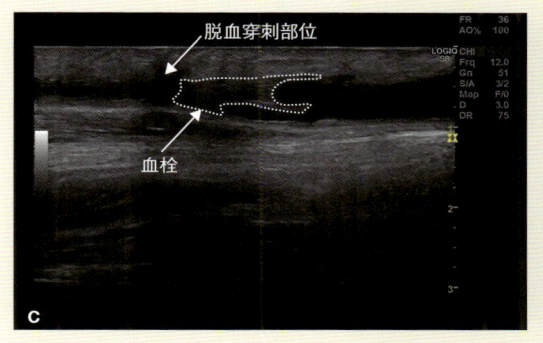

c

前腕中央部付近のシャント本幹で血管内に血栓を
認める血栓性閉塞❸．ゲインを高めに設定すると発
見しやすい．

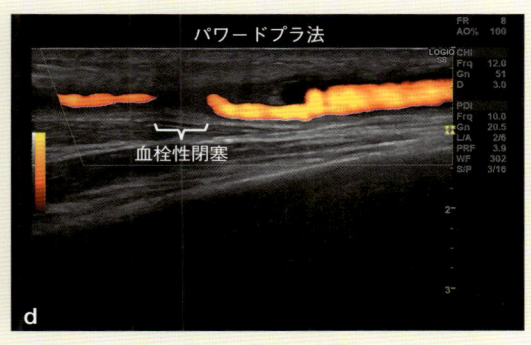

d

血栓部のパワードプラでは一部血流シグナルを認め
ない❸．

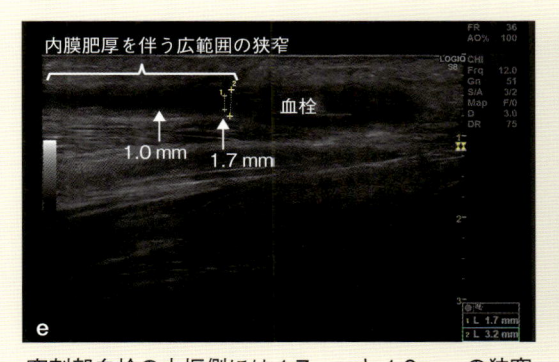

e

穿刺部血栓の中枢側には 1.7 mm と 1.0 mm の狭窄
❹．

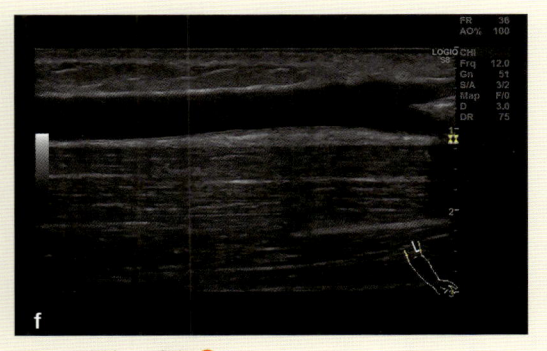

f

返血穿刺部は良好❺．

 総合評価　脱血穿刺部に一致して血栓性閉塞および高度狭窄を認め，血流量も低下．穿刺困難はこれらの閉塞
および狭窄が原因であると考えられる．血栓は淡くエコーレベルは均一であるため，新鮮な血栓と思
われる．

 その後の経過　PTA によるシャント本幹の再開通を試みた．吻合部直上にシースを留置し，血流に対して順行性に
ガイドワイヤーを進め，閉塞部を突破した．次に狭窄部に対して径 6.0 mm×10 cm バルーンカテー
テルにて完全拡張に成功，血流は良好に改善した．

31 V-Vバイパス

依頼目的 定期フォロー．臨床症状なし．

60歳代，女性．左前腕 AVF の症例．手関節部の橈骨動脈と橈側皮静脈を吻合している．前腕中央部付近の橈側皮静脈と肘部やや中枢の尺側皮静脈を人工血管でバイパスしている．脱血穿刺部位は前腕中央部の橈側皮静脈，返血穿刺部位は肘部の橈側副皮静脈であった．作製時期は不明だが，現在，臨床症状を認めることなく，良好に透析できている．

理学所見

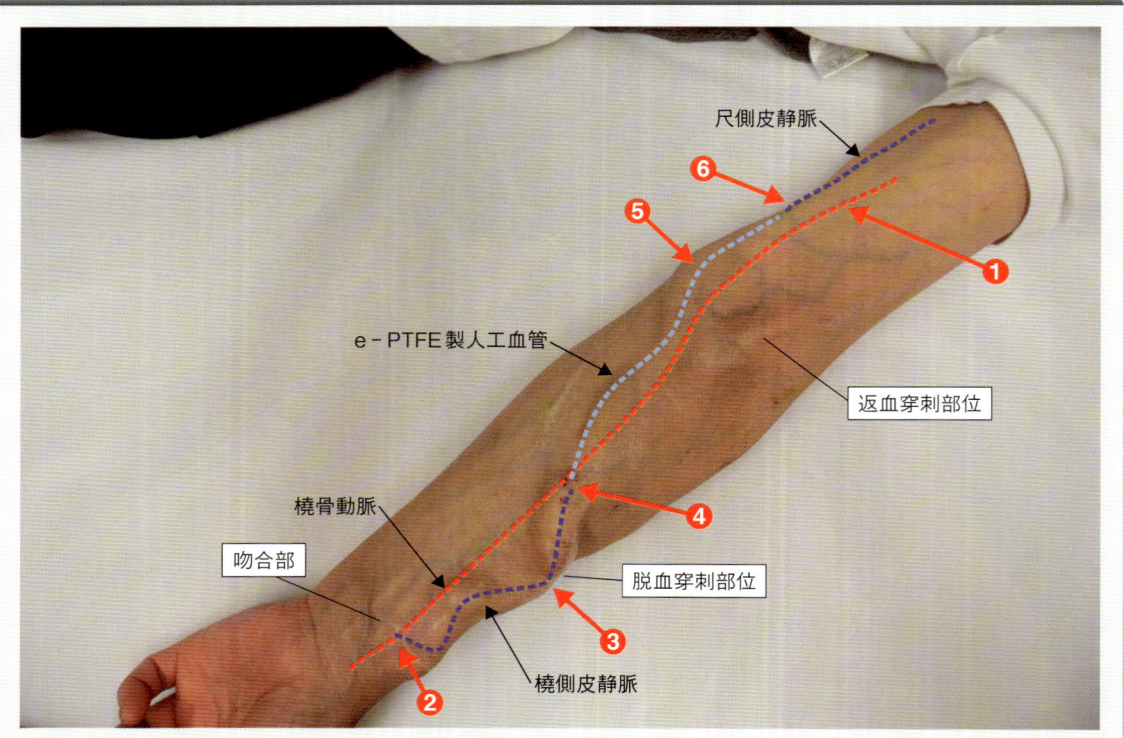

吻合部から上腕の尺側皮静脈まで全体的に良好なスリルを触れる．シャント静脈も太く発達し，人工血管も触診でそれと認識できる．

超音波検査のポイント
- 上腕動脈の血流量および RI を計測し，血流の程度を把握する．
- 人工血管は血管壁が厚く，特徴的なエコー像を呈するため，自己静脈との鑑別は容易．皮膚切開痕の存在に気づくことで，人工血管でバイパスしていることが推測できる．
- 人工血管の流入部と流出部を詳細に観察する．

超音波検査

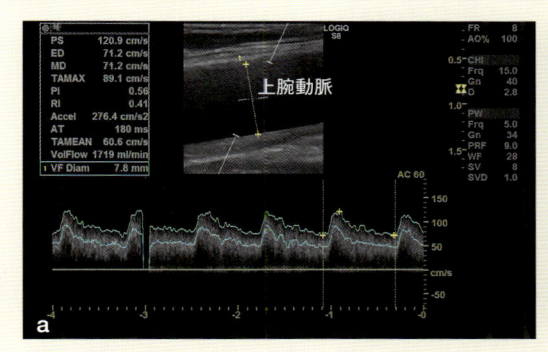

上腕動脈血流量 1719 mL/min，RI は 0.41 で，血流はきわめて良好❶．

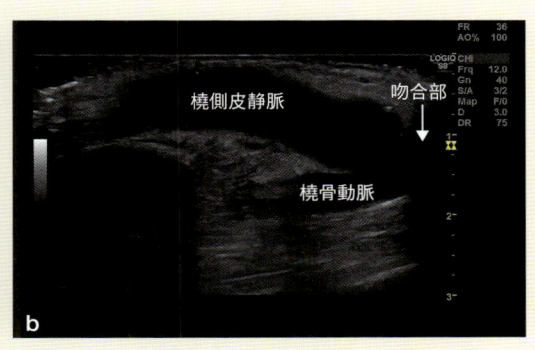

動静脈吻合部は狭窄など異常所見は認めない❷．

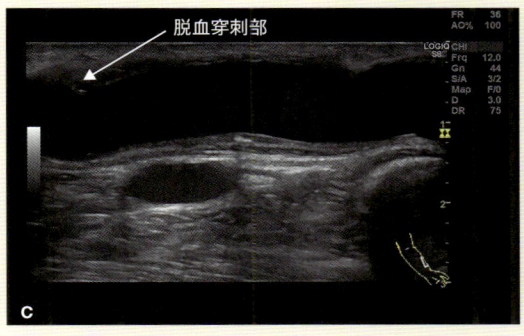

脱血穿刺部位でも血管内腔は約 8 mm に保たれている❸．

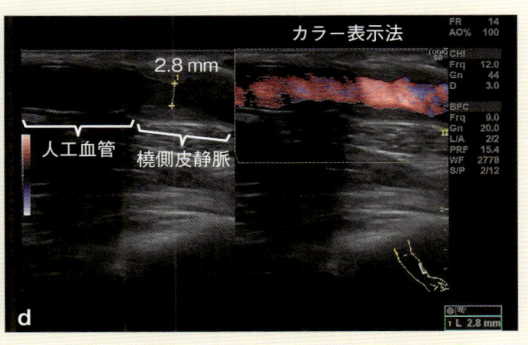

人工血管の流入部に 2.8 mm の狭窄を認める❹．

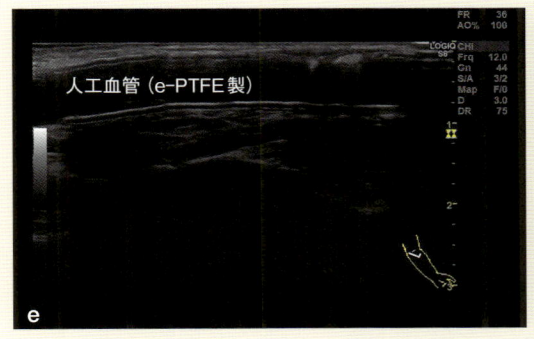

前腕部橈側皮静脈と上腕部の尺側皮静脈をバイパスする人工血管内腔も狭窄は認めない❺．

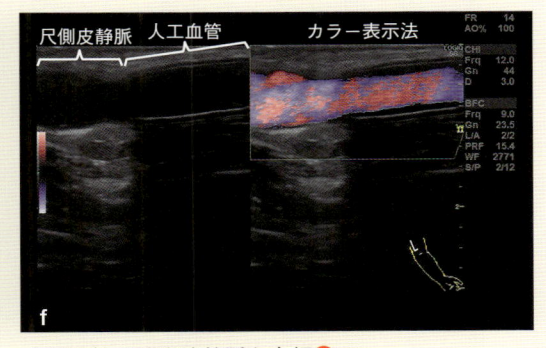

人工血管の流出路静脈も良好❻．

 人工血管の流入路に中等度狭窄を認めるのみで，上腕動脈血流量もきわめて良好である．

 現在のところ，臨床症状も認めておらず，超音波検査上も良好であることから，6 か月後に再診となった．

人工血管でバイパスをしている症例のほとんどは，肘部で橈側皮静脈と肘正中皮静脈が閉塞し，交通枝から深部静脈を介して中枢に流れている症例である．よって，交通枝や深部静脈に頻回に狭窄が発現する症例に対して，人工血管をバイパスとして移植することが多い．この場合，人工血管は血流を中枢側に還流させることが目的となるため，穿刺しないことが多い．

32 術前評価

依頼目的　透析導入予定あり．VA 作製を考えるが，良好な皮静脈を触知しない．AVG も視野に入れての術前評価依頼．

> 80 歳代，女性．約 2 年前から前医で外来フォロー．クレアチニン 2 mg/dL 台で推移していたが，腎機能が徐々に増悪し，BUN の上昇や尿毒症症状も出現し始めた．先月の外来受診時，クレアチニン 8.94 mg/dL，BUN 118 mg/dL と著明高値を認め，浮腫や尿毒症症状の増悪を認めたため緊急血液透析導入．今回，内シャント作製術施行目的で当科入院となった．

理学所見

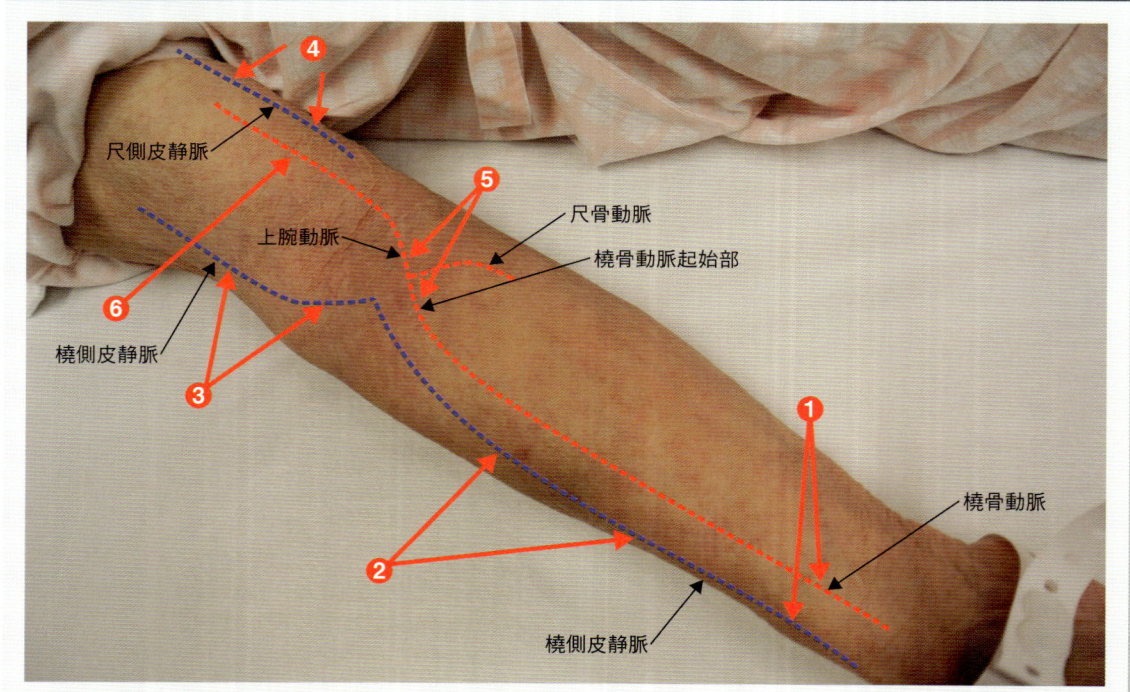

尺側皮静脈

尺骨動脈

上腕動脈

橈骨動脈起始部

橈側皮静脈

橈骨動脈

橈側皮静脈

視診では穿刺可能な皮静脈は認めず．上腕部を駆血しても，静脈は触れなかった．また，動脈の拍動はやや弱いながらも肘部と手関節部で触知した．

超音波検査のポイント

● AVF 作製を想定して動脈と静脈を観察．AVF の作製が困難と思われる場合は，AVG（および動脈表在化）を考慮し，検査を進める．

● AVG を想定した場合，動脈の観察は肘部の上腕動脈（または橈骨動脈の起始部）の血管径や血管壁の性状を評価する．末梢動脈も同様に評価する．

● 静脈では，上腕部の尺側皮静脈または上腕静脈を観察する．

超音波検査

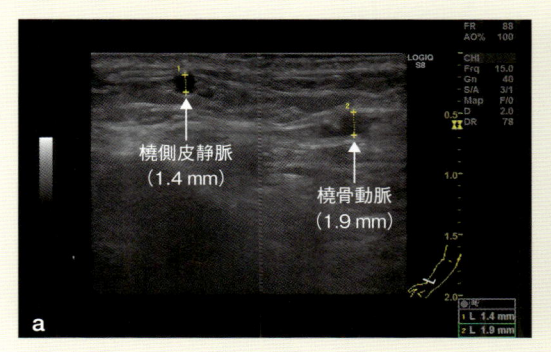

上腕部駆血で，手関節部橈側皮静脈は 1.4 mm で細い．橈骨動脈は 1.9 mm ❶．橈骨動脈は全体的にやや細めだが，性状は良好．

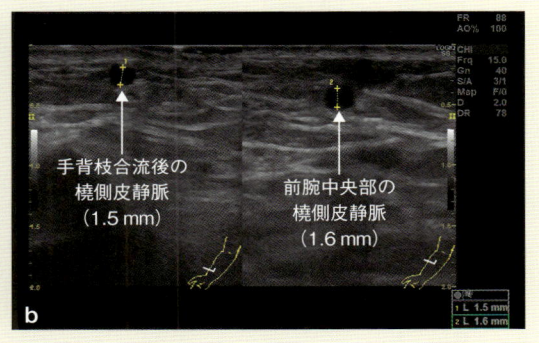

橈側皮静脈は手背枝合流後も 1.5 mm，前腕中央部でも 1.6 mm と細く，クレンチングなど負荷をかけても拡張しない❷．

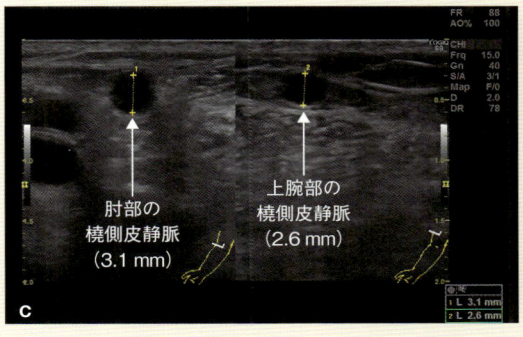

肘部と上腕部の橈側皮静脈は 2.0mm 以上あるが，走行が深く穿刺困難が予想される❸．

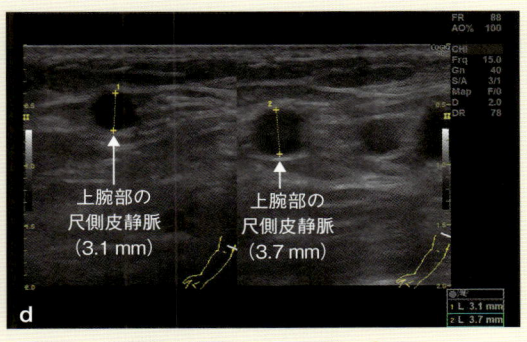

上腕部の尺側皮静脈は 3.0 mm 以上❹．

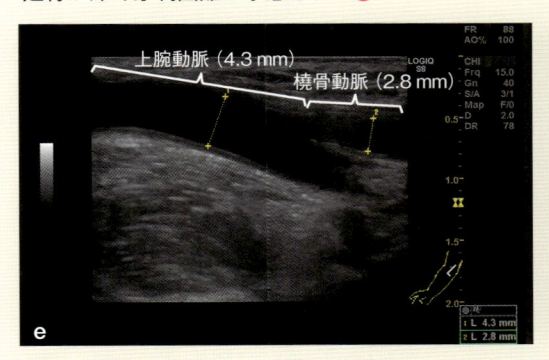

肘部の上腕動脈 4.3 mm，橈骨動脈 2.8 mm で径は良好．血管壁の性状も石灰化等なく良好❺．

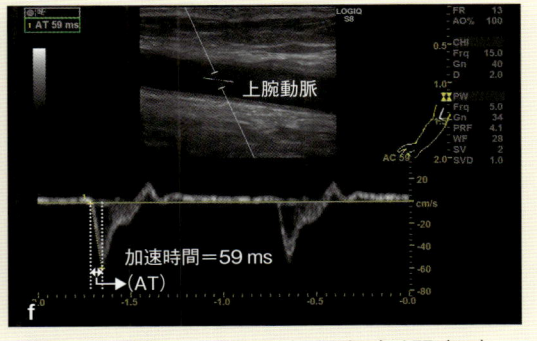

上腕動脈で計測した血流速波形の加速時間（AT）は 59 ms ❻．

 総合評価　前腕部では AVF 作製に適当な 2.0 mm 以上の皮静脈は認めず．肘部および上腕部の橈側皮静脈は 2.0 mm 以上あるが，AVF を作製しても穿刺できない可能性が高い．上腕部の尺側皮静脈は，腋窩付近まで狭窄など認めず良好．肘部の上腕動脈や橈骨動脈起始部の血管壁の性状も良好で，上腕動脈における加速時間も基準値内であり AVG 作製可能と考えられる．

 その後の経過　皮静脈が乏しいため，AVFは作製不可能と判断された．また，橈骨動脈起始部と上腕部の尺側皮静脈が良好であることから，前腕ループ型のAVGが作製された．

33 術後評価

依頼目的 定期フォロー（術後3か月）.

60歳代，男性．当院にて左前腕AVGを作製．肘部の橈骨動脈起始部と4-6テーパー型の人工血管（e-PTFE）を吻合，前腕部に人工血管をループ状に皮下留置，肘上部の尺側皮静脈を静脈側吻合部としている．術中は特に大きな問題なく終了し，良好なスリルを確認している．

理学所見

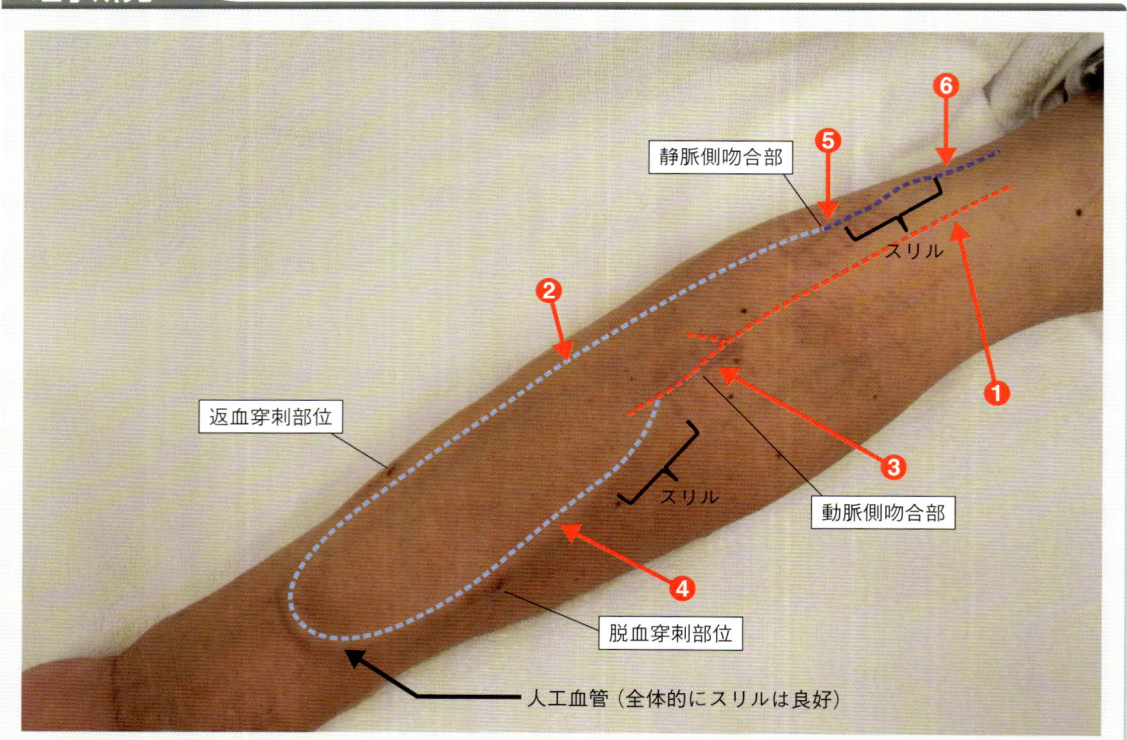

動脈側吻合部近傍および人工血管部は全体的に良好なスリルを触れる（拍動は触れない）．静脈側吻合部から流出路静脈においても良好なスリルを触れる．

超音波検査のポイント

- 上腕動脈血流量およびRIを計測し，血流の程度を評価する．
- 動脈系は上腕中央部の上腕動脈から末梢側にむけて橈骨動脈−人工血管吻合部まで走査する．縦断像と横断像を駆使し，時にカラードプラも併用する．
- 同様に人工血管内および静脈側吻合部，流出路静脈も走査する．特に流出路静脈はAVG症例において狭窄の好発部位となるため，慎重に観察する．

超音波検査

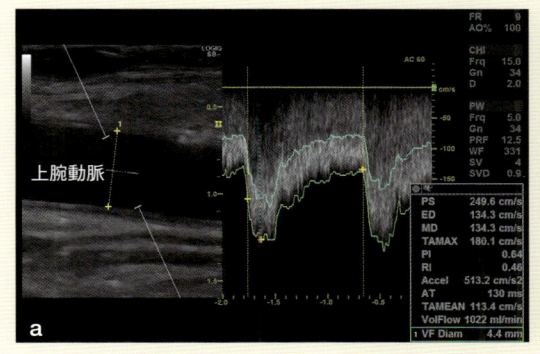

上腕動脈血流量は 1022 mL/min，RI は 0.46，血流は良好❶.

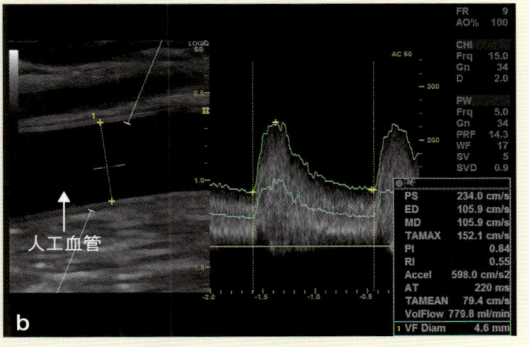

参考までに人工血管内（静脈側）で血流量を計測すると 780 mL/min で，この部位の血流も良好❷.

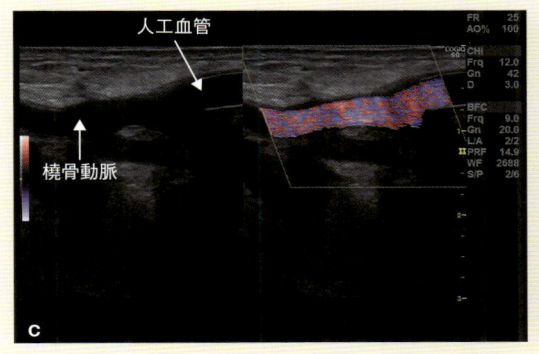

橈骨動脈–人工血管吻合部の縦断像．狭窄は認めない❸.

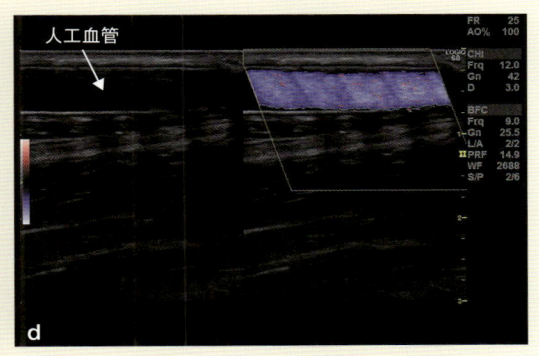

e-PTFE グラフトは，術後 3 日程度は血管内腔は観察できないが，2 週間程度経過すれば問題なく観察できる．カラードプラを併用すると良い❹.

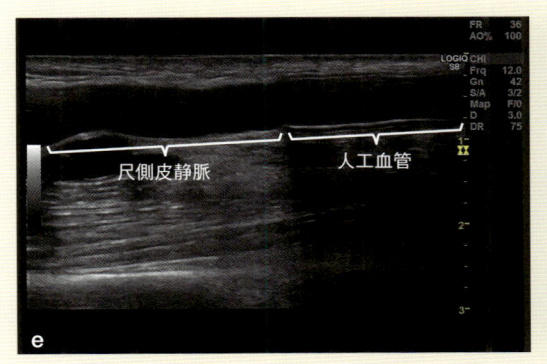

静脈側吻合部の縦断像．狭窄なく良好❺.

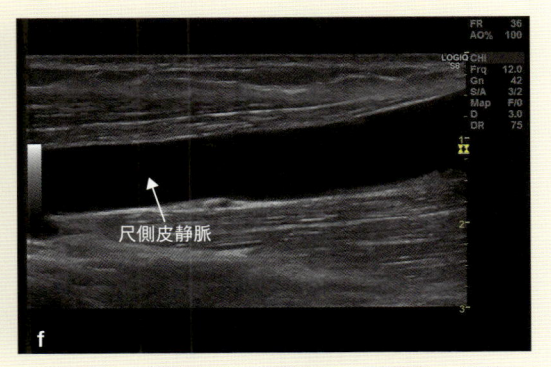

上腕中央部付近の流出路静脈の縦断像．術前は 4 mm 程度の尺側皮静脈がシャント血流により約 8 mm 程度まで拡張❻.

総合評価 機能評価および形態評価において，良好な AVG である．人工血管も浅い部位に留置されており，穿刺も容易と考えられる．

その後の経過 良好に透析を施行できている．

34 人工血管（ポリウレタン）

依頼目的 右前腕 AVG 造設術施行，約半年後の定期フォロー検査.

> 60歳代，男性．約半年前に新規造設した右前腕 AVG．動脈側吻合部は橈骨動脈と人工血管，前腕部にポリウレタン製人工血管をループ状に皮下留置，静脈側吻合部は人工血管と尺側皮静脈を吻合している．現在のところ，臨床症状および理学所見の異常は認めていない．

理学所見

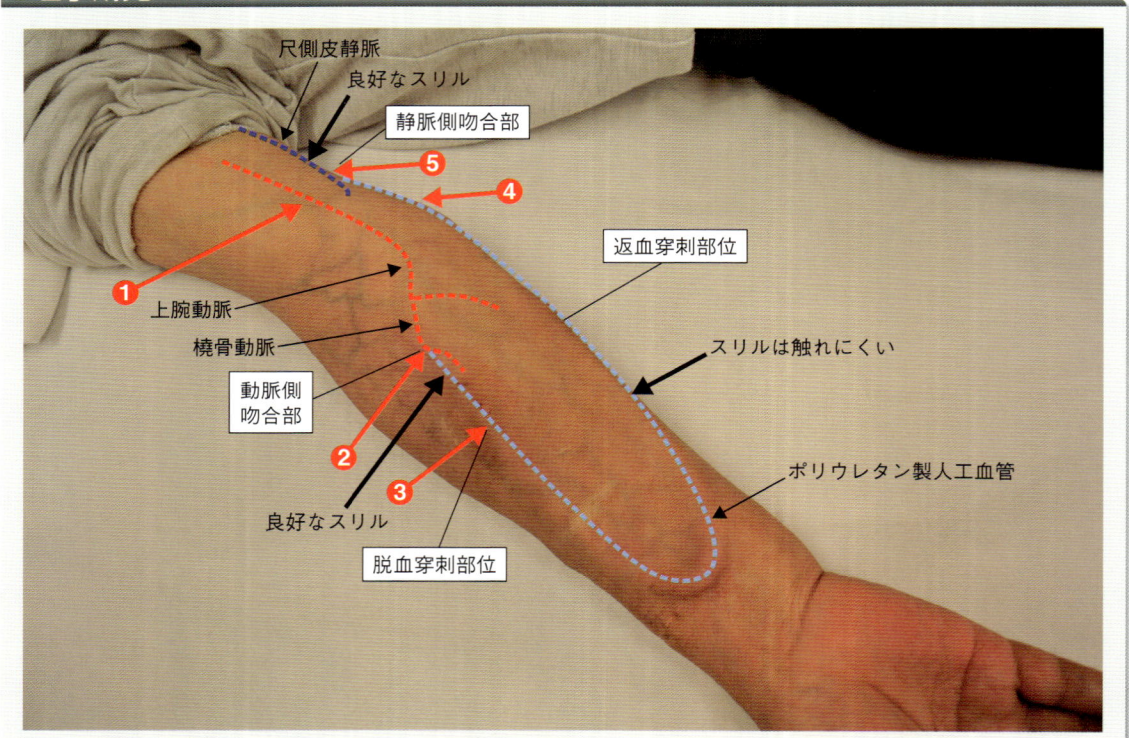

動脈側吻合部近傍の人工血管では良好なスリルを触知する．一方，人工血管内のスリルは触知しにくいが，流出路静脈のスリルは良好である．

超音波検査のポイント

- 上腕動脈における血流量および RI を計測する.
- 動脈側吻合部近傍，人工血管内，静脈側吻合部近傍を走査し，狭窄の有無を検索する．ただし，人工血管がポリウレタン製の場合，特有の超音波像を呈し，血管内腔の観察が困難であることが多い．しかし，頻回の穿刺により経年的に穿刺部位の観察が可能になってくる.
- 人工血管内腔の観察ができない場合，人工血管内の血流量を計測することができない.

超音波検査

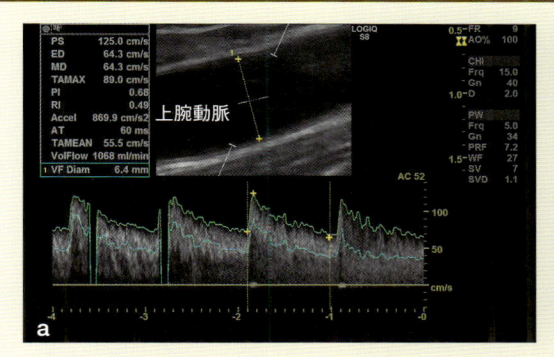

上腕動脈血流量は1068 mL/min，RIは0.49，血流は良好❶.

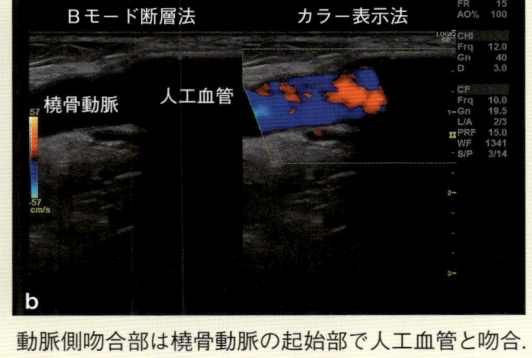

動脈側吻合部は橈骨動脈の起始部で人工血管と吻合.橈骨動脈はカラーシグナルを認めるが，人工血管内は血流シグナルは認めず，病変の有無は評価できない❷.

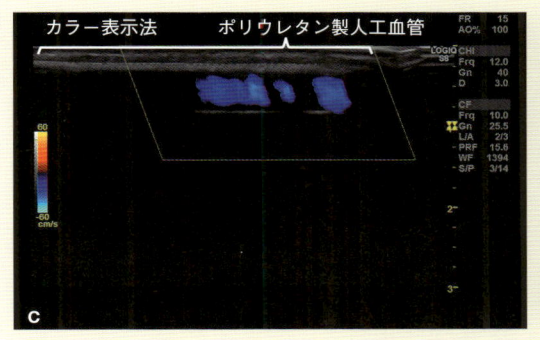

動脈側穿刺部の人工血管内は一部で血流シグナルが確認できるが，それ以外の部位では認められない❸.

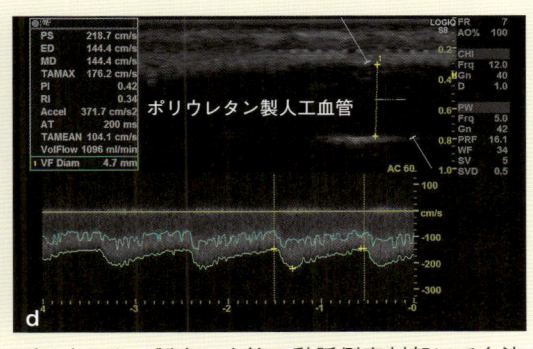

ポリウレタン製人工血管の動脈側穿刺部にて血流量を測定すると，1096 mL/min ❸.

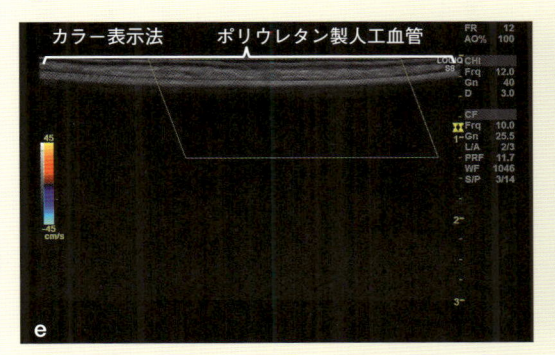

静脈側吻合部近傍の人工血管（穿刺していない部位）は，血管内腔まで超音波ビームが通過せず観察不能.人工血管前壁で全て反射されている❹.

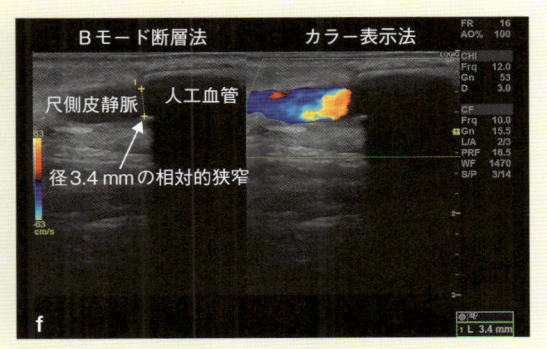

静脈側吻合部では人工血管内腔の観察は不可能だが，流出路静脈では血流シグナルを認める.径3.4 mmの相対的狭窄を認めるのみ❺.

　静脈側吻合部に軽度の狭窄を認めるが，血流は良好.人工血管内の観察はほぼ不可能であり，正確な評価は困難であったが，血流量が良好であることから，高度の狭窄は存在しないと考えられる.

　超音波検査では良好であり，臨床症状も認めていないことから，経過観察となった.血流も良好であることから，約半年後（造設術施行1年後）に再診となった.

35 静脈圧の上昇

> 60 歳代，女性．左前腕 AVG．動脈側吻合部は橈骨動脈と人工血管，前腕部にポリウレタン製人工血管をループ状に皮下留置，静脈側吻合部は人工血管と尺側皮静脈を吻合している．これまで大きな問題なく透析を施行できていたが，前々回から静脈圧の上昇を認める．穿刺困難は認めていない．

理学所見

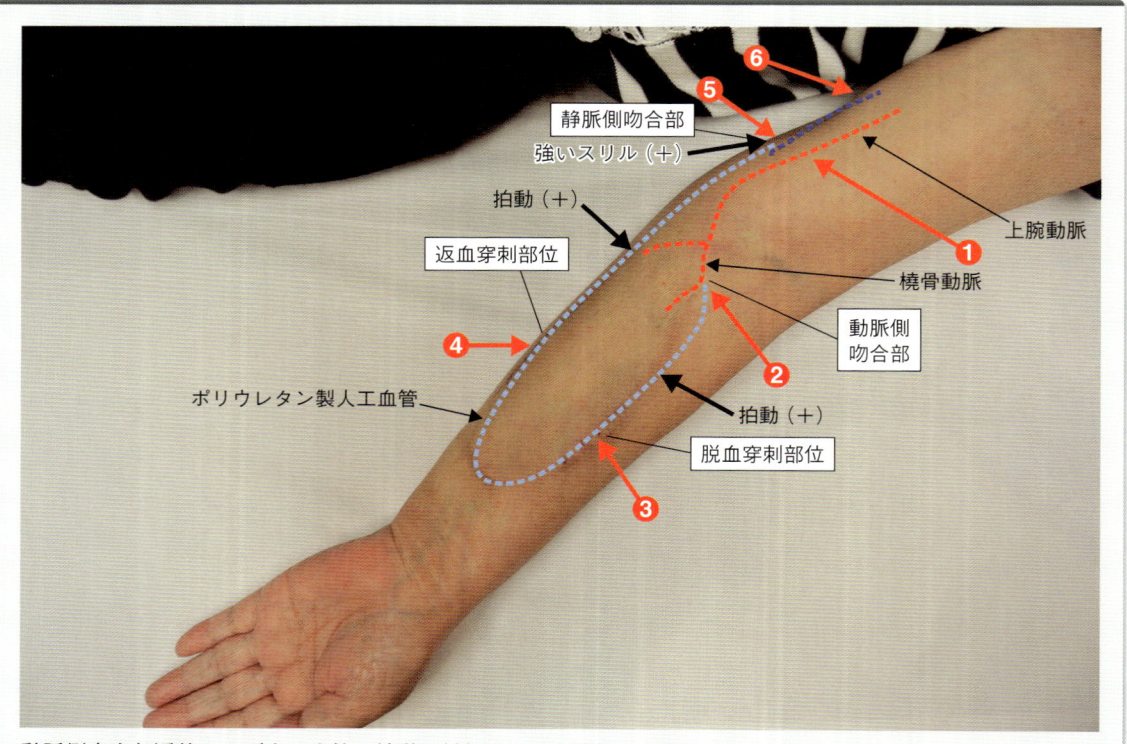

動脈側吻合部近傍および人工血管は拍動を触知し，流出路静脈では強いスリルを触れる．

超音波検査のポイント

● 上腕動脈における血流量および RI を計測する．

● 動脈側吻合部近傍，人工血管内，静脈側吻合部，流出路静脈を観察し，狭窄の有無を検索する．本症例においては静脈圧の上昇を認めていることから，静脈側穿刺部から静脈側吻合部，流出路静脈を重点的に観察する．

● 血流量が低下しているにもかかわらず狭窄や閉塞がない場合は，可能なかぎり中枢側（中心静脈含む）まで観察する．

超音波検査

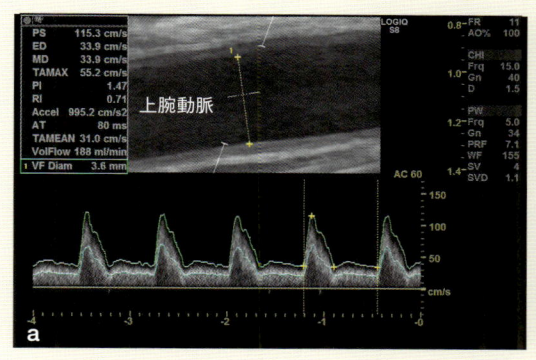

a

上腕動脈血流量は 188 mL/min で低下，RI は 0.71
と上昇，血流は不良❶．

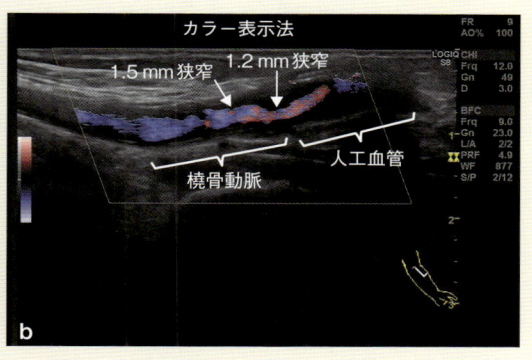

b

動脈側吻合部は橈骨動脈，人工血管ともに血管内
腔の観察可能．橈骨動脈に 1.5 mm と 1.2 mm の内
膜肥厚を伴う狭窄❷．

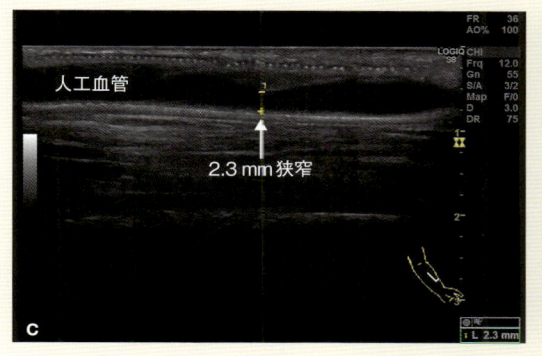

c

動脈側穿刺部の人工血管内に 2.3 mm の狭窄を認
めたが，穿刺は問題ないとのことであった❸．

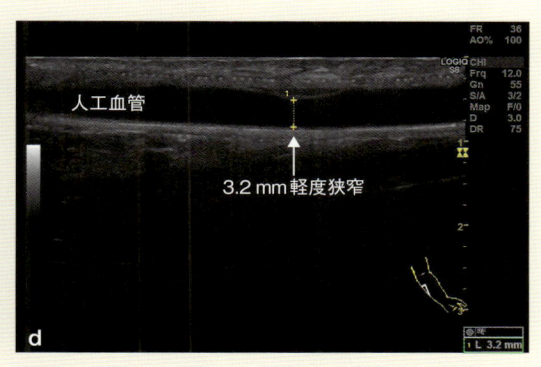

d

静脈側穿刺部は 3.2 mm の軽度狭窄を認めるのみ❹．

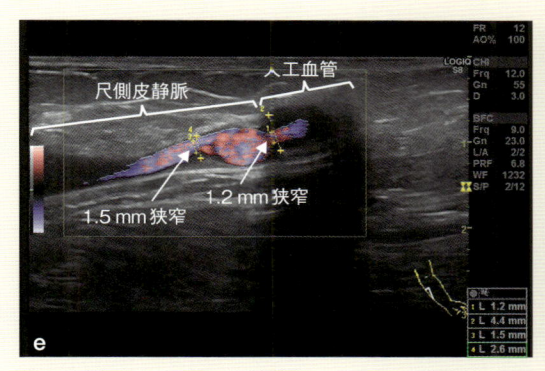

e

静脈側吻合部の人工血管内に 1.2 mm，吻合部中枢
に 1.5 mm の狭窄を認めた❺．

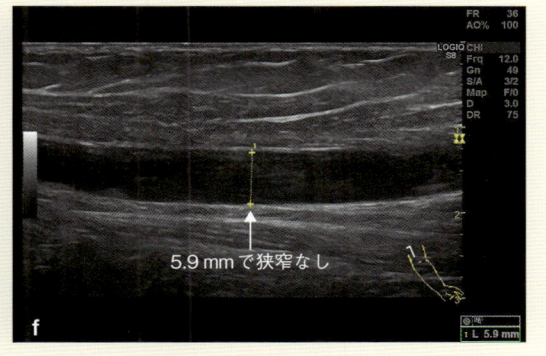

f

さらに中枢側の流出路静脈は 5.9 mm であり，狭窄
は認めなかった❻．

静脈側吻合部から流出路静脈にかけて高度狭窄を認めた．これが静脈圧上昇の原因であると考えら
れた．

静脈側吻合部および流出路静脈の狭窄に対して，PTA を施行した．良好に拡張され静脈圧は改善さ
れた．

36 ステント内狭窄

依頼目的 AVG 定期フォロー.

> 80 歳代，女性．肘部橈骨動脈起始部を動脈側吻合部とし，前腕部においてループ状に人工血管を移植，静脈は肘上部の尺側皮静脈につないでいる AVG の症例．流出路静脈にステントが留置されている．また過去に，人工血管のループ部が感染し人工血管の部分置換術を行っている．

理学所見

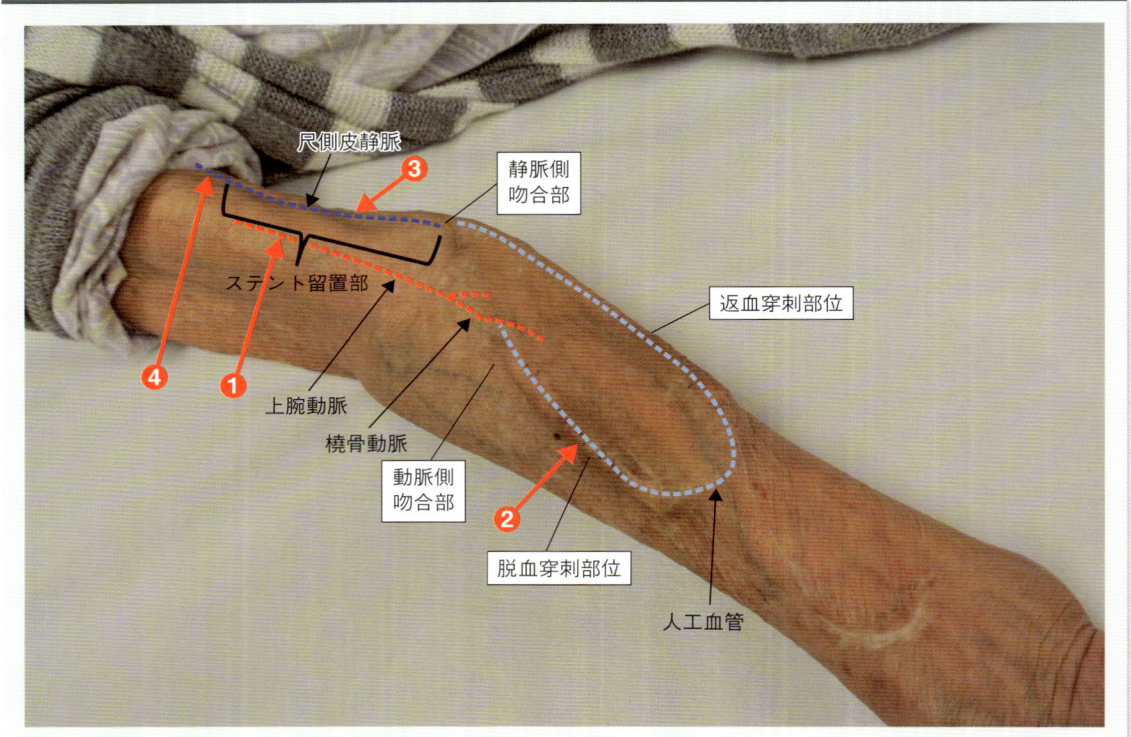

人工血管は拍動を触れるが，スリルは触れない．流出路静脈（尺側皮静脈）は筒状に固く，上腕中央部付近までステントが留置されていることが推測される．

超音波検査のポイント

- 上腕動脈血流量と RI を計測する．
- 人工血管と吻合している動脈と静脈を特定する．
- 人工血管の種類を特定する．
- ステントが留置されている部位を特定する．
- ステント内およびその出口部近傍まで観察する．
- 必ずカラードプラを併用する．

超音波検査

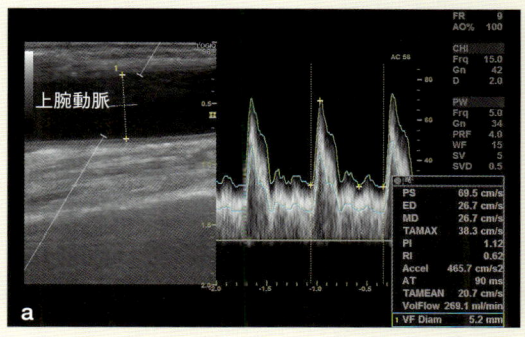

上腕動脈血流量は 269 mL/min，RI は 0.62．血流は低下している❶．

人工血管はポリウレタングラフト（内径 5 mm）と推測．動脈側および静脈側穿刺部のみ観察可能．軽度の内膜肥厚を伴う狭窄❷．

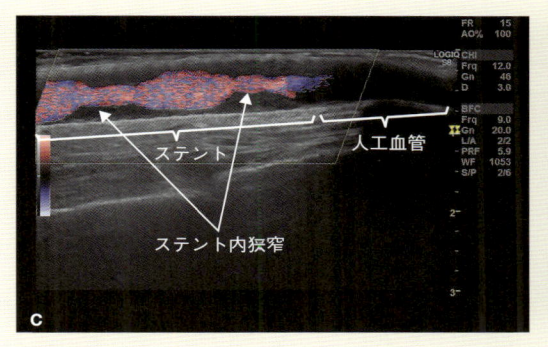

静脈側吻合部〜上腕中央部付近までステント留置．血管壁に沿って規則的に配列された高エコー像．ステント内に内膜肥厚を伴う狭窄❸．

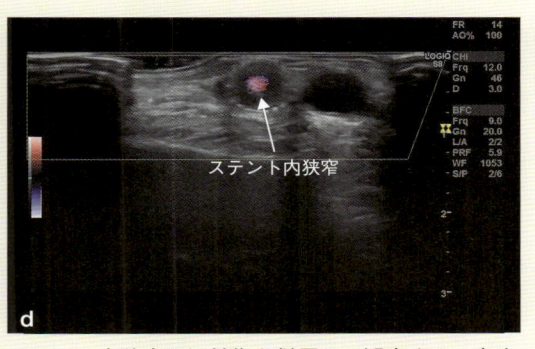

ステント内狭窄は短軸像も併用して観察する．本症例は同心円上のステント内狭窄である❸．

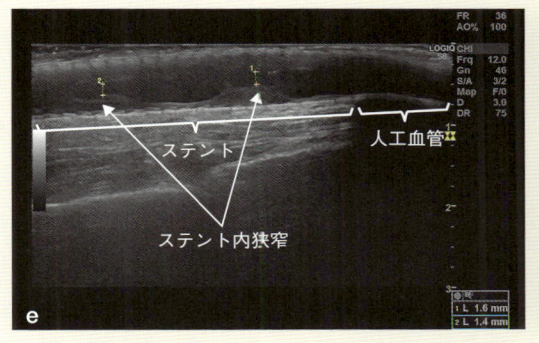

もう一度長軸像で描出し，各部位の最小径を B モード断層像で計測する❸．

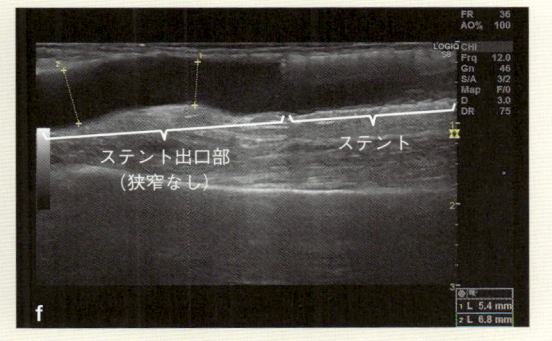

ステント出口部に狭窄が発現することが多いが，この部位に狭窄は認めなかった❹．

 総合評価　機能と形態評価が一致する典型例である．血流低下の原因として，最も影響を与えているのはステント内狭窄と考えられる．現段階では特に臨床症状（静脈圧の上昇）は認めていないが，約 3 か月前に比べると血流量は低下，狭窄も進行している．

 その後の経過　血流低下および高度のステント内狭窄を認めたことや前回値との変化率を考慮し，PTA を施行した．その際，人工血管は内径 5 mm，流出路静脈が 5.4〜6.8 mm ということで，5 mm 径バルーンカテーテルが選択された．

37　穿刺困難

依頼目的　動脈側穿刺部位・静脈側穿刺部位で穿刺困難. 時に静脈圧が上昇.

> 40歳代, 女性. 左前腕部の AVG の症例（動脈側は橈骨動脈起始部, 静脈側は尺側皮静脈に吻合しており, 人工血管は 4〜6 mm テーパー型の e-PTFE を使用）. 約4年前に作製し, これまでに8回の PTA を施行している. 直近では約5か月前に PTA を施行している.

理学所見

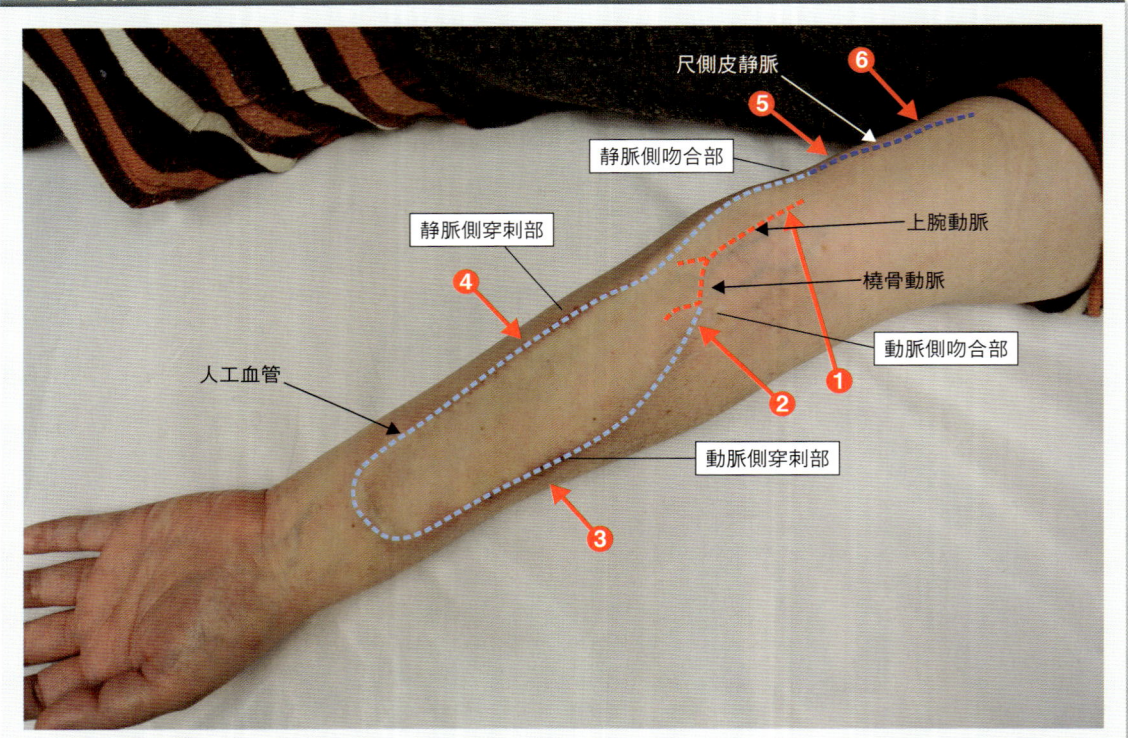

動脈側吻合部近傍はスリルを触知する. 人工血管部は弱い拍動を呈し, スリルはやや減弱していた. また静脈側吻合部近傍はスリルを触れた.

超音波検査のポイント
- 穿刺困難となっている部位と穿刺方向を確認する.
- 針穴から前後 2〜3 cm 近傍に穿刺の障害となるような病変や構造物がないかを重点的に観察する. また, その範囲も評価する.
- 人工血管の素材がポリウレタンの場合は観察が困難なことがある.
- 静脈側穿刺部の狭窄により, 静脈圧の上昇を伴うことがある.

超音波検査

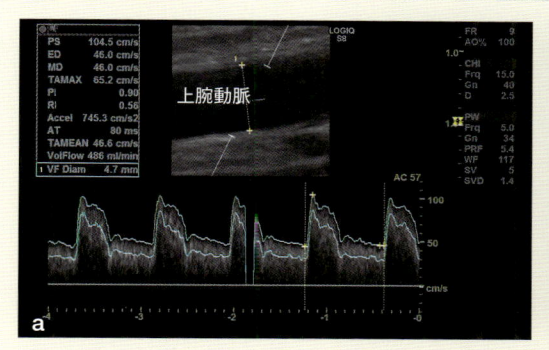

上腕動脈血流量は 486 mL/min，RI は 0.56 ❶.

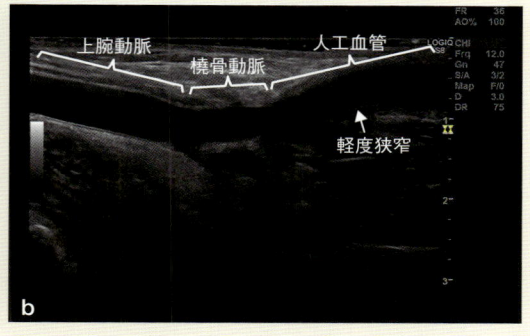

動脈側吻合部は人工血管内に軽度の狭窄を認めるのみ❷.

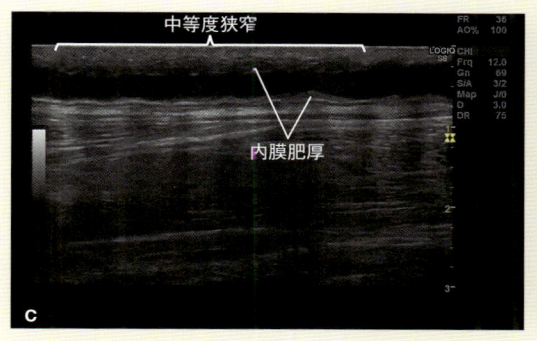

動脈側穿刺部位は内膜肥厚を伴う狭窄を認める．血管内腔は長軸像で 2.5～3.0 mm ❸.

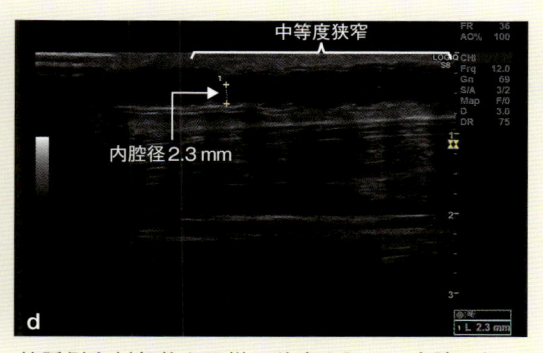

静脈側穿刺部位も同様に狭窄を認め，内腔は細い部位で 2.3 mm ❹.

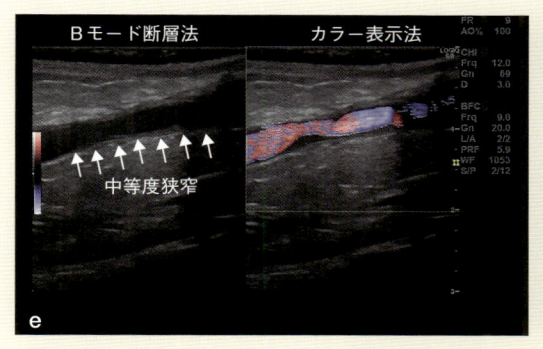

静脈側吻合部に 2.0～3.5 mm の中等度狭窄を認めた❺.

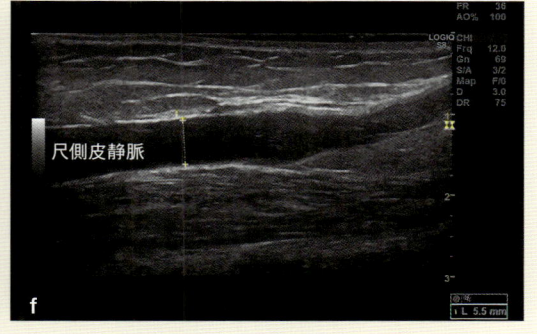

さらに中枢側の尺側皮静脈は 5.5 mm ❻.

 総合評価　動脈側吻合部の人工血管内，動脈側と静脈側穿刺部位，静脈側吻合部に狭窄を認めるが高度ではない．血流量もさほど低下していない．針先が正しく血管内に留置できれば透析は施行可能と推測．しかし動脈側と静脈側穿刺部位の血管内腔がやや狭いため穿刺が困難になる可能性がある．静脈圧の上昇も穿刺針先端の位置によるものと考えられる．

 その後の経過　動脈側および静脈側の人工血管内，静脈側吻合部の狭窄に対して PTA を施行した．穿刺は容易になり，静脈圧も低下した．

 注意　人工血管やステント内に発現する内膜肥厚は血管壁に比べて低エコーに描出される．カラードプラを併用しながら観察すると見逃しが少なくなるばかりか，より正確な評価が可能になる．

38 静脈高血圧症

依頼目的 約1か月前から徐々にシャント肢の腫脹を認める.

> 70歳代,男性.左前腕 AVG.動脈側吻合部は橈骨動脈に吻合されている.前腕部に e-PTFE 製人工血管をループ状に皮下留置,静脈側吻合部は尺側皮静脈に吻合している.これまで大きな問題なく透析できていたが,最近シャント肢の腫脹が著明になってきたため,シャント外来受診となり,超音波検査を施行した.

理学所見

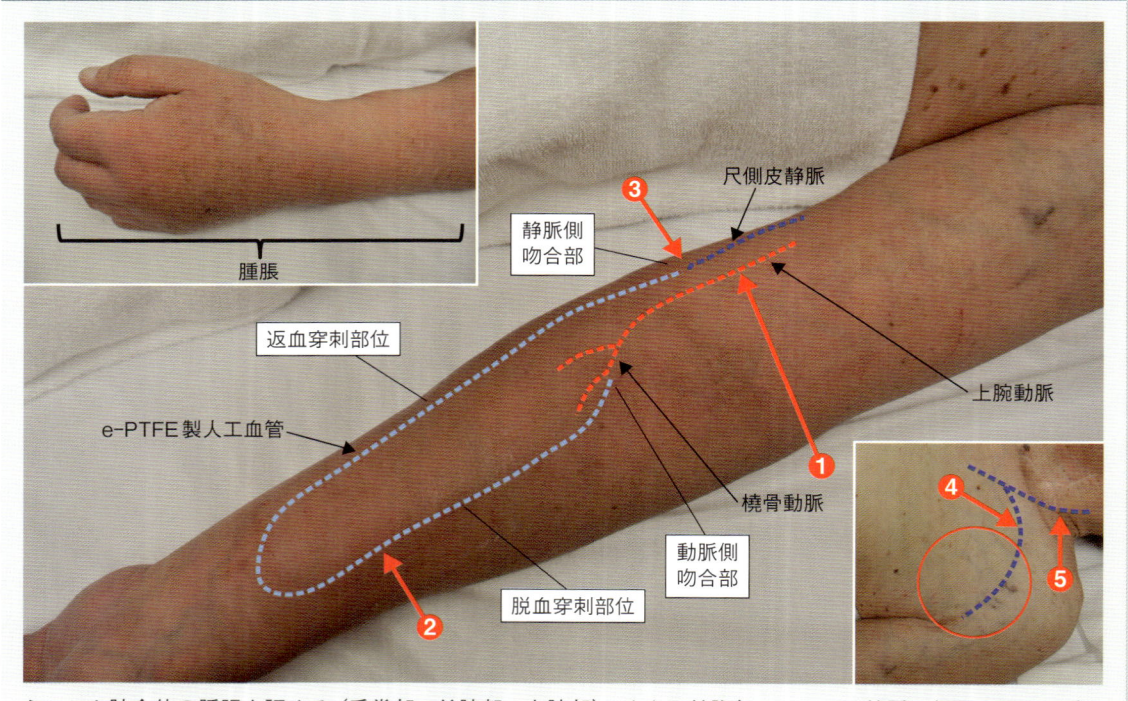

シャント肢全体の腫脹を認める(手掌部,前腕部,上腕部).また,前胸部においては静脈の怒張を認める(赤○部).

超音波検査のポイント

- シャント肢腫脹の範囲を確認する.対側の腕と比較すると腫脹の程度がわかりやすい.
- 前胸部を視診で確認し,静脈の怒張を認める場合は,中心静脈領域(腋窩静脈,鎖骨下静脈,腕頭静脈)の病変を疑う.この領域も積極的に走査し,責任病変の特定に努める.
- 中心静脈の走査には,マイクロコンベックスプローブが有用.病変が浅い部位に存在する場合はリニアプローブも併用する.
- 副所見(浮腫像,側副血行路)も指摘する.

超音波検査

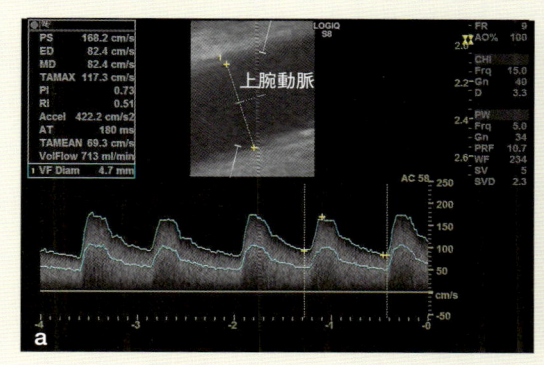

上腕動脈血流量 713 mL/min，RI は 0.51，血流は低下していない❶.

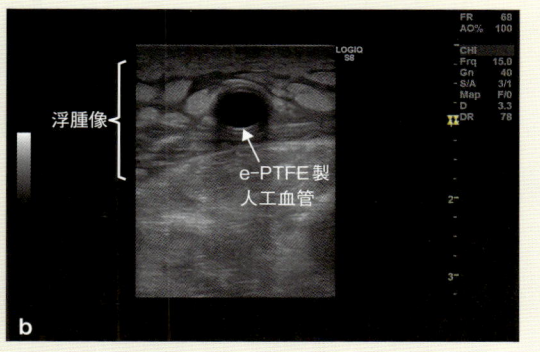

前腕部に留置される人工血管内に狭窄は認めないが，その周囲に敷石状の浮腫像を認める❷.

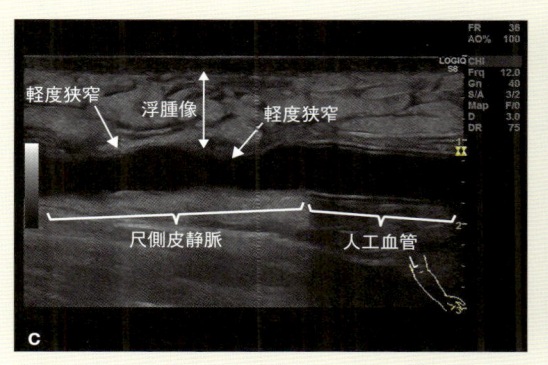

静脈側吻合部近傍でも相対的な軽度の狭窄を認めるのみ．浮腫像も認める❸.

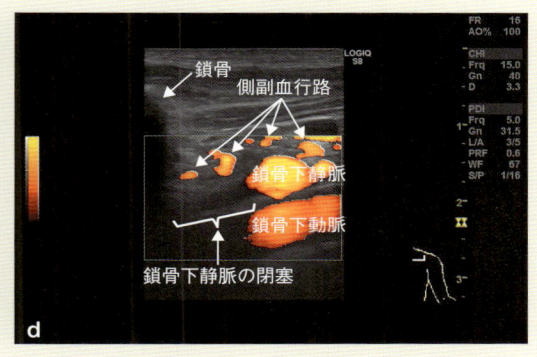

腋窩静脈に病変は認めないが，鎖骨下静脈に閉塞を認める．その周囲には側副血行路を多数認める❹.

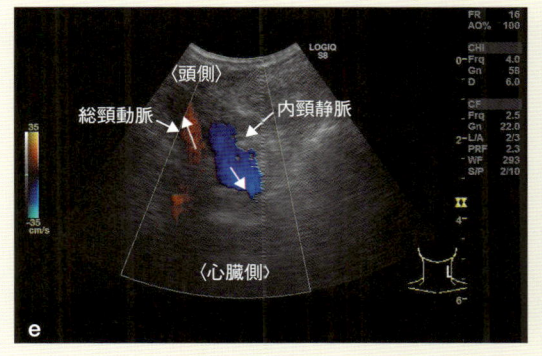

頸部を走行する内頸静脈は順行性に流れており，逆流は認めない❺.

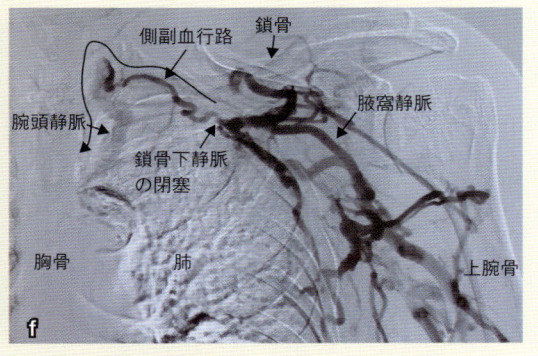

血管造影検査でも鎖骨下静脈の閉塞を認める．閉塞部周辺に多数の側副血行路を認め，内頸静脈に還流している.

 鎖骨下静脈の完全閉塞を認め，シャント肢腫脹の原因と考えられる．超音波検査上，静脈高血圧症が疑われる.

 超音波検査と造影検査の所見から PTA を施行．鎖骨下静脈の閉塞をガイドワイヤで突破し，径 8.0 mm の拡張バルーンカテーテルにて病変を完全拡張させ，血流は再開通した．後日，シャント肢の腫脹は消失した.

39 e-PTFE 移植後の浮腫

依頼目的 人工血管造設術後．シャント肢の腫脹を認める．精査依頼．

> 70 歳代，女性．3 日前に e-PTFE 人工血管を左前腕部に移植した症例．右腕に比べ，左腕の軽度腫脹（特に手背部）を認める．手術所見によると，動脈側吻合部は橈骨動脈起始部に端側吻合，静脈側吻合部は尺側皮静脈に端端吻合している．使用した人工血管は，4-6 テーパー型 e-PTFE．術中は特に問題なく終了し，術直後から良好なスリルを触知している，とのことであった．

理学所見

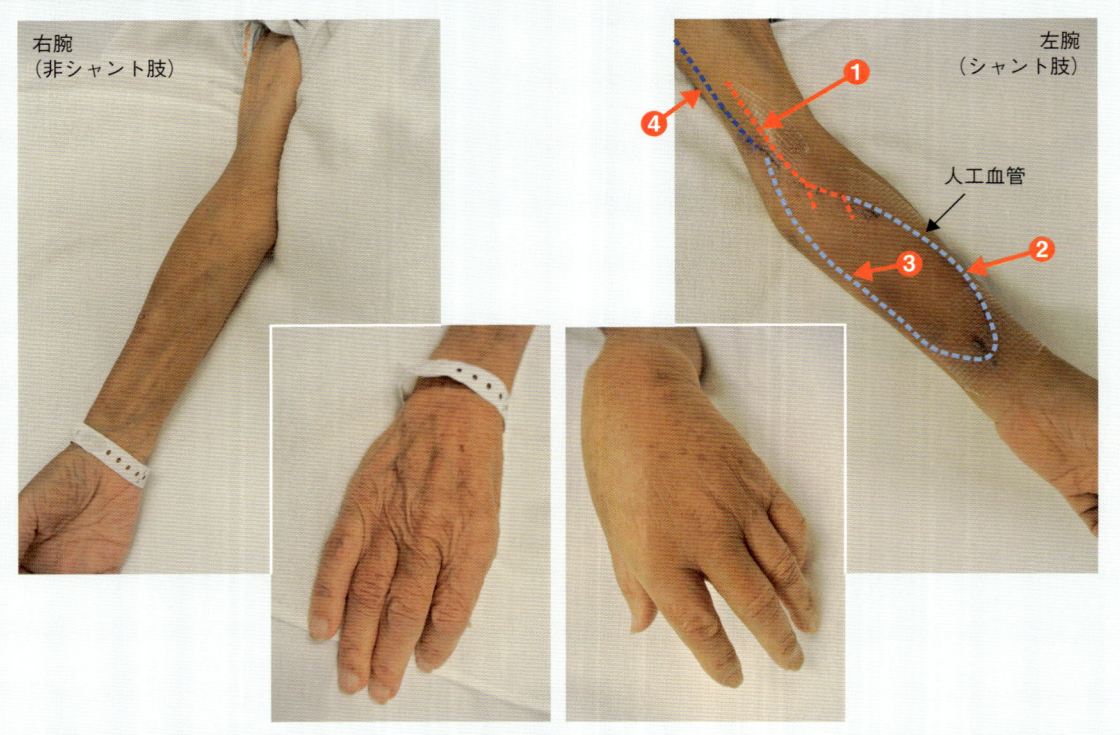

左手背部および前腕部の腫脹を認める．左人工血管部は良好なスリルを触知する．触診上は，特に問題のない AVG と思われる．

超音波検査のポイント
- 腫脹している範囲を十分に観察する．
- 使用した人工血管の材質を手術所見などから確認する．
- 機能評価および形態評価を行い，静脈高血圧症の所見がないかをチェックする．

超音波検査

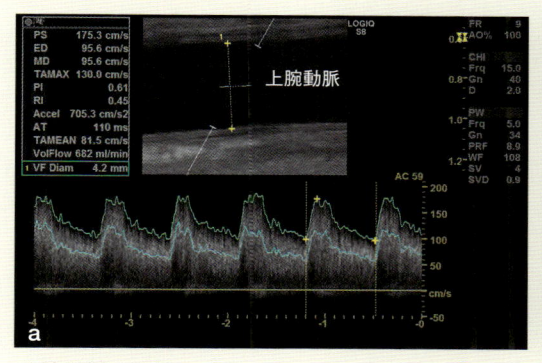

上腕動脈血流量は 682 mL/min，RI は 0.45 ❶.

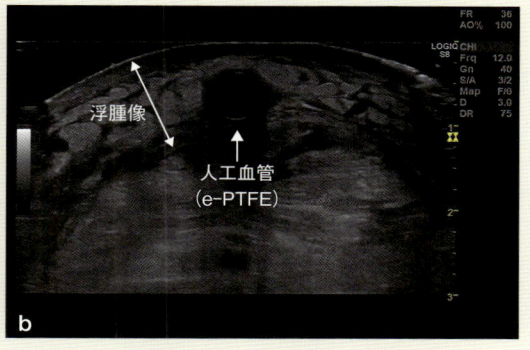

人工血管の周囲に敷石状の浮腫像を認める ❷.

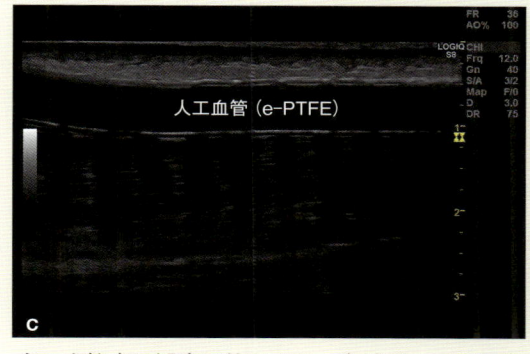

人工血管内は観察可能であり，全域において異常所見は認めない ❷.

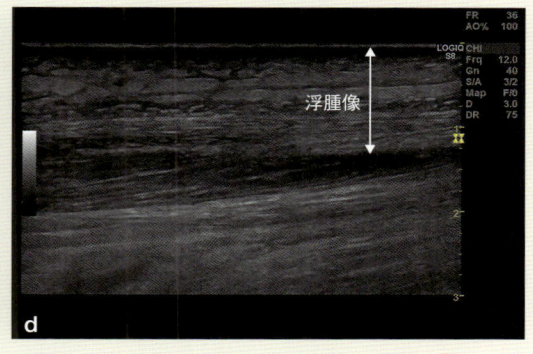

浮腫像の長軸像．前腕部に広範囲に認める ❸.

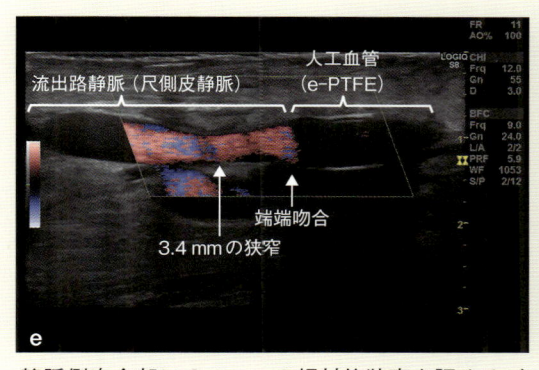

静脈側吻合部に 3.4 mm の相対的狭窄を認めるが，周囲では末梢側に逆流する血流は認めない．これより中枢側の血管径は 5.2 mm と安定 ❹.

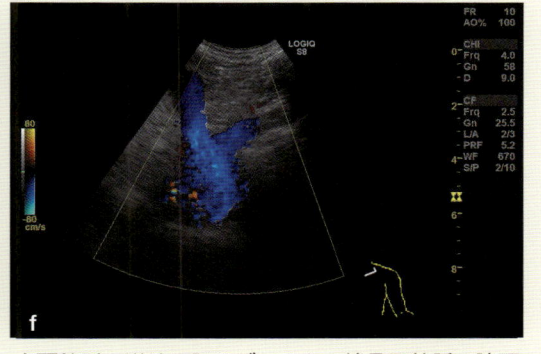

内頸静脈の逆流は認めず．また，鎖骨下静脈，腕頭静脈に明らかな狭窄は認めず．

流出路静脈に相対的狭窄を認めるが血流は問題なし．シャント肢の腫脹を認めるが，静脈高血圧症を疑うような所見も認めず．したがって，超音波検査上は経過良好な AVG であると思われ，e-PTFE 移植後の合併症である浮腫と考えられる．

経過観察となった．約10日後に腫脹は自然消失した．

40 スチール症候群

依頼目的　シャント肢の手掌，手指にしびれと疼痛（透析時に強い）を自覚，軽度の運動障害の訴えあり．精査依頼．

> 60歳代，女性．2型糖尿病，左乳がんの既往あり．右肘部を越えたループ型 AVG．手掌および手指のしびれ感，疼痛に対してリハビリ療法を実施するが改善乏しく，現在も症状持続．AVG の治療歴，閉塞歴はなし．

理学所見

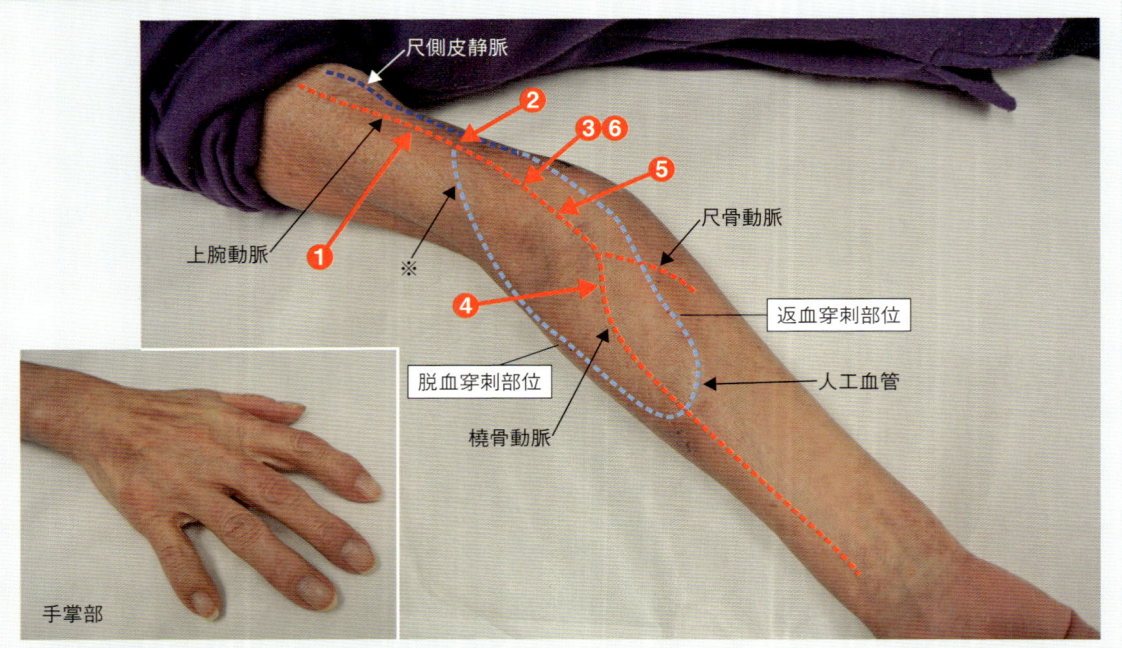

尺側皮静脈 / 上腕動脈 / ※ / 尺骨動脈 / 返血穿刺部位 / 人工血管 / 脱血穿刺部位 / 橈骨動脈 / 手掌部

動脈側吻合部および人工血管，流出路静脈のスリルは良好．手掌部に明らかな蒼白は認めないが，右手の冷感あり．

超音波検査のポイント

- シャント肢側の手指冷感が主訴の場合，スチール症候群を疑う．触診にて冷感の程度を左右で比較する．重度の場合は潰瘍を形成する場合もあるため，その有無を確認する．
- 上腕動脈血流量と RI を測定し，血流の程度を把握する．スチール症候群を疑う場合，血流量は低下から高血流量まで様々である．
- スチール症候群の場合，末梢側に流れにくい原因が存在するうえに，人工血管のような末梢血管抵抗が低い経路が存在することが主な原因となる．AVG では流出路静脈狭窄が頻発するが，この部位に狭窄が伴わない場合，より症状が強くなる．動脈側吻合部より末梢側の動脈を重点的に走査する．

超音波検査

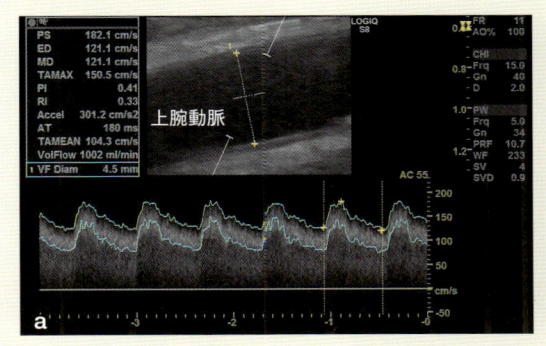

上腕動脈血流量1002 mL/min，RIは0.33と良好❶．

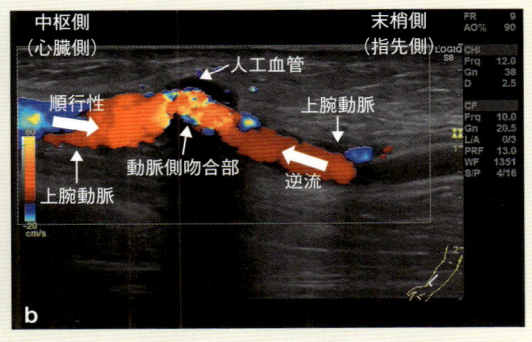

動脈側吻合部近傍の長軸像．吻合部末梢側の上腕動脈は逆流し，人工血管内に流入している❷．

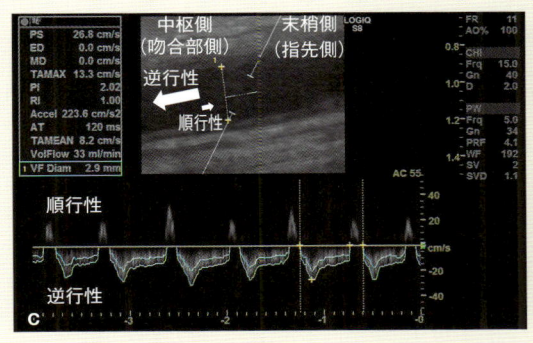

吻合部末梢側の上腕動脈のパルスドプラ像．大部分の血流は逆行性に流れている❸．

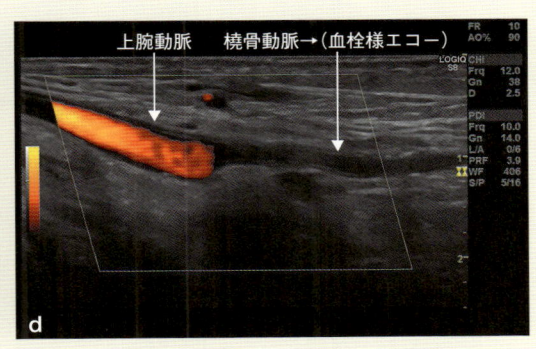

肘部の橈骨動脈-尺骨動脈の分岐部．橈骨動脈の血流信号は認めず，血管内部に血栓様のエコーを認める❹．

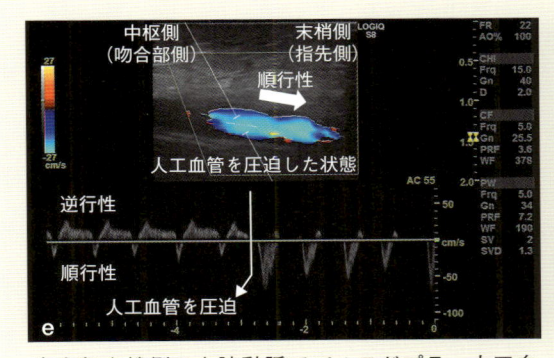

吻合部末梢側の上腕動脈でパルスドプラ．人工血管を圧迫すると血流速波形は変化し順行性に多く流れる❺．

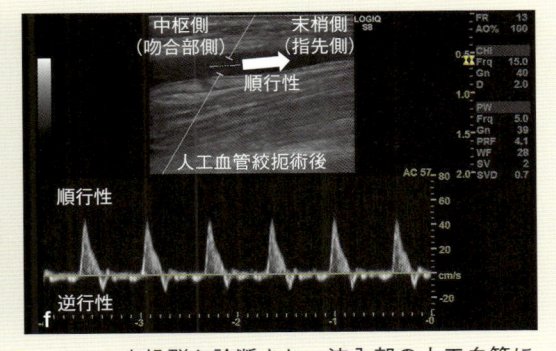

スチール症候群と診断され，流入部の人工血管に対して（理学所見画像※印の部位）絞扼術を施行した結果，順行性に多く流れるようになった❻．

 総合評価　血流は良好だが，動脈側吻合部より末梢側の上腕動脈血流は人工血管内に流入．人工血管を圧迫して，この部位の血流方向を確認すると，逆行性に流れていた血流が順行性に変化した．超音波検査上，スチール症候群が疑われる．また，橈骨動脈の閉塞を認め，本症の原因の一つと考えられる．

 その後の経過　SPP検査※でもシャント肢の方が明らかに低下している所見（右第Ⅲ指：17 mmHg 左第Ⅲ指：70 mmHg）．臨床症状と超音波検査から，スチール症候群の可能性が高いと判断され，人工血管の絞扼術を施行した．人工血管への流入量は減少し，末梢側への血流量が増加．併せて症状も改善した．
※皮膚組織灌流圧（SPP）検査：皮膚レベルの微小循環の指標．レザードプラ法を用いて，どの程度の圧で微小循環が灌流しているかを示す検査．

41 人工血管の瘤

70歳代，男性．約3年前に作製した左前腕ループ型 AVG．動脈側は上腕動脈と人工血管（径6mm e-PTFE グラフト）を吻合，静脈側は人工血管と尺側皮静脈を吻合している．約1年前から人工血管の静脈側に瘤が出現したが，それ以降は，特に増大なく経過している．現在は瘤の部分を避けて穿刺し，良好に透析を施行できている．

理学所見

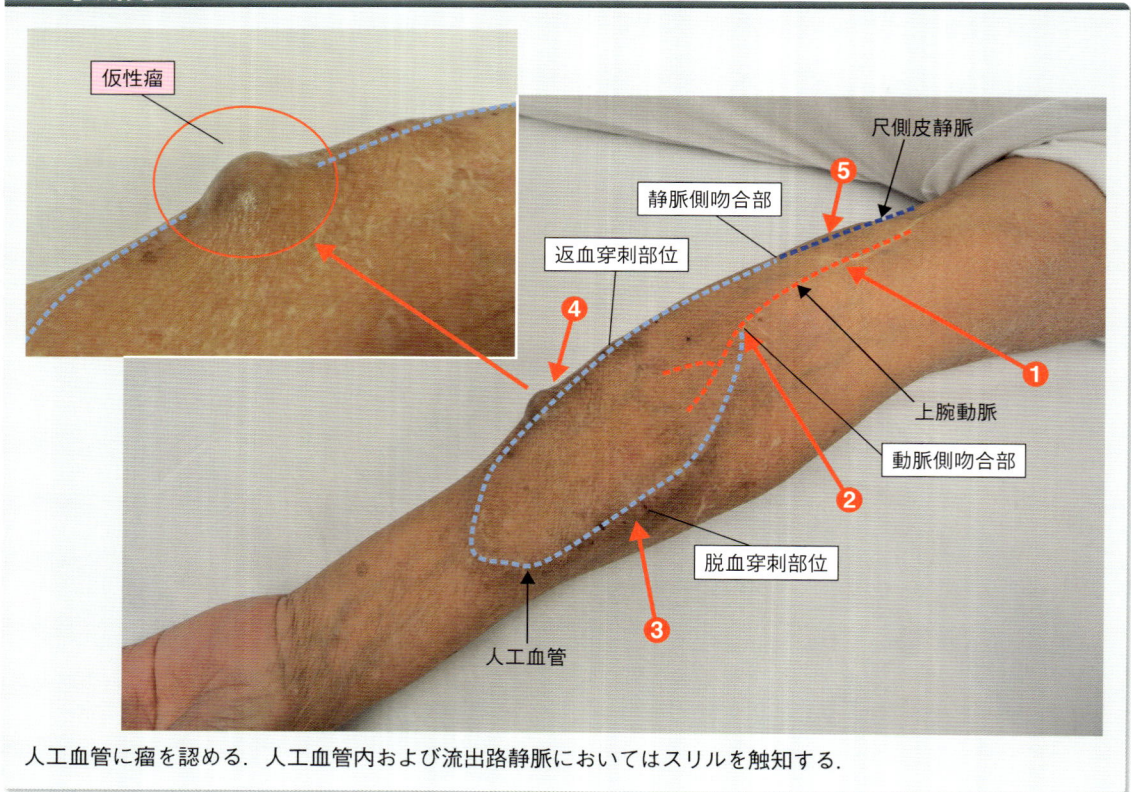

人工血管に瘤を認める．人工血管内および流出路静脈においてはスリルを触知する．

超音波検査のポイント

- 上腕動脈血流量と RI を計測し，血流の程度を把握する．また，形態評価を行い，機能評価に見合う病変を検索する．
- 仮性瘤を評価する．壁の性状（壁在血栓や石灰化，体表面から瘤の前壁までの距離など）を観察する．
- 瘤を観察する場合は，エコーゼリーを多く使用する．

超音波検査

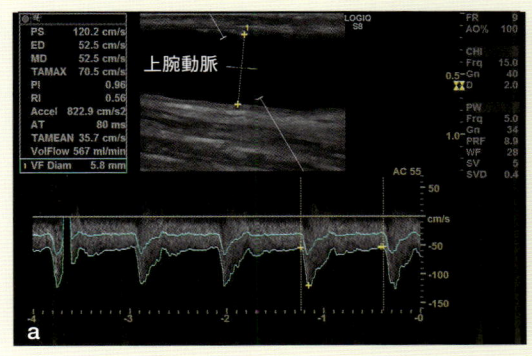

a

上腕動脈血流量は 567 mL/min，RI は 0.56，血流は良好❶.

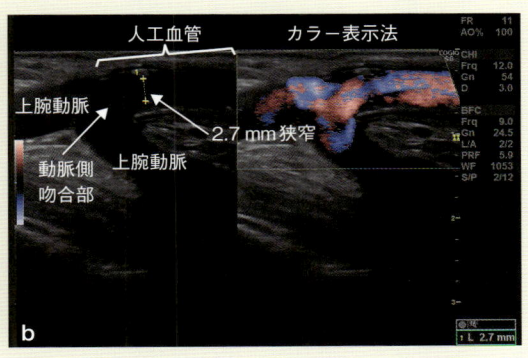

b

動脈側吻合部の人工血管内に 2.7 mm の軽度狭窄❷.

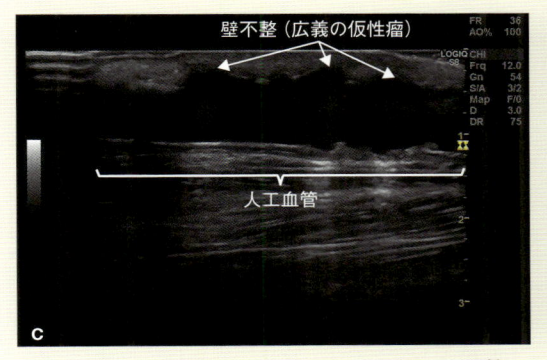

c

人工血管内の動脈側穿刺部は穿刺による壁不整．人工血管の 3 層構造は破壊．内腔の狭小化は認めない❸.

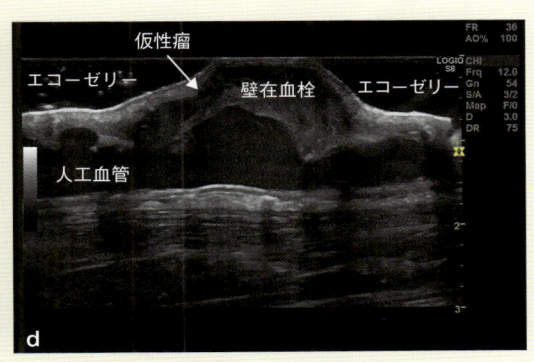

d

仮性瘤の周囲に多量のエコーゼリーを塗布し，瘤の長軸像を観察．静脈側穿刺部の仮性瘤内は壁在血栓を伴う❹.

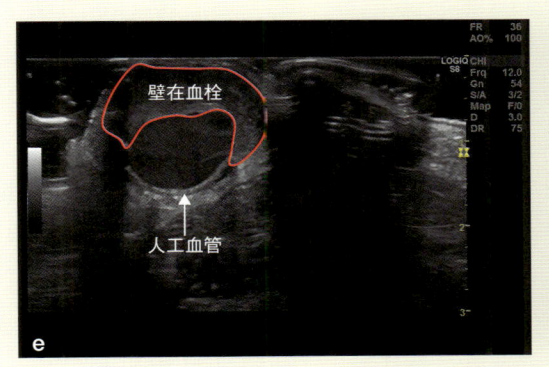

e

仮性瘤の短軸像．壁在血栓のため体表面から人工血管内腔までが厚い．瘤破裂の可能性は高くない❹.

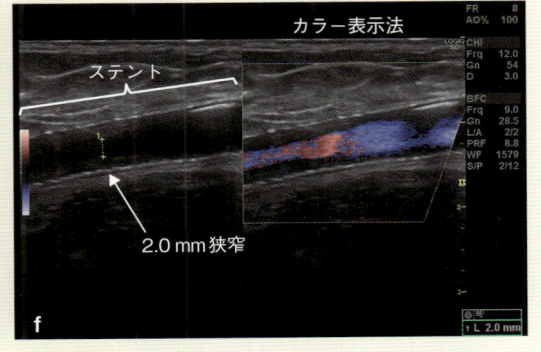

f

流出路静脈の尺側皮静脈にはステントが留置されており，内膜肥厚を伴う 2.0 mm の中等度狭窄❺.

ステント内に中等度狭窄を認めるが血流は良好である．人工血管の静脈側に存在する仮性瘤も，壁在血栓を形成しているため，破裂の可能性は高くないと考えられる．

血流量のモニタリング，ステント内狭窄のフォローを目的として，3 か月後の再診．超音波検査では，血流量は 540 mL/min で大きな変化はなかった．また，人工血管静脈側の仮性瘤も，増大傾向なく形態的評価に変化はなかった．

42 感染

依頼目的 人工血管の動脈側穿刺部に発赤を認め感染疑い．精査依頼．

> 60歳代，男性．左前腕 AVG（素材：5 mm ポリウレタン）を新規造設．動脈側は橈骨動脈に吻合，静脈側は上腕尺側皮静脈に吻合した．過去に人工血管のループ部が感染し抜去＋血管形成術を施行している．以降，経過は良好であった．

理学所見

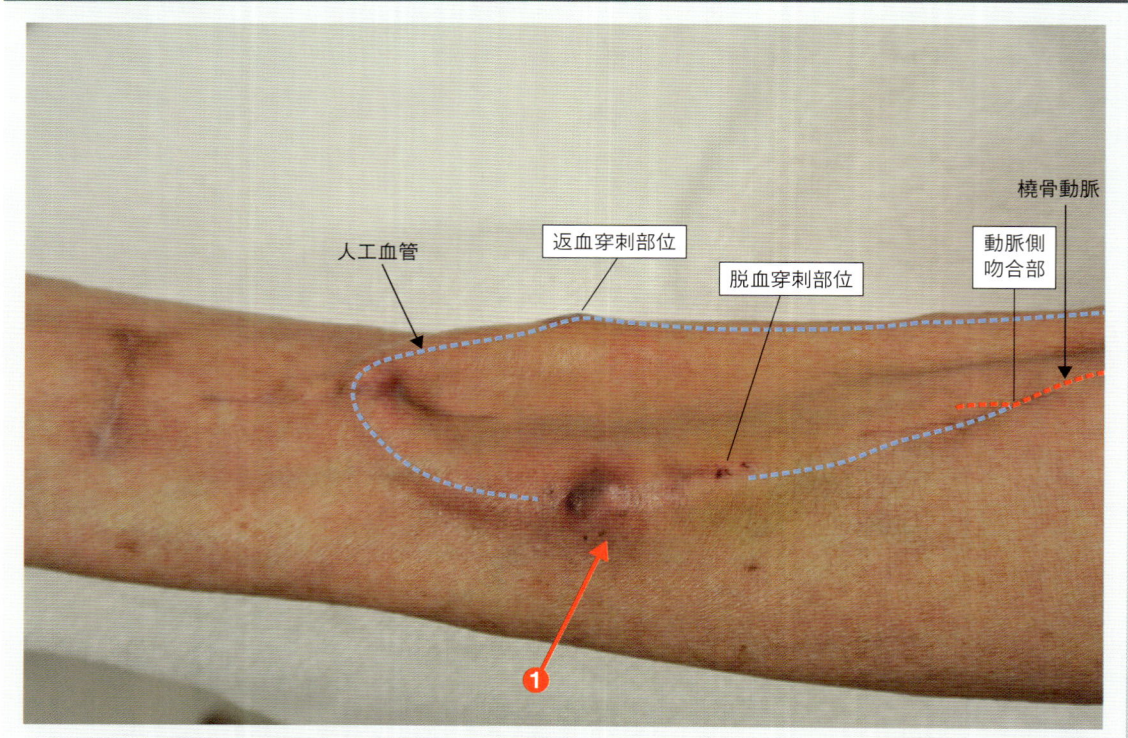

橈骨動脈
人工血管
返血穿刺部位
脱血穿刺部位
動脈側吻合部

人工血管の脱血穿刺部近傍に発赤を認める．白血球数は 10,000/μL（好中球 78%），CRP は 3.2 mg/dL であった．抗生剤はすでに投与されていた．

超音波検査のポイント

- 発赤部（圧痛や排膿が見られることもある）とその範囲を視診で確認し，これに一致した限局性の低エコー域（膿）の有無を観察する．
- 感染している範囲を明確にすることで，後の人工血管を摘出する範囲の参考になる．
- 類似するエコー像として，仮性瘤の内部血栓化や人工血管移植時のトンネリングに伴う血腫などがあるが，鑑別が困難なことも多い．超音波検査は補助的な診断とし，臨床症状や血液データ（白血球数や分画，CRP など）なども確認しておく．

超音波検査

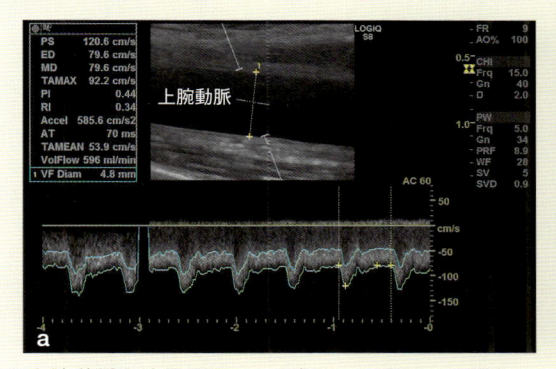

上腕動脈血流量は 596 mL/min，RI は 0.34 であり血流は良好．

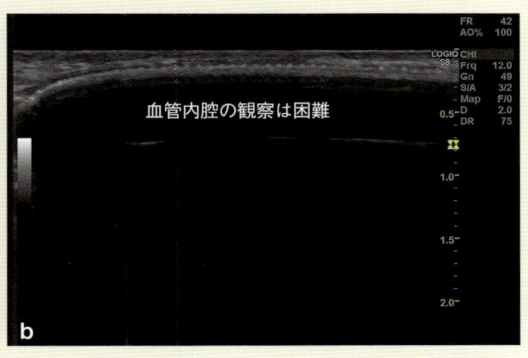

人工血管はポリウレタンのため，血管内腔の観察は不可能．

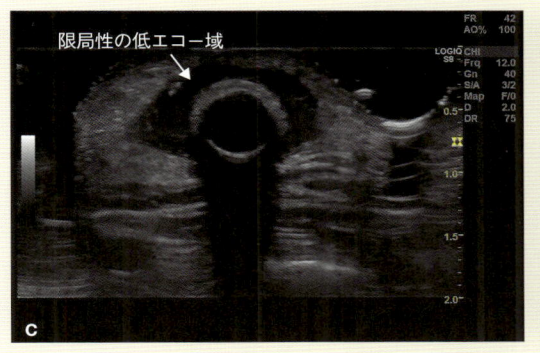

発赤部に一致して限局性の低エコー域をグラフトの全周性に認める❶．

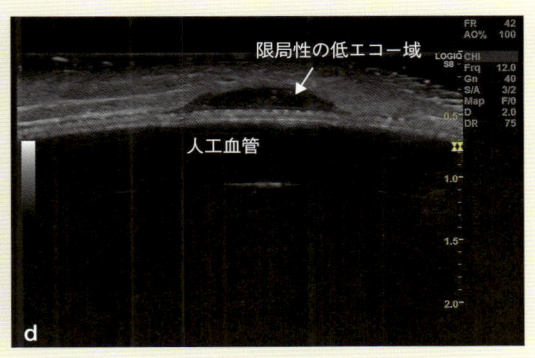

長軸像において，その範囲を評価する．様々な角度から描出を試みる❶．

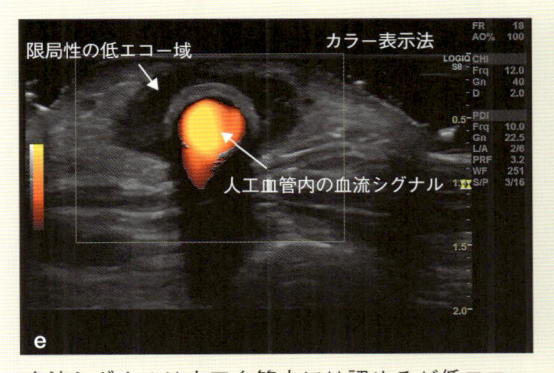

血流シグナルは人工血管内には認めるが低エコー域では認めない❶．

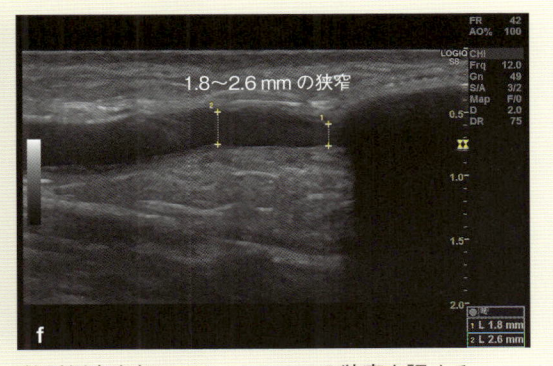

静脈側吻合部に 1.8〜2.6 mm の狭窄を認める．

　発赤部に一致して限局性の低エコー域を認める．超音波検査上，膿瘍形成の所見に一致することから感染を強く疑う．静脈側吻合部に狭窄を認めるが，血流量が良好であることから，シャント機能に問題はない．

　血液培養は陰性であったが，創部からはグラム陽性球菌が検出された．後日，感染部の人工血管摘出術＋人工血管部分置換術を施行した．

43 閉塞

依頼目的 シャント音が消失，AVG 閉塞疑い．

70 歳代，女性．新規で左前腕に AVG を作製したが，4 か月後，流出路静脈の狭窄進行により AVG が閉塞，PTA 施行．狭窄は強固で，拡張による血管損傷あり，止血も難渋したため，同部位にステント（7×60 mm）留置．しかし 2 か月後にステント出口部に発現した狭窄が原因で再閉塞，PTA により再開通するも，さらに 3 か月後に再々閉塞，ステント出口部にステント（7×80 mm）留置．その 3 か月後にシャント音消失，閉塞疑いとなり今回の超音波検査となった．

理学所見

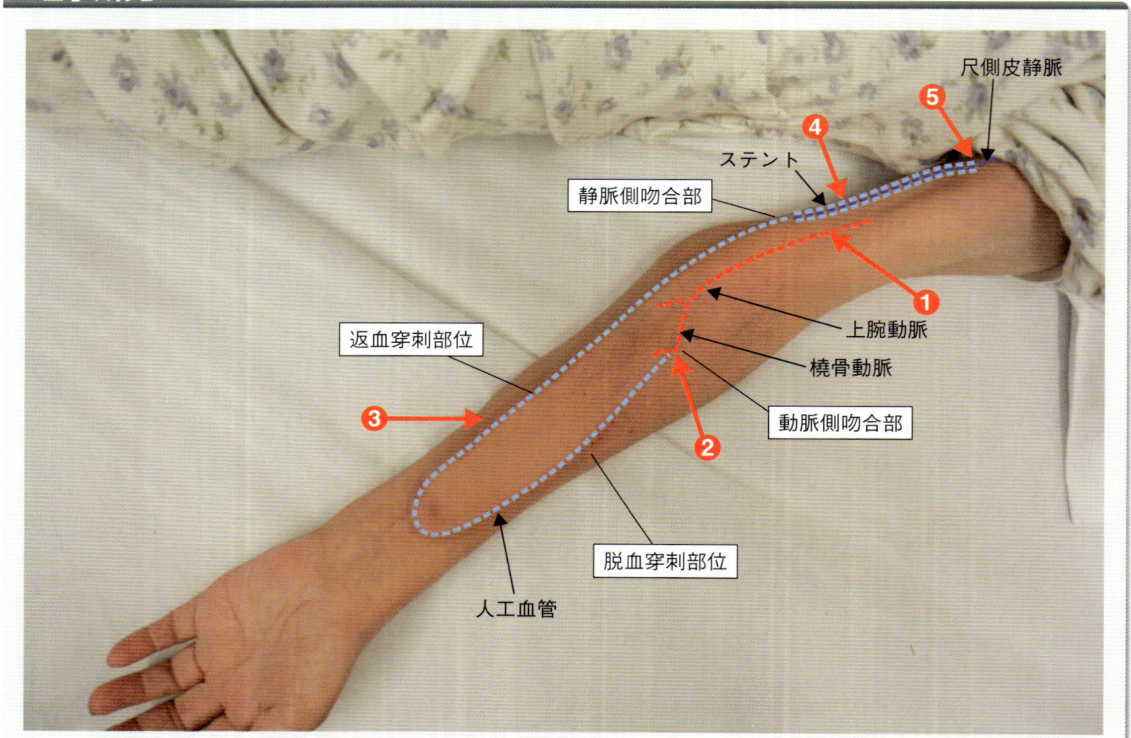

人工血管内のシャント音は聴取できず．人工血管および流出路静脈のスリルも触知せず，閉塞が強く疑われた．

超音波検査のポイント
- 人工血管内の閉塞を確認する．
- 流入路（動脈側）の閉塞状況を把握する．
- 流出路（静脈側）の閉塞状況を把握する．何が原因で閉塞したかを検索する．
- 血栓が存在する部位を特定すると同時に，どこから再開通しているかを観察する．

超音波検査

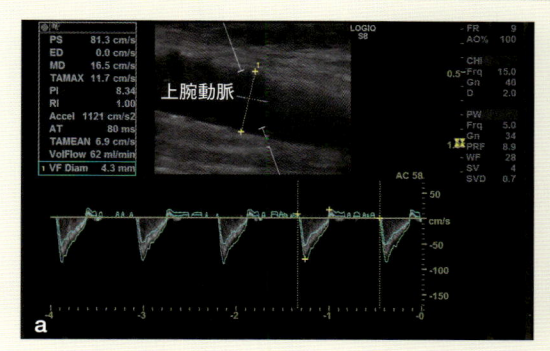

上腕動脈血流量は 62 mL/min，RI は 1.00，血流速波形はシャント波形ではなく動脈波形❶.

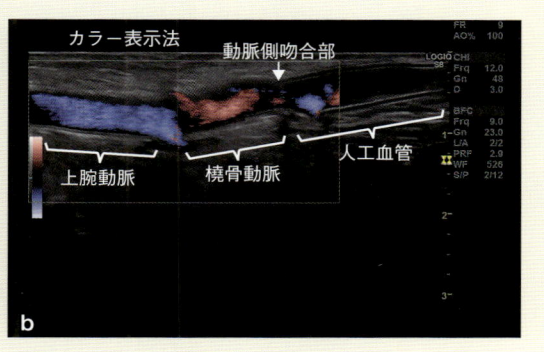

動脈側吻合部は橈骨動脈の起始部で，4-6 mm テーパー型 e-PTFE 人工血管と吻合している．上腕動脈，橈骨動脈は血流を認める❷.

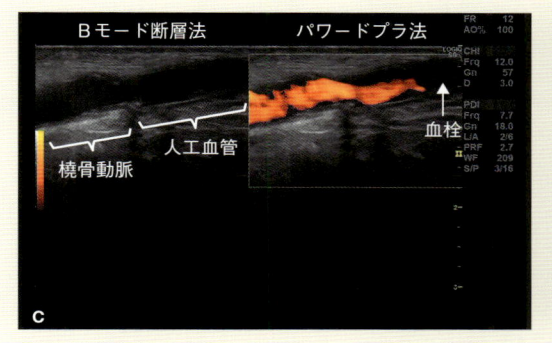

動脈側吻合部の人工血管内には一部血流を認めるが，末梢側では血栓を認め，血流シグナルを認めない❷.

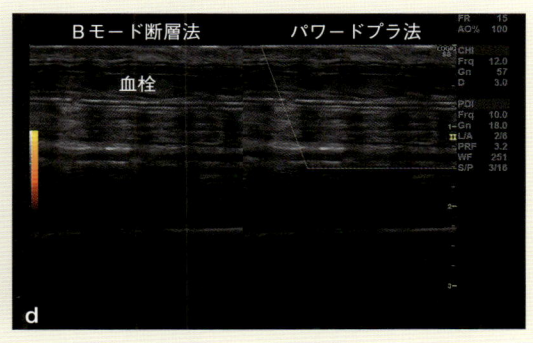

人工血管内全域において血栓を認める．パワードプラ法にても血流シグナルを認めない❸.

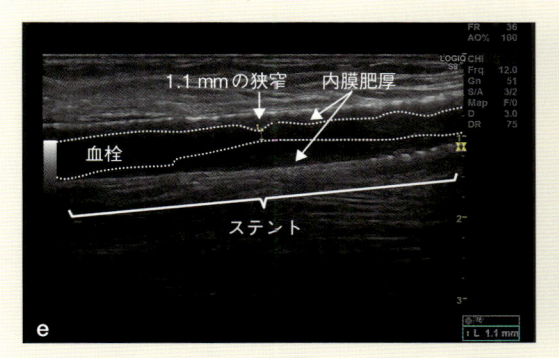

流出路静脈である尺側皮静脈にはステントが留置されているが，内膜肥厚を伴う狭窄の存在が疑われた❹.

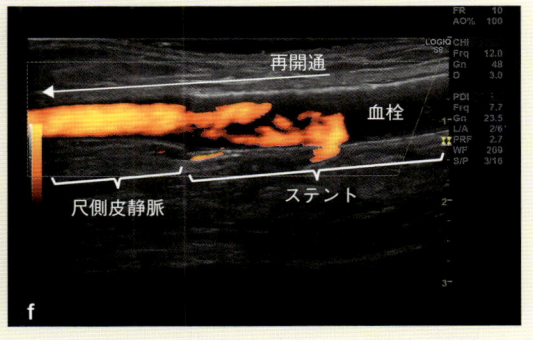

上腕部中枢側まで留置されているステント内には血栓形成を認める．ステント出口部近傍で分枝によって血流は再開通❺.

 　人工血管内および流出路静脈に血栓形成を認め AVG は閉塞．動脈側吻合部の橈骨動脈では血流を認めるが，流出路であるステント内には狭窄が疑われ，それが原因で血栓が形成されたと考えられる．ステントは上腕中枢側まで留置されており，その部位に一致して血栓性閉塞を認める．それ以降は分枝により血流は再開通している．

 　血栓溶解剤投与後 2 時間で血流は再開した．PTA を施行しステント内の狭窄は解除された．

44 本幹閉塞

依頼目的 前腕部, 手掌部の腫脹. 静脈圧の上昇は認めず, 透析自体は問題ない. 腫脹の原因検索依頼.

70歳代, 男性. 原疾患不明の末期腎不全により透析導入, 左前腕ループ型の AVG. 動脈側吻合部は橈骨動脈起始部と人工血管の端側吻合, 静脈側吻合部は, 上腕部の尺側皮静脈と人工血管を端側吻合. 前腕部, 手掌部がたびたび腫脹し, 流出路静脈狭窄に対して PTA を施行. 治療後は, 腫脹は改善したが短期間に再狭窄をきたし, 頻回に PTA を繰り返す. 直近では2か月前に PTA を施行したが, 過去に閉塞歴はない.

理学所見

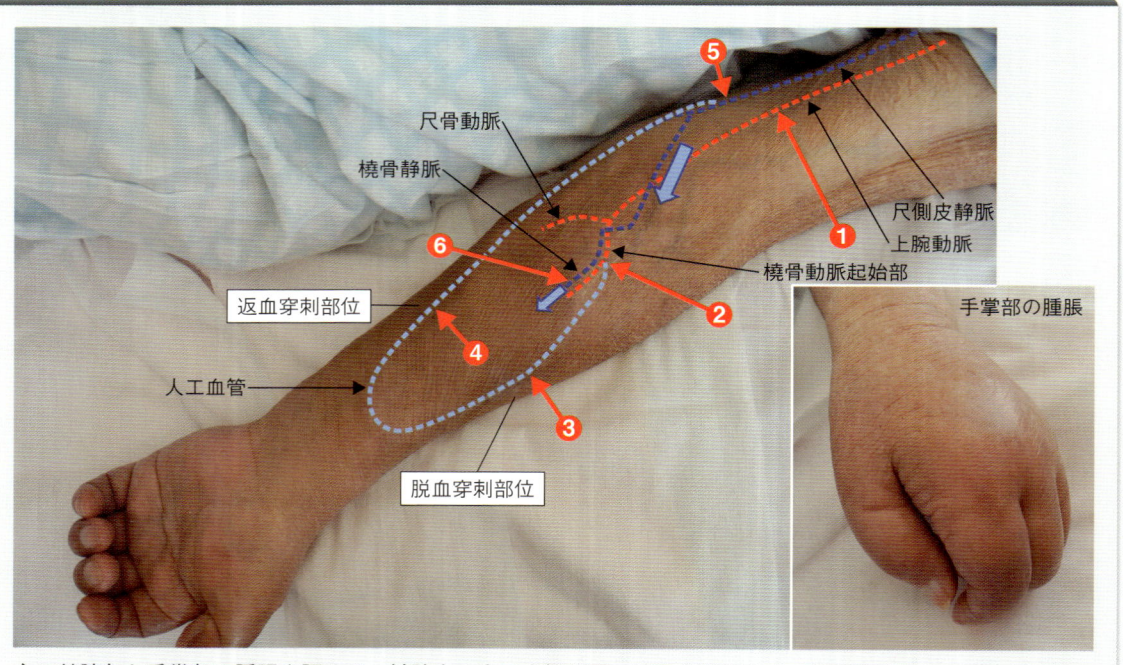

尺骨動脈
橈骨静脈
尺側皮静脈
上腕動脈
橈骨動脈起始部
返血穿刺部位
人工血管
脱血穿刺部位
手掌部の腫脹

主に前腕部と手掌部の腫脹を認める. 触診上, 人工血管は弱い拍動を触知する. 流出路静脈のスリルは触知しない.

超音波検査のポイント

- シャント肢が腫脹している場合, その範囲を確認する. 本症例では主に前腕部, 手掌部が腫脹しているため, 肘部付近に責任病変の存在を疑う.
- 上腕動脈血流量と RI を測定し, 血流の程度を把握. 静脈高血圧症を疑う場合, 血流量は低下しないことが多い.
- 流出路静脈を重点的に観察. この部位に高度の狭窄や閉塞を認め, かつ血流量が低下していない場合, 側副血行路の存在を疑う. 多くは病変部から末梢側に逆流する血流を認める. この逆流枝の存在がシャント肢の腫脹の原因となっている.

超音波検査

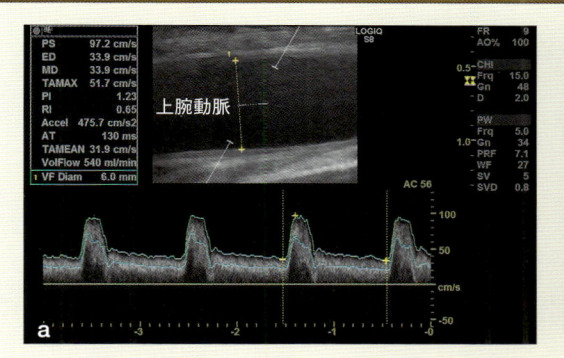

上腕動脈血流量 540 mL/min，RI は 0.65 と良好❶.

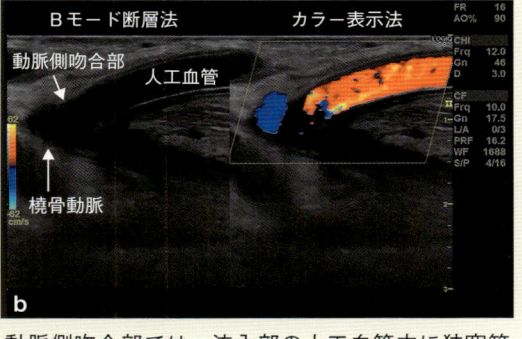

動脈側吻合部では，流入部の人工血管内に狭窄等は認めない❷.

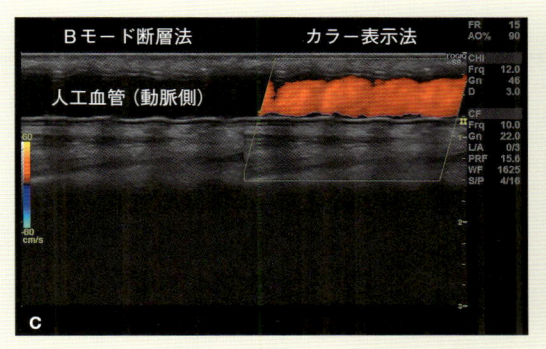

前腕部でループ型に移植された人工血管は，穿刺部（動脈側）の壁不整がみられるが，明らかな狭窄は認めない❸.

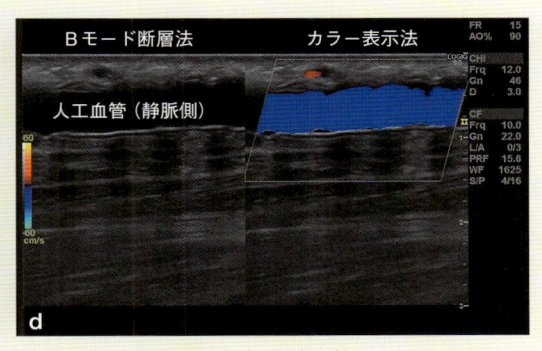

人工血管の静脈側穿刺部も壁不整がみられるものの，明らかな狭窄は認めない❹.

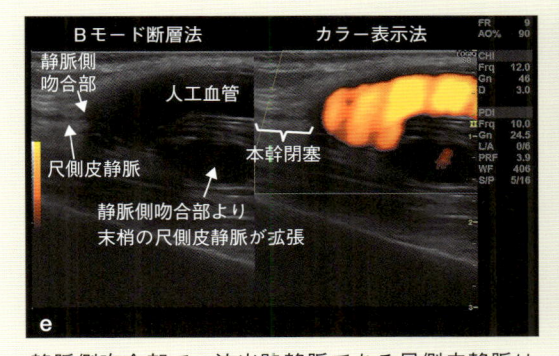

静脈側吻合部で，流出路静脈である尺側皮静脈は非血栓性の閉塞を認める❺. これにより吻合部末梢の尺側皮静脈は拡張している.

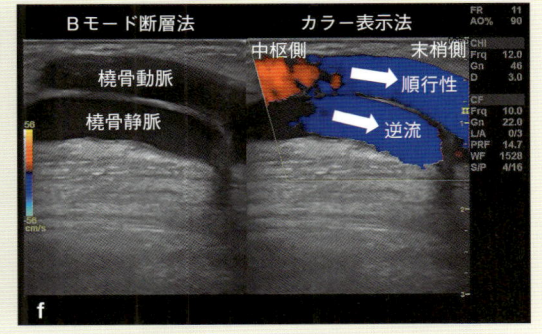

静脈側の本幹閉塞に伴い，末梢の尺側皮静脈は逆流し，その後橈骨静脈も逆流している❻.〈カラードプラ，理学所見画像➡部〉

総合評価 静脈側吻合部中枢側の本幹閉塞を認めた. これに伴い，血流は静脈側吻合部末梢側の静脈に逆流して，前腕部および手掌部が腫脹していると考えられる（静脈高血圧症）.

その後の経過 短期再狭窄による頻回 PTA を施行していることに加えて，今回は本幹が閉塞していたことから，外科的延長術を行う方針となった. 閉塞部のやや中枢側の静脈が，腋窩付近の深部静脈と合流する部位まで開存していたことから，この尺側皮静脈に人工血管を延長した. 術後，腫脹は改善した.

45 血清腫

依頼目的 AVG定期フォロー.

> 60歳代，男性．他院で右肘部に移植されたAVG症例．約4年前に静脈圧の上昇で紹介され，PTAを施行している．以降も，定期的にフォローアップを行っており，1年に約2回PTAを施行している．現在のところ，臨床症状や理学所見の異常は認めていない．

理学所見

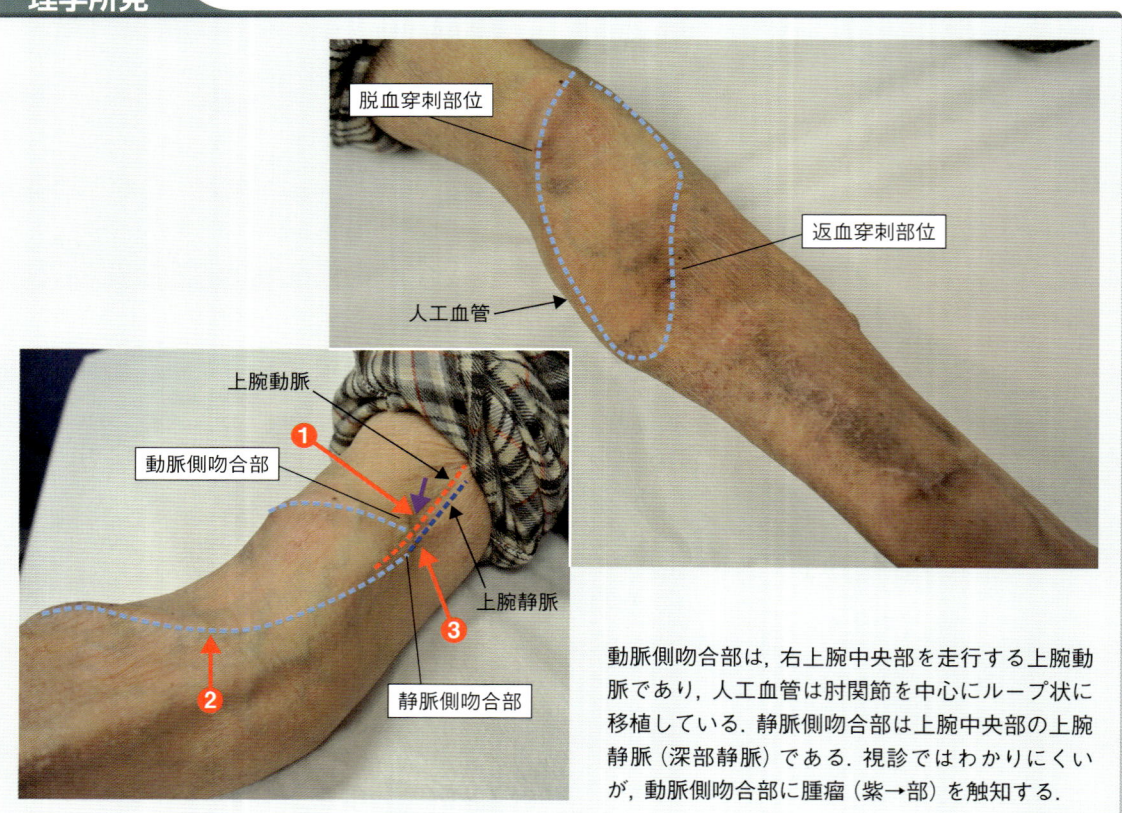

脱血穿刺部位

返血穿刺部位

人工血管

上腕動脈

動脈側吻合部

① ③ ②

上腕静脈

静脈側吻合部

動脈側吻合部は，右上腕中央部を走行する上腕動脈であり，人工血管は肘関節を中心にループ状に移植している．静脈側吻合部は上腕中央部の上腕静脈（深部静脈）である．視診ではわかりにくいが，動脈側吻合部に腫瘤（紫→部）を触知する．

超音波検査のポイント

● VA超音波検査の特徴として，血管内だけでなく血管周囲の組織や構造物も観察できる．
● 血清腫の好発部位は，動脈側吻合部である（まれに，それ以外の部位にも発生する）．
● 血清腫は病期によって様々な像を示す．最も多い超音波検査所見として，類円形で内部均一，等エコーを呈し，腫瘤内に血流シグナルは認めない．
● 鑑別として，瘤の内部が血栓化した状態や，感染等による液体貯留でも同じような像を呈することから，エコー像では判別困難な場合も少なくない．この場合，臨床症状なども参考にして総合的に判断することが重要である．

超音波検査

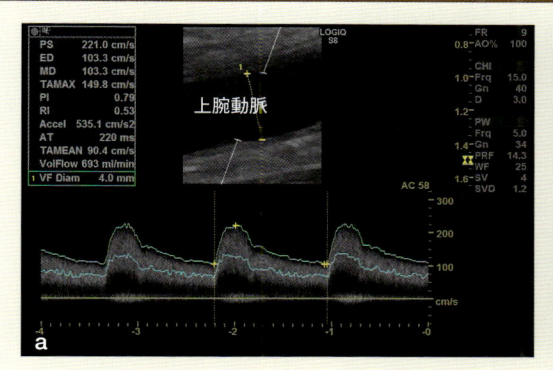

上腕動脈血流量は 693 mL/min，RI は 0.53．

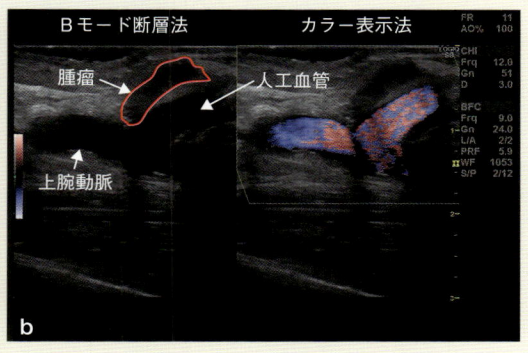

上腕動脈と人工血管との吻合部縦断像．吻合部近傍に腫瘤を認める❶．

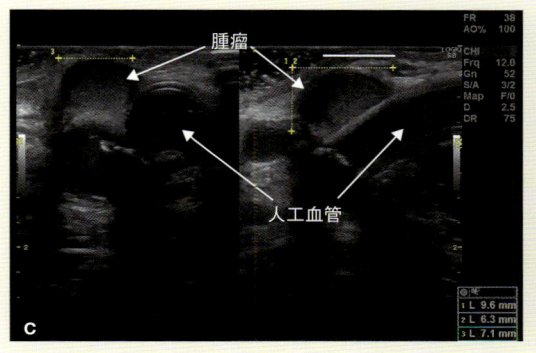

腫瘤は類円形，内部均一，等エコーで，大きさは 9.6×6.3×7.1 mm 大❶．

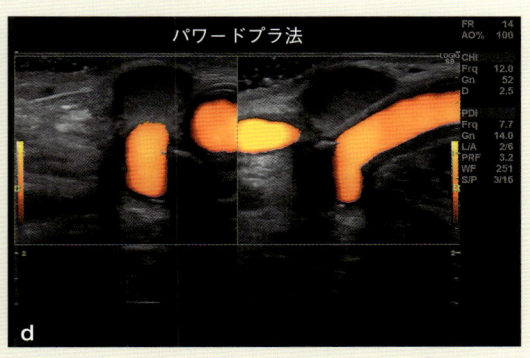

感度が高いパワードプラ法にて評価．腫瘤内に血流シグナルは認めない❶．

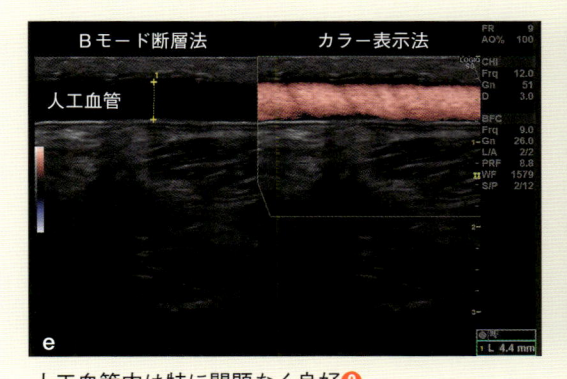

人工血管内は特に問題なく良好❷．

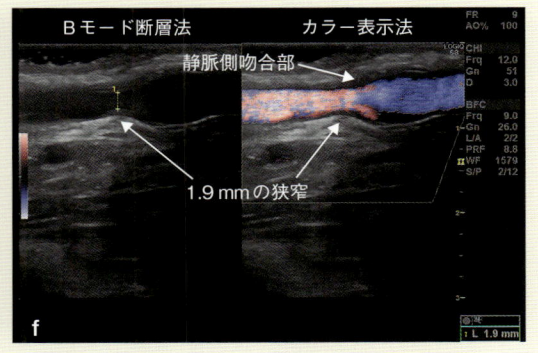

静脈側吻合部に 1.9 mm の狭窄を認める❸．

総合評価　静脈側吻合部に狭窄を認めるも，血流は良好である．臨床症状も認めておらず，良好な AVG と判断される．また，動脈側吻合部に腫瘤を認める（血清腫疑い）が，これによる人工血管の圧排などは認めない．

その後の経過　血清腫はごくまれに増大し，血管を圧排することで血流を障害することもある．引き続き，大きさの変化など経時的な観察が必要であり，AVG 機能とともに評価を行う．

46 術前評価

依頼目的 心機能不良のため動脈表在化術を予定. 術前の血管評価依頼.

> 60歳代, 女性. 近日中に透析を導入予定. 新規VA作製のため当院紹介. 利尿剤による除水が十分になされているにも関わらず, 心エコー検査では左室駆出率（EF）が約20%で心機能が低下. そのため, AVFやAVGを作製すると心不全を呈するおそれがあると考えられたことから, 動脈表在化の適応と判断された.

理学所見

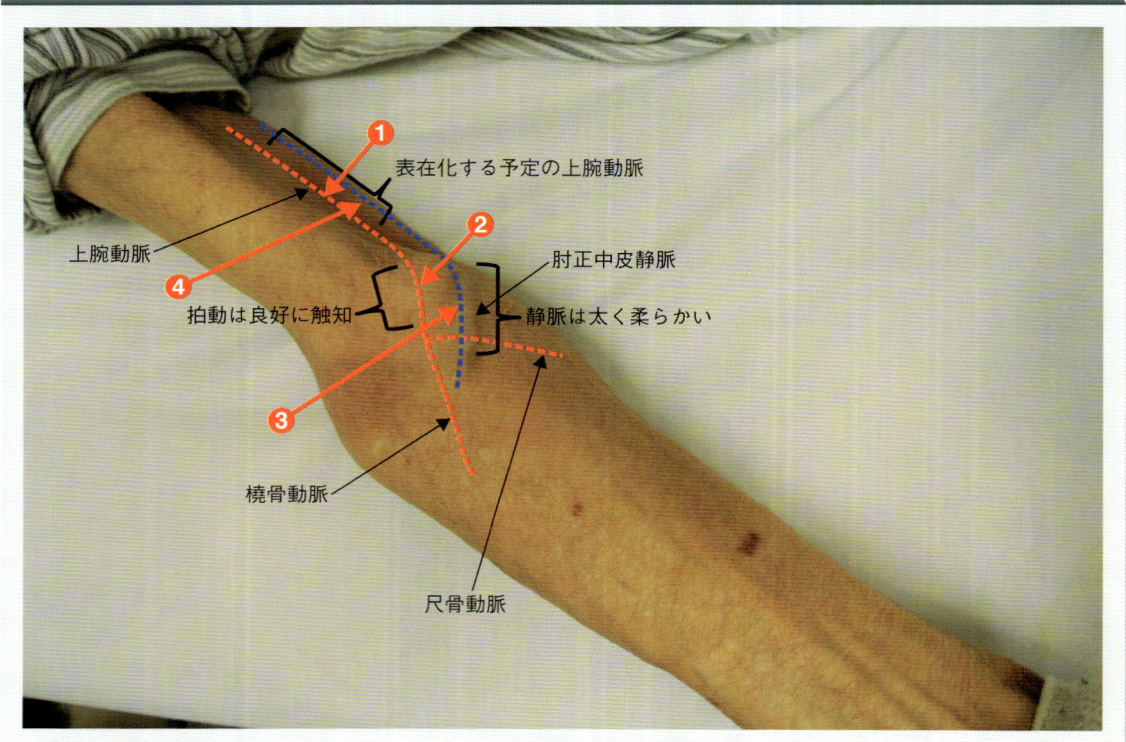

① 表在化する予定の上腕動脈
上腕動脈
④ 拍動は良好に触知
② 肘正中皮静脈
静脈は太く柔らかい
③ 橈骨動脈
尺骨動脈

肘正中皮静脈は太く触れることができた. また, 肘部上腕動脈の拍動も良好であった.

超音波検査のポイント

- 上腕動脈の血流速波形を確認する.
- 表在化される上腕動脈の血管壁の性状や血管径を評価する. 狭窄や閉塞の有無も検索する.
- 動脈高位分岐の存在に注意する.
- 返血に使用されると思われる皮静脈の評価（血管径や中枢側への連続性）も行う. また, 視診や駆血をした状態での評価も行う.

超音波検査

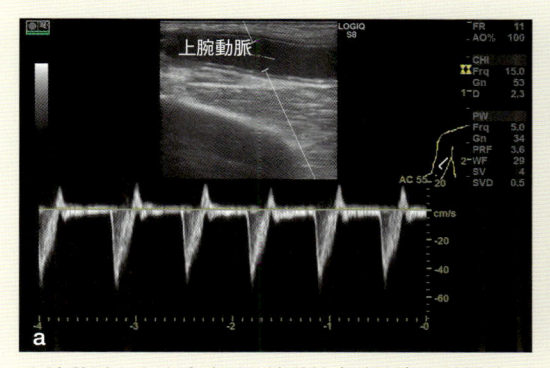

a

上腕動脈の血流速波形は拍動性（3相性）の動脈波形. 波形の立ち上がりも急峻❶.

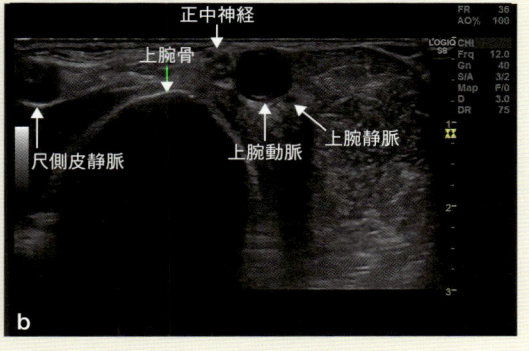

b

上腕中央部付近の上腕動脈の短軸像. 1本の上腕動脈は正中神経と上腕静脈とともに走行❶.

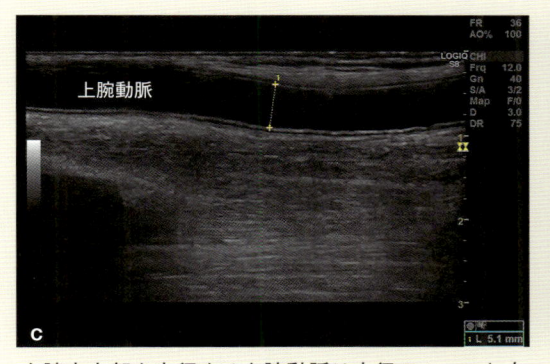

c

上腕中央部を走行する上腕動脈は内径5.1mmと太く, 血管壁の性状も石灰化等なく良好. 狭窄や閉塞も認めない❶.

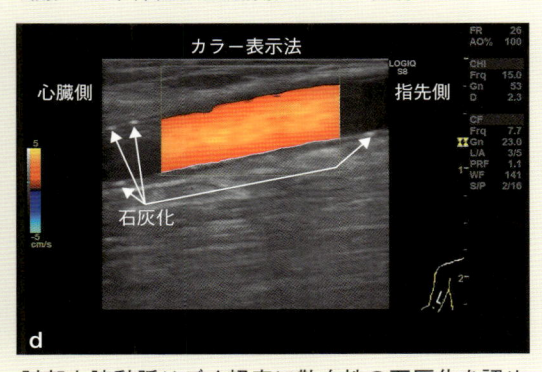

d

肘部上腕動脈はごく軽度に散在性の石灰化を認めるがカラードプラでの観察は良好❷.

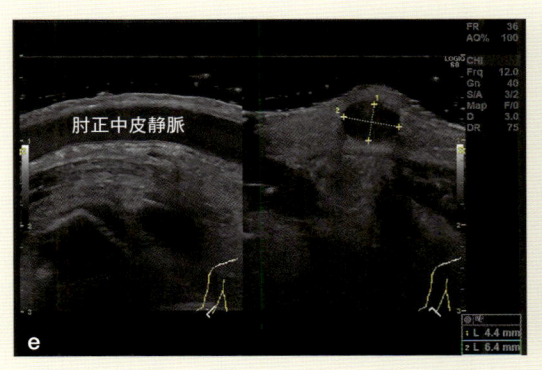

e

肘正中皮静脈は太く, 返血用の血管として使用可能. 駆血した状態で走査のため血管内腔にもやもやエコー❸.

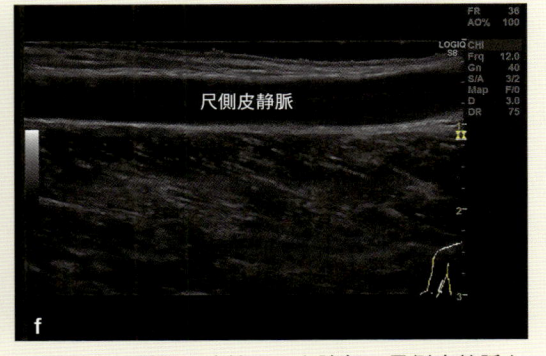

f

肘正中皮静脈から連続する上腕部の尺側皮静脈も腋窩付近まで開存❹.

上腕動脈の血流速波形は, 急峻な立ち上がりを示す動脈波形を呈していることから, 鎖骨下動脈など, 中枢側の病変は存在しないと考えられる. 動脈壁の性状は良好で, 表在化した場合も穿刺は容易と推測される. また, 肘正中皮静脈も返血に使用できると思われる.

上腕部における上腕動脈表在化術を施行した. 2週間後に抜糸を行った後, 動脈静脈ともに初回穿刺に成功した.

47 良好例

依頼目的 上腕動脈表在化のスクリーニング.

> 80歳代, 男性. 心機能低下のため, 左前腕部に作製された AVF を閉鎖. 動静脈の短絡を形成する AVF や AVG は作製できず, 約1年前に左上腕部の上腕動脈表在化術を施行した. 返血静脈は, 閉鎖したシャント静脈が手背枝から開存しているため, 前腕中央部に返血している. 現在は特に透析時に問題はなく, 良好に使用できている.

理学所見

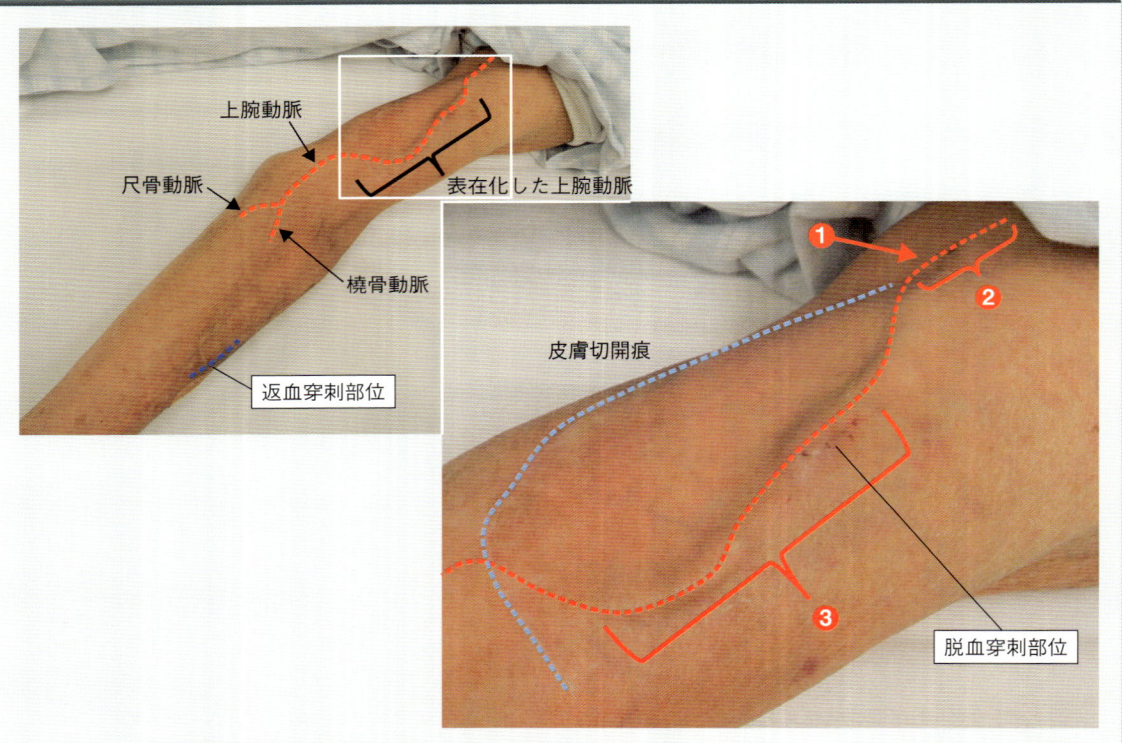

表在化された上腕動脈は良好な拍動を触知する. 脱血穿刺部位は頻回の穿刺によって少し硬くなっているものの, 内腔の狭小化は認めない. 返血静脈も触診上問題ない.

超音波検査のポイント

- 視診では皮膚切開痕も考慮し, どの範囲にわたって表在化されているかを推測する. 返血で穿刺している静脈の部位も確認する.
- 上腕動脈における血流速波形を描出し, 狭窄後波形ではないことを確認する.
- 表在化された動脈の狭窄や閉塞, 瘤などの有無を検索する.
- 動脈だけでなく, 返血静脈も必ず走査する.

超音波検査

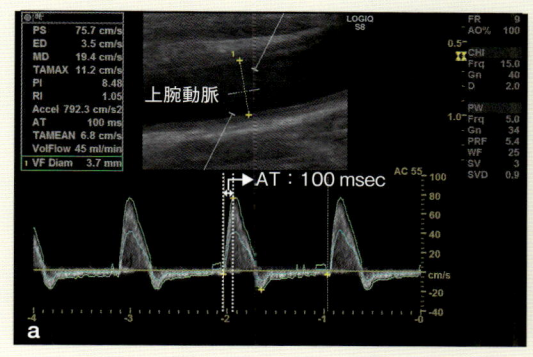

上腕動脈の血流速波形は拍動性の動脈波形. 加速時間（AT）は 100 msec ❶.

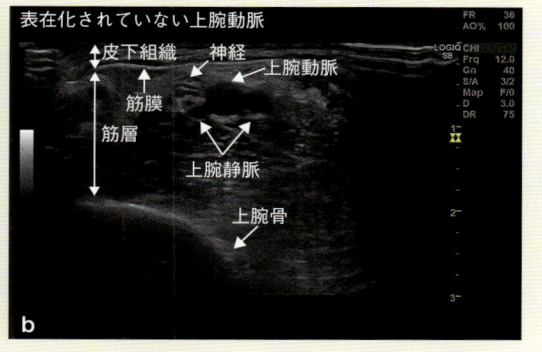

上腕中央部の表在化されていない上腕動脈の短軸像. 上腕動脈は筋膜下を走行し，上腕静脈，神経とともに伴走❷.

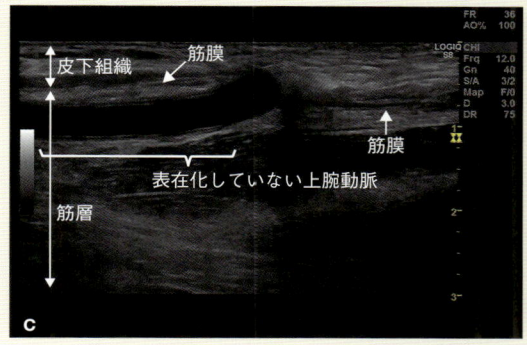

表在化されていない部位の上腕動脈は筋膜下を走行❷.

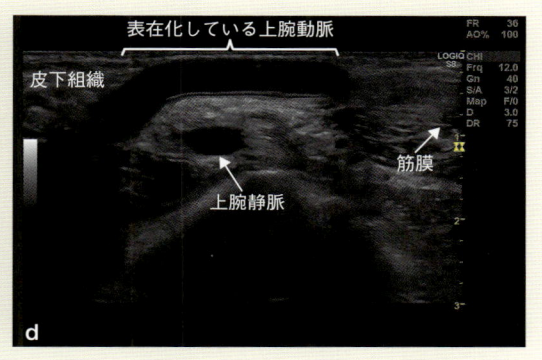

上腕動脈は外科的に持ち上げられ皮下組織内を走行. 伴走静脈であった上腕静脈はそのまま筋層を走行❸.

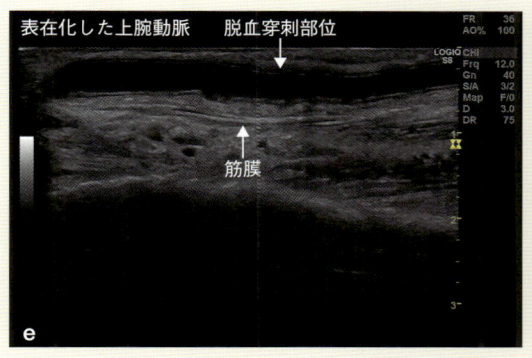

表在化された上腕動脈の脱血穿刺部位に明らかな狭窄は認めず，血管内腔は保たれている❸.

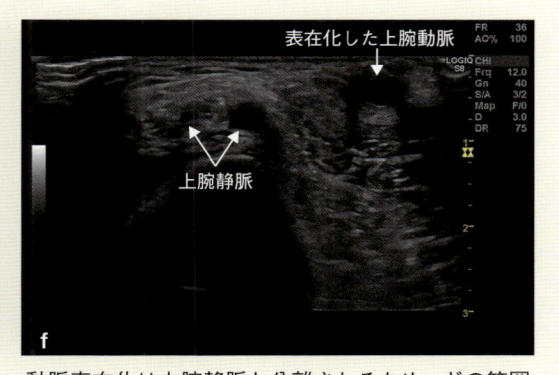

動脈表在化は上腕静脈と分離されるため，どの範囲の上腕動脈が表在化されているか判断できる❸.

 表在化された上腕動脈および返血静脈は，明らかな狭窄等認めず良好. また，血流速波形も動脈波形であり，ATも基準値内であることから，中枢動脈に重度の病変は存在しないと考えられる.

 穿刺ミス等なく，良好に使用できている.

48 仮性瘤

依頼目的 動脈表在化のフォロー．仮性瘤あり．

> 60歳代，女性．左上腕部の上腕動脈表在化．表在化した上腕動脈から脱血し，前腕の尺側皮静脈に返血している．脱血穿刺部の近傍に瘤を認めるが増大傾向はない，とのこと．現在は瘤を避けて穿刺しており，良好な透析を施行できている．

理学所見

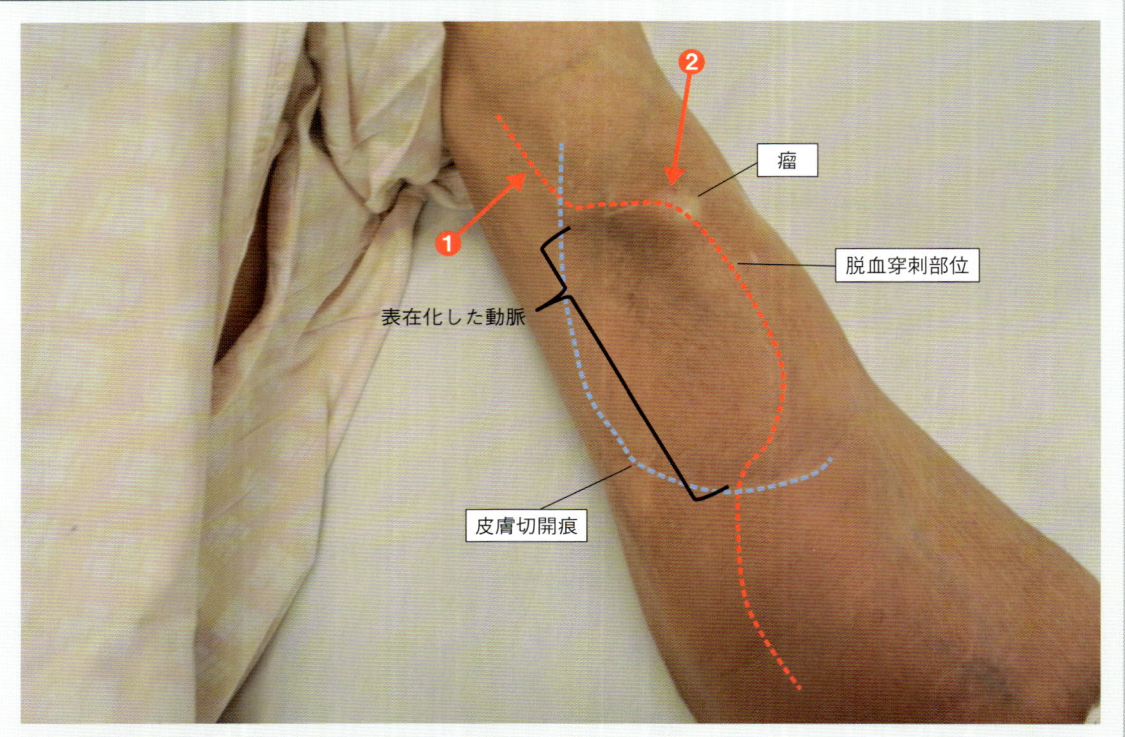

瘤

脱血穿刺部位

表在化した動脈

皮膚切開痕

広範囲の皮膚切開痕が動脈表在化術の特徴である．理学所見では，通常の動脈であるため，スリルは触れず拍動である．表在化された動脈に瘤の形成を認める．

超音波検査のポイント
- 上腕動脈における血流速波形を描出し，狭窄後波形でないことを確認する．形態評価を行い，狭窄や閉塞の有無を確認する．返血静脈も観察する．
- 仮性瘤を評価する．瘤の大きさや壁の性状（壁在血栓や石灰化，体表面から瘤の前壁までの距離）を観察する．

超音波検査

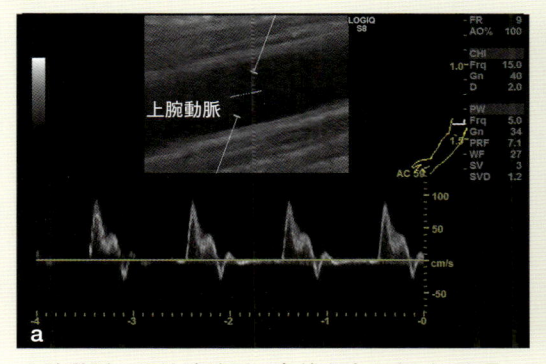

a

上腕動脈の血流速波形は急峻な立ち上がりを示し，狭窄後波形ではない❶．

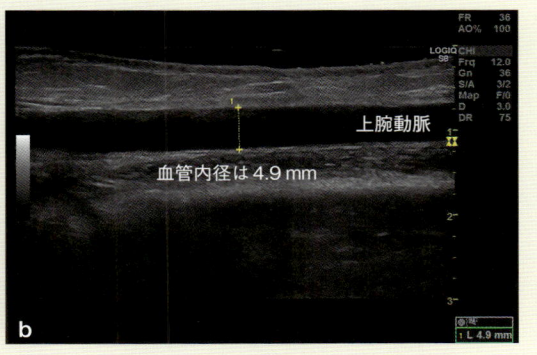

b

表在化していない上腕動脈の長軸像．血管内径は4.9 mm，狭窄等は認めない❶．

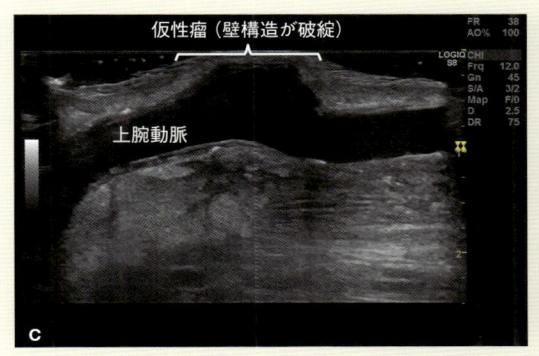

c

表在化された上腕動脈から発現した瘤で，壁構造の破綻から仮性瘤と判断❷．大きさは12 mm程度．

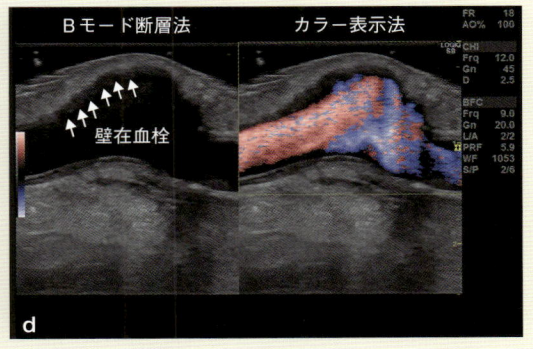

d

仮性瘤内に血流シグナルを認め，わずかに壁在血栓を認めるが，石灰化の沈着は認めない❷．

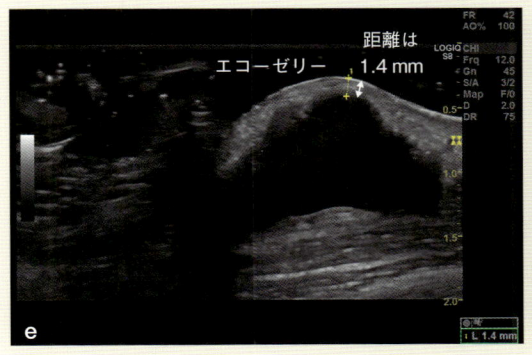

e

仮性瘤の周囲に多量のゼリーを塗布し，プローブを浮かせて観察．体表面から瘤の前壁まで1.4 mmで，さほど薄くない❷．

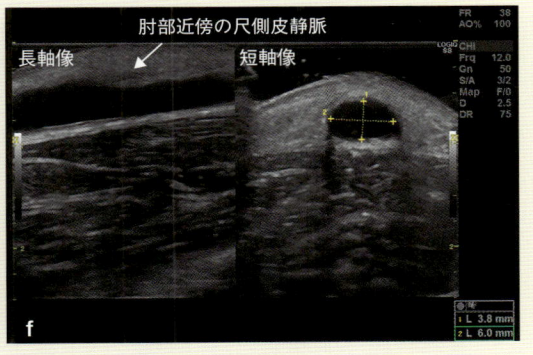

f

返血穿刺部（→）は血管走行がやや深いものの，狭窄や閉塞は認めない．

 総合評価　動脈表在化は狭窄等なく良好．仮性瘤は壁が厚いため破裂の可能性は低いと思われる．また返血穿刺部も狭窄等なく良好である．

 その後の経過　瘤破裂のリスクが低く，動脈表在化の機能も良好であったため経過観察となった．引き続き，動脈表在化の定期フォローは行うが，仮性瘤に関しては，急速に増大すれば適時受診してもらうことになった．

49 穿刺困難

依頼目的　表在化した上腕動脈の穿刺困難．返血は前腕の尺側皮静脈だが問題なし．

> 90歳代，女性．左上腕動脈表在化．以前は右前腕内シャントを使用していたが，短期再狭窄を繰り返し，頻回にPTAを施行，最終的には閉塞し断念．高齢のためAVGは考慮せず，左前腕の尺側皮静脈がきわめて良好であったことから，左上腕動脈の表在化術を行った．作製後は脱血，返血とも特に問題なく使用できていたが，前回および前々回の透析時に，脱血穿刺部位の穿刺が困難であったことから超音波検査となった．

理学所見

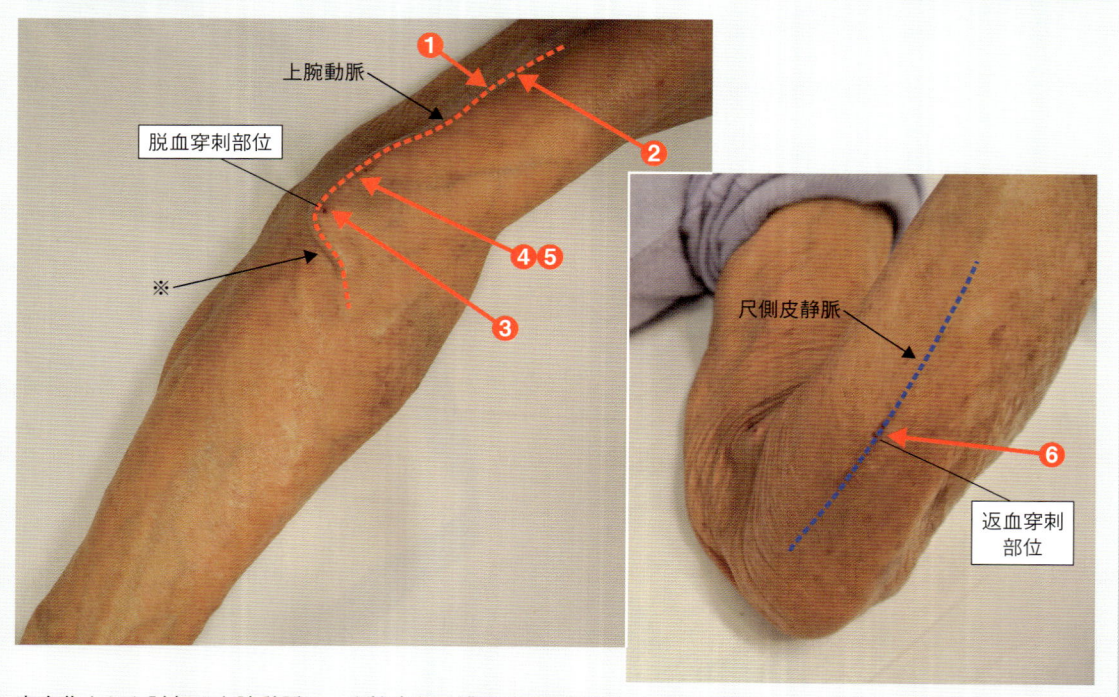

表在化された肘部の上腕動脈は，血管走行は浅く拍動を触知した．返血静脈は，上腕部での駆血により良好に拡張した．

超音波検査のポイント
- 上腕動脈の血流速波形を評価する．
- 表在化されている部位の血管内径や性状を観察する．穿刺部近傍に病変（内膜肥厚による狭窄や〈壁在〉血栓，内膜の剥離など）が発現しやすいため，重点的に観察する．
- 返血静脈も必ず観察する．

超音波検査

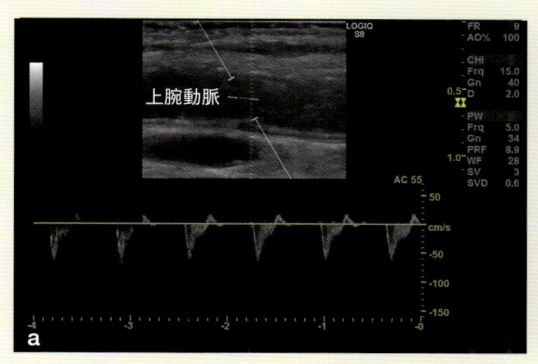

a

上腕動脈の血流速波形は3相性の動脈波形❶．中枢側の動脈に高度の狭窄がない可能性が高い．

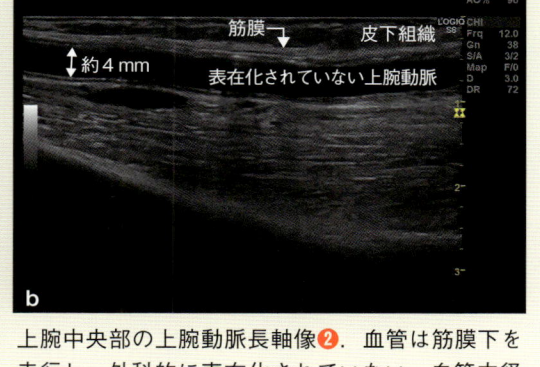

b

上腕中央部の上腕動脈長軸像❷．血管は筋膜下を走行し，外科的に表在化されていない．血管内径4mm程度．

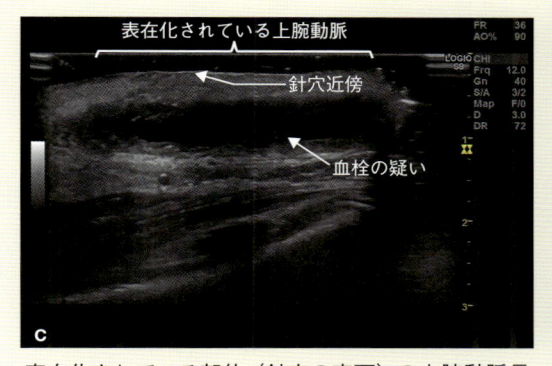

c

表在化されている部位（針穴の直下）の上腕動脈長軸像❸．淡い血栓様のエコーを認める．

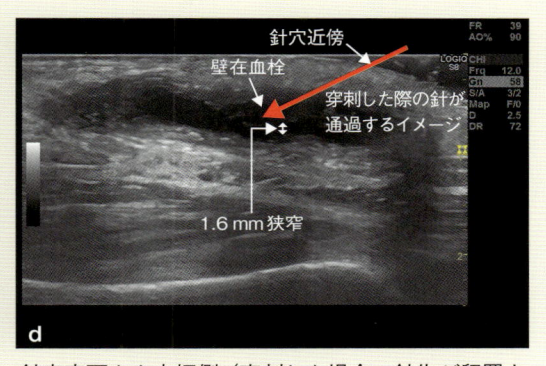

d

針穴直下やや中枢側（穿刺した場合，針先が留置されるであろう部位）の血管内に壁在血栓を認め，それに伴い内腔も狭小化（1.6mm）❹．

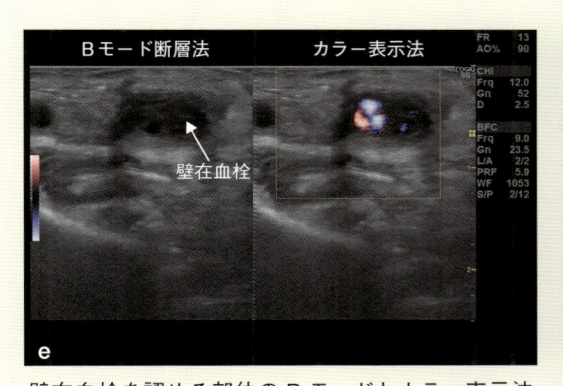

e

壁在血栓を認める部位のBモードとカラー表示法の短軸像❺．偏在性の狭窄．

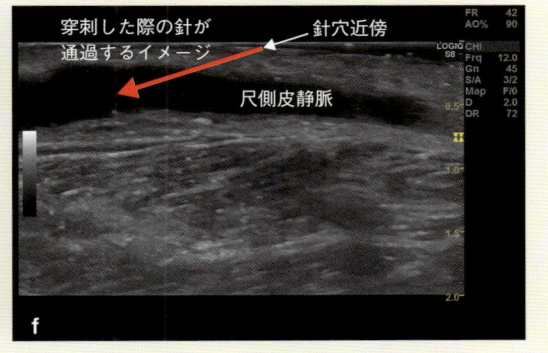

f

返血に使用されている尺側皮静脈の長軸像❻．穿刺困難はなく，エコー上も狭窄や血栓など認めない．

 総合評価　動脈表在化の穿刺部位に一致して壁在血栓を認める．これにより，穿刺が困難になっていたと考えられる．エコー上，返血静脈は特に問題ないと思われる．

 その後の経過　脱血部の穿刺をもう少し末梢側（理学所見画像の※印）から行うよう指示したところ，特に問題なく穿刺できた，とのことであった．

50 返血困難例

依頼目的 　動脈表在化例．返血部位の穿刺困難あり．

> 70歳代，女性．約2年前に作製した左上腕部の動脈表在化の症例．脱血穿刺部位は表在化した上腕動脈，返血穿刺部位は上腕部の橈側皮静脈であった．穿刺方向は両方とも順行性に行っていた．今回，返血部位の穿刺困難を主訴として当院を受診となった．

理学所見

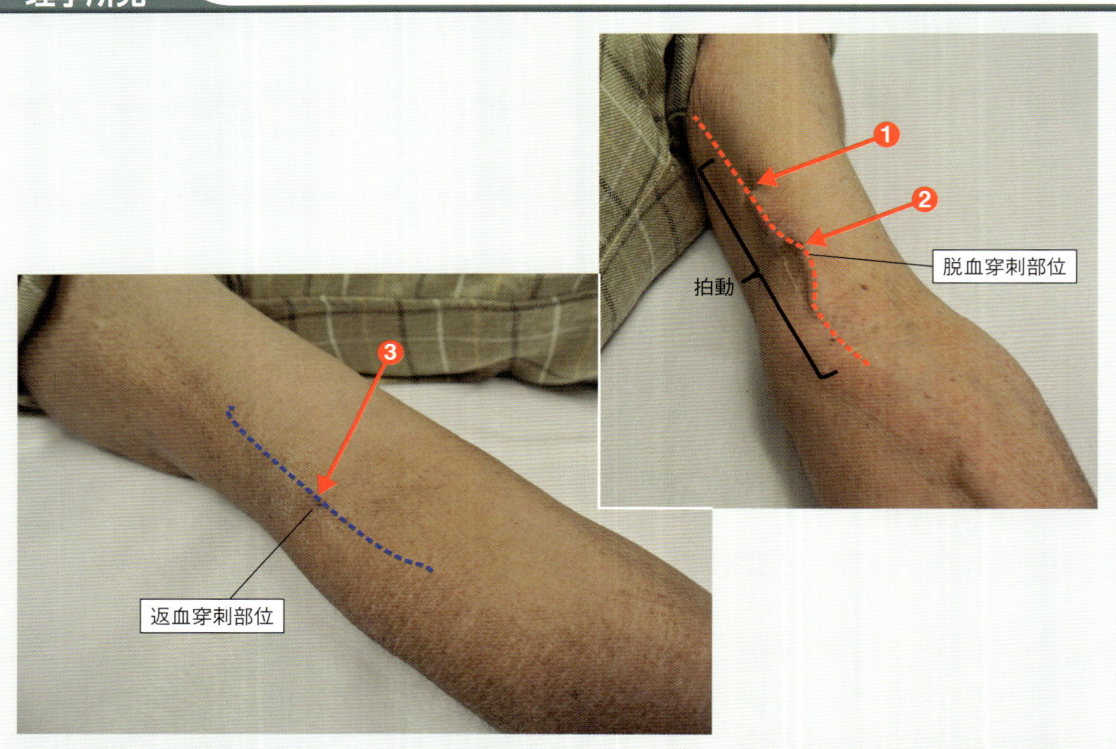

上腕動脈は全体的に拍動を触れる．返血の橈側皮静脈は駆血をすると，血管を触知しやすいが，走行がやや深い印象であった．

超音波検査のポイント

- 上腕動脈の血流を評価する．シャントを形成していないため，パルスドプラ法による血流速波形は動脈波形となる．
- 動脈における狭窄病変を検索する．
- 返血穿刺部位や穿刺方向を確認し，穿刺をイメージしながら検査を進める．血管内腔の観察だけでなく，体表面からの深さも評価する．
- 超音波画像の評価のみならず，実際に駆血して返血静脈を触知してみる．

超音波検査

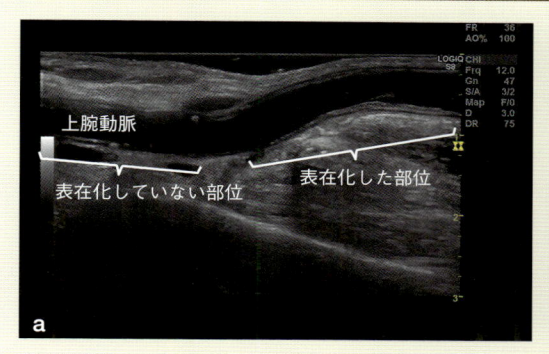

外科手術で上腕動脈が筋層内から皮下組織内に移行する部位. 動脈が表在化されていることが確認できる❶.

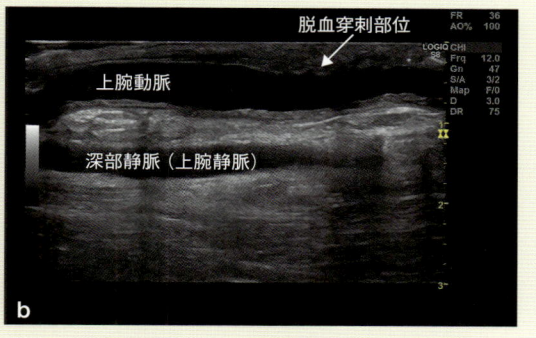

表在化された上腕動脈で脱血穿刺部位の長軸像. 穿刺困難など臨床症状を認めていないが, エコーでも異常所見なし❷.

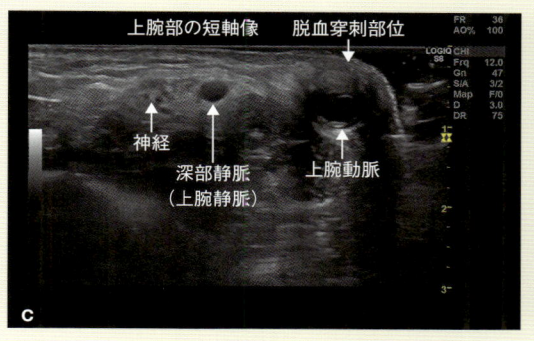

上腕部の短軸像. 上腕動脈が神経や深部静脈（上腕静脈）と離れて走行しているため動脈表在化の術後とわかる❷.

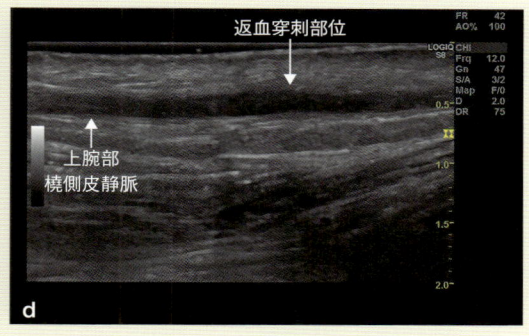

中枢側で駆血していない状態での橈側皮静脈（返血穿刺部位）の長軸像. 血管内腔に血栓など認めない❸.

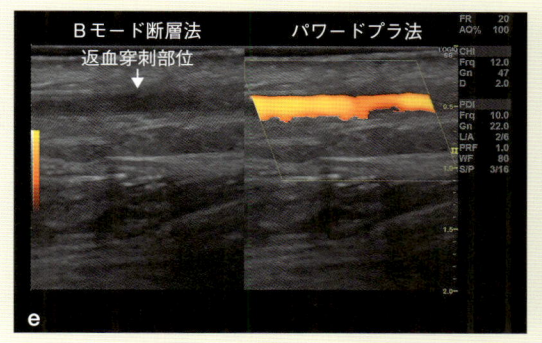

パワードプラでも血流信号を認め, 狭窄や閉塞による穿刺困難は否定的❸.

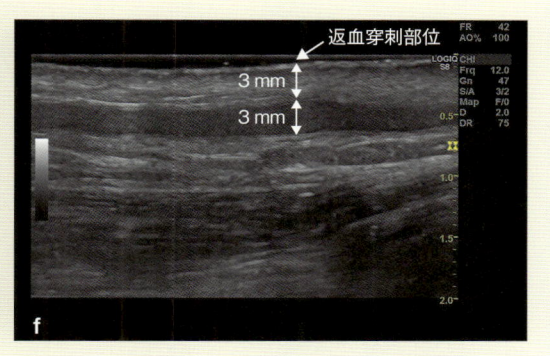

中枢側で駆血帯を巻いた状態での橈側皮静脈. 血管内径は3mm, 体表面からの深さも3mm, 血管走行が深い印象❸.

 脱血部位となる上腕動脈では, 狭窄後波形や狭窄, 閉塞は認めず良好. 返血静脈では, 血管内腔に狭窄や閉塞は認めないものの, 血管走行がやや深いことから, 穿刺が困難になる可能性がある.

 可能な限り, 穿刺に熟達したスタッフに担当してもらうよう医師からの指示があった. それでも穿刺が困難である場合は, 別のバスキュラーアクセスの新規作成も考慮していく必要がある.

バスキュラーアクセス超音波検査

STEP UP! 1
装置設定とプローブの選択

● 使用する装置の選択とそれに関わる設定は，正確な検査を行ううえで重要である（**表1**）．高価な装置を使用していても，正しく設定されていなければ意味がない．

● VA 超音波検査の装置設定は，他の血管エコーとほぼ同じであるが，本領域の特徴は，きわめて浅い部位の血管を対象としていることである．皮静脈においては，ほぼ 1 cm 以内を走行している．できるだけ周波数が高いプローブを使用することが望ましい．当院で使用しているプローブを**表2**に示す．

● VA では血管の凹凸や瘤を有する症例に遭遇する．この場合，エコーゼリーを多く塗布するなどの工夫が必要となる．

● 明瞭な画像が描出できれば，特異な病変を見ても迷わない．また，それが検査時間の短縮にもつながる．画像を作り出すのは，われわれ検者の義務である．近年の超音波診断装置の性能は飛躍的に向上している．プローブを当てて，そこに映った画像で評価するのではなく，装置が持つさまざまな機能を用い，適材適所で画像調整しながら検査を行う習慣をつけていただきたい．

表1　装置の設定

機能評価	形態評価
● TAV の設定（p.30 参照） 　血流量を算出する際に必須の設定 ● EDV の設定（p.30 参照） 　RI を算出する際に必須の設定 ● パルスドプラの流速レンジ 　シャントの血流速度は症例によってさまざまであり，随時 　調整が必要	● B モードの周波数 　深い部位を観察する際に調整が必要 ● フォーカス（多段フォーカス） 　血管後壁に設定 ● ゲイン 　内膜肥厚を伴う狭窄やグラフト内の狭窄，静脈弁，血栓 　を観察する場合は少し高めに設定 ● カラードプラの流速レンジ 　シャントの血流速度は症例によってさまざまであり，随時 　調整が必要

表2　プローブの種類

	プローブ	画像	特徴	部位
リニア （ホッケー型） （8〜18 MHz）			軽いため，血管の圧迫を回避しやすい．血管走行のマッピングに適している．	前腕部および上腕部，頸部，cephalic arch など
リニア （マトリックス） （6〜15 MHz）			素子の厚み方向にもフォーカシングをかけることで，より解像度が高い画像を得ることができる．1 mm 以下の超高度狭窄や静脈弁の狭窄が明瞭に描出できる．病変の詳細を観察したい場合に適している．	前腕部および上腕部，頸部，cephalic arch など
マイクロ コンベックス （3〜4 MHz）			低周波であるため対象物が深いところまで描出可能である．プリセットは小児の心臓で使用するとよい．	中心静脈領域の動静脈（腋窩，鎖骨下，腕頭）など

STEP UP! 2
なぜ上腕動脈で測定するのか

- シャントの機能を評価する血流量の測定は,
  - なぜ上腕動脈で計測するのか,
  - シャント静脈に吻合している橈骨動脈でなぜ測定しないのか,
  - シャントの血流を知ることが, その機能を表しているのに, なぜ脱血穿刺部で測定しないのか,
  などの質問を多く受ける.

- まずは, 血流量測定において上腕動脈で測定することのメリットとデメリットを表1に示す.
  - ▶いくつかのデメリットはあるものの, これらの症例に遭遇する頻度は少ない.

- 一方で, 上腕動脈ではない部位で計測, 評価しがたい理由を表2に示す.
  - ▶特に自己血管内シャントにおいては, 血管走行の多様性が同等に評価しがたい原因となっている.

- 測定の標準化を視野に入れた場合, 少なくとも, ① 機能を反映している ② さまざまな症例に幅広く対応できる ③ 手技が簡便である, といった事柄が重要視される. また, 統一された方法でない場合, 各施設間でデータを共有できない.
  - ▶計測の再現性も含めて, 上腕動脈を測定部位とする評価法が望ましいと考えられ, これが現在の一般的な測定法となっている.

表1　上腕動脈で血流量を測定することのメリットとデメリット

メリット	デメリット
● 橈骨動脈での測定と比べて，末梢よりも中枢の方が血管径が太く，血管直径を正確に計測しやすい（誤差が少ない）．	● 上腕動脈血流量＝シャント血流量ではない．あくまでVA機能として代用している，ということを理解して使用しなければならない．
● 橈骨動脈での測定と比べて，尺骨動脈‐尺側皮静脈吻合シャントも評価できる． （＝橈骨動脈での血流量測定の場合，橈骨動脈から流れ込む血流しか反映されない）	● 上腕動脈肘窩部で吻合している内シャントは，吻合部近傍での測定となる（ただし上腕中央部付近の上腕動脈で測定すればその影響は少ない）．
● 上腕動脈測定であれば，尺骨動脈から手掌動脈弓を経て橈骨動脈を逆流する血流も加味できる．	● 上腕動脈高位分岐の症例では，上腕部ですでに動脈が2本あるため，通常の上腕動脈での測定と同等に評価できない．
● シャント静脈での血流量測定に比べて，プローブの圧迫による血管直径の計測誤差の影響を受けにくい．	

表2　上腕動脈以外の部位を選択しない理由

その他の方法および測定部位	選ばない理由
両側の上腕動脈血流量の差	● 手順が煩雑である． ● 測定部位より中枢動脈に病変がある場合は，適用しがたい．
橈骨動脈	● 血管が細く石灰化を伴う症例の場合，計測に難渋する． ● 橈骨動脈の閉塞による尺骨動脈からの迂回シャントの場合は，VA機能を反映しない． ● 尺骨動脈から供給される血流を反映できない．
シャント静脈	● 蛇行する血管の場合，乱流の影響を受ける． ● 血管走行や穿刺部位が患者個々によって異なるため同じ条件での評価が困難となる． ● 穿刺部位で測定する場合，血管分岐による乱流が発生する． ● プローブによる血管圧迫の影響を受けやすい．すなわち血管内径の計測が正確でないことが懸念される．

（補足）文献的には，上腕動脈や吻合部近傍，橈骨動脈，シャント静脈での血流量で評価したものもあるが，上腕動脈で測定している検討が最も多い．しかし，どの部位で計測してもVA機能を反映している，という結論であった．

STEP UP! 3
プローブ走査

- VA超音波検査において，プローブ走査は重要である．最も注意しなければならないことは，プローブによる圧迫で血管を扁平化させてしまう，あるいは縮小させてしまうことである．また，曲面に膨隆した血管の上に，エコーゼリーが付着した状態でプローブを固定することは，意外と難しい．

- 図1-1の写真を見ていただきたい．中指と薬指の側面を腕にしっかり当て，土台と支えを作っている．これでプローブによる血管の圧迫を回避する．また，同時に中指と薬指の指の腹で血管の側壁を触れ，そのまま血管をなぞるように移動させる．

- 図1-2では，それにプローブを持ち合わせているだけである．プローブの動きは，この指とともに同じ道筋をたどる．すなわち，指で血管の側壁をたどっていけば，プローブも自ずとそれについてくる．プローブは常に血管の上にあるとともに，しっかりとした土台を作っているため，ブレない安定した走査が可能になる．蛇行している血管の走査にも有用である．

- この走査法のもう一つの利点は，指で血管を触れているため，同時に理学所見をとることができる．つまり，指で感じた拍動がスリルに変化した瞬間，エコー画像では狭窄病変が描出されていることになる．理学所見とエコー所見を互いに確認し合うことで，より精度の高い検査を施行することができる．

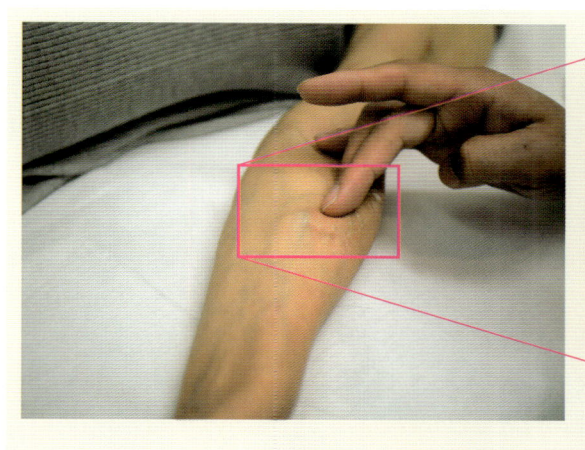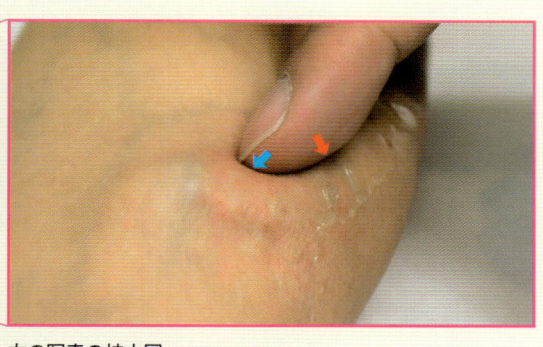

左の写真の拡大図
🔵：指の側面で腕方向に対してしっかり土台を作る．これで
　　プローブが固定される．
🔴：指の腹で血管の側壁を触れる．これで血管をなぞっていく．

図1-1　プローブ走査のテクニック

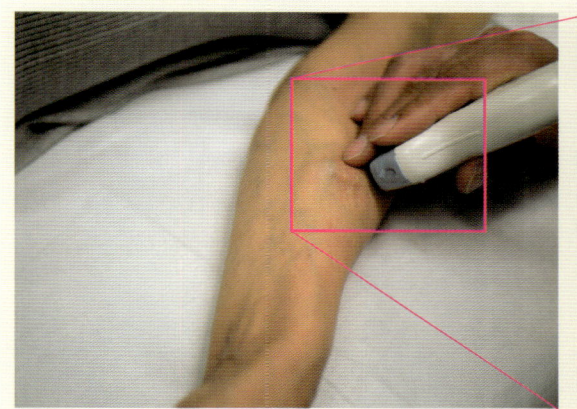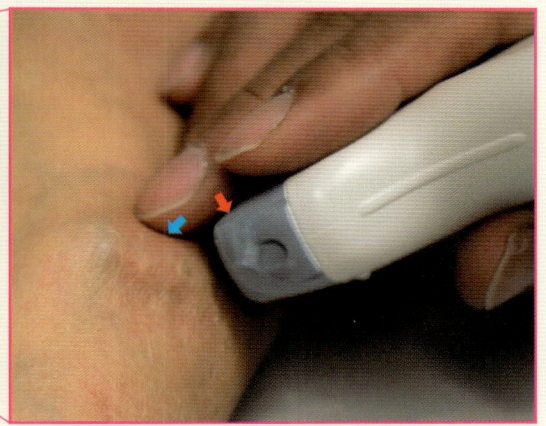

指で血管をたどっていくと，プローブもそのまま血管走行に
沿って移動していく．血管が線路で，プローブが車両だとす
ると，モノレールが走るイメージに近いだろうか．

図1-2　プローブ走査のテクニック

STEP UP! 4
上腕動脈高位分岐例

● 大部分の症例では，上腕部で1本の上腕動脈が走行する．しかしながら，まれに同部位で2本の動脈が走行する症例が存在する．これが上腕動脈の高位分岐である（図1，図2）．

● 論文により頻度にばらつきがあるものの，約8%に見られた，という報告がある．また，上肢両側のうち，片方は通常の肘窩での分岐であるが，他方のみ高位分岐の症例もある．

● 高位分岐におけるVA機能評価では，決められた方法や，基準はない．橈骨動脈と尺骨動脈の和を血流量として算出する方法も報告されている．従来の上腕動脈血流量と同じ基準で評価するのであれば，分岐する前の腋窩付近での測定が妥当となる．

● 注意点として，血流が良好な症例である高位分岐例であるにも関わらず，シャントにつながっていない方の動脈で血流量を計測して，その値のみでVAを評価してしまうことである．つまり，シャントにつながっている他方の動脈の良好な血流量を見逃してしまうと，このような誤診につながる事態が生じる．VA超音波では，上腕部の短軸像を走査する場合，高位分岐か否かを全症例において注意深く観察する必要がある．

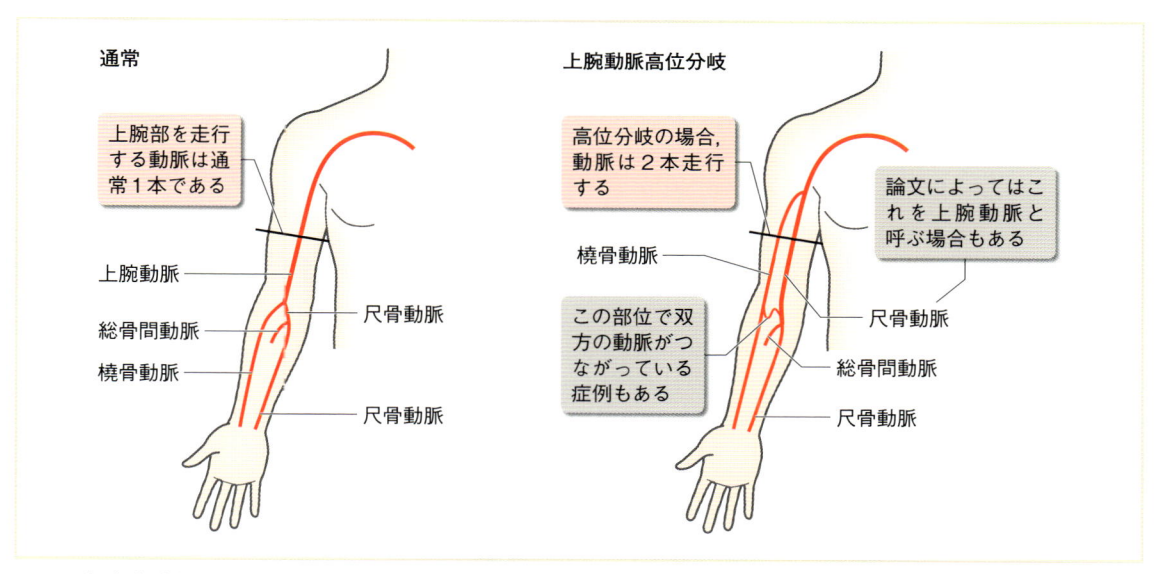

図1　上腕動脈高位分岐例

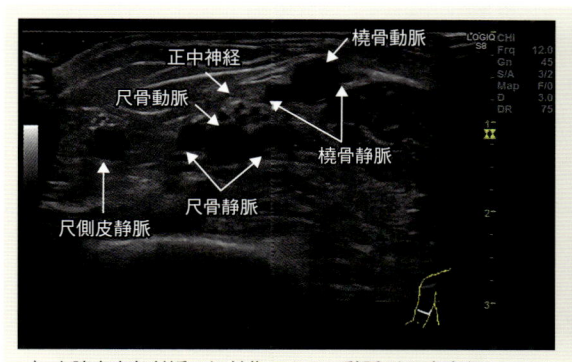

a）上腕中央部付近の短軸像である．動脈が2本走行し，それぞれ静脈が伴走する．中央には正中神経も描出されている．

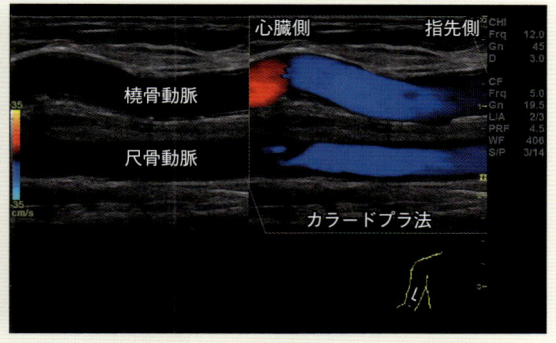

b）図aの長軸像であり，2本同時に描出するよう斜めから超音波ビームを入射している．動脈2本とも末梢側に向かって流れていることがカラードプラから確認できる．

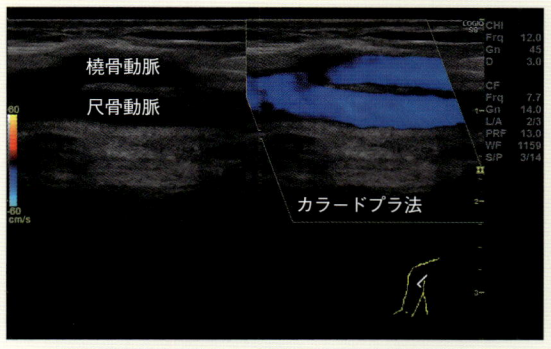

c）上腕中央部から中枢側に走査していくと腋窩付近で2本の動脈が合流する（＝腋窩で分岐している）．

図2　上腕動脈高位分岐例の超音波像

STEP UP! 5
血行動態

- 肘部を走行する静脈の血管解剖は複雑である．静脈が分岐と合流を繰り返し，また交通枝のような浅部と深部を走行する血管も存在するため，立体的にイメージして理解する必要がある．これがシャントとして発達した場合には，さらに複雑化する．

- これらの血行動態を完全に理解するには，徹底的に解剖を頭に入れておくことが必要不可欠である（静脈解剖の章を参照，p.12）．この解剖を立体的にイメージしながら，本来走行している部位に血管が存在するか，その血管が，どの血管と繋がっているか，またその血管は動脈か皮静脈か，あるいは深部静脈か，というように解剖図とエコー画像を重ね合わせながら走査していく．

- シャントの血流は，肘部を超えると，橈側皮静脈，肘正中皮静脈，交通枝の3つの経路を通って心臓に流れる．前腕橈側皮静脈の末梢側と橈骨動脈で吻合した AVF では，交通枝に流れる経路も存在する（図1-1）．図1-2 のパターンでは，橈側皮静脈で穿刺できれば使用可能である．図1-3 のパターンでは穿刺部位がないため，シャントとしては機能しないが，血流は保たれている．

- 交通枝と橈骨動脈起始部で吻合した AVF では，橈側皮静脈と肘正中皮静脈以外には流れない（図2-1）．図2-2 のパターンでは，橈側皮静脈で穿刺できれば使用可能である．図2-3 のパターンでは，肘正中皮静脈のみ穿刺できるが，返血穿刺部位がない．さらに肘正中皮静脈も閉塞すれば，完全閉塞となる．

- このように肘部の静脈は複雑ではあるが，いくつかのパターンに分類できる．どの症例に遭遇しても，血行動態を理解できるようパターンを頭に入れておきたい．

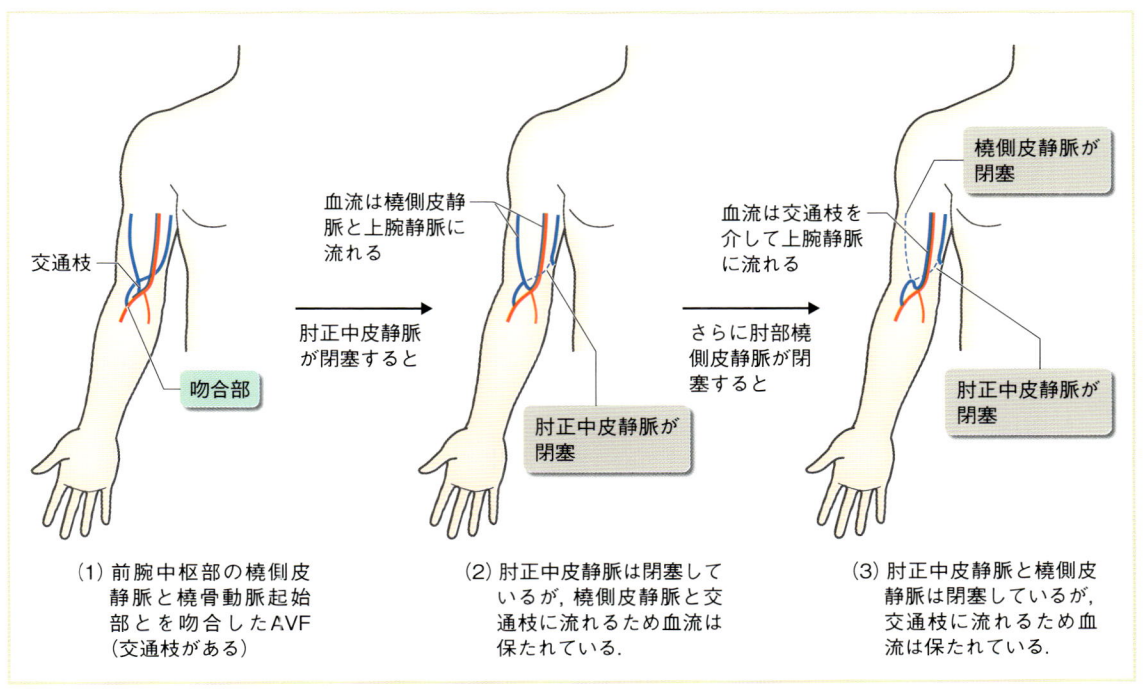

図1　肘部の AVF で血行動態が変化したパターン

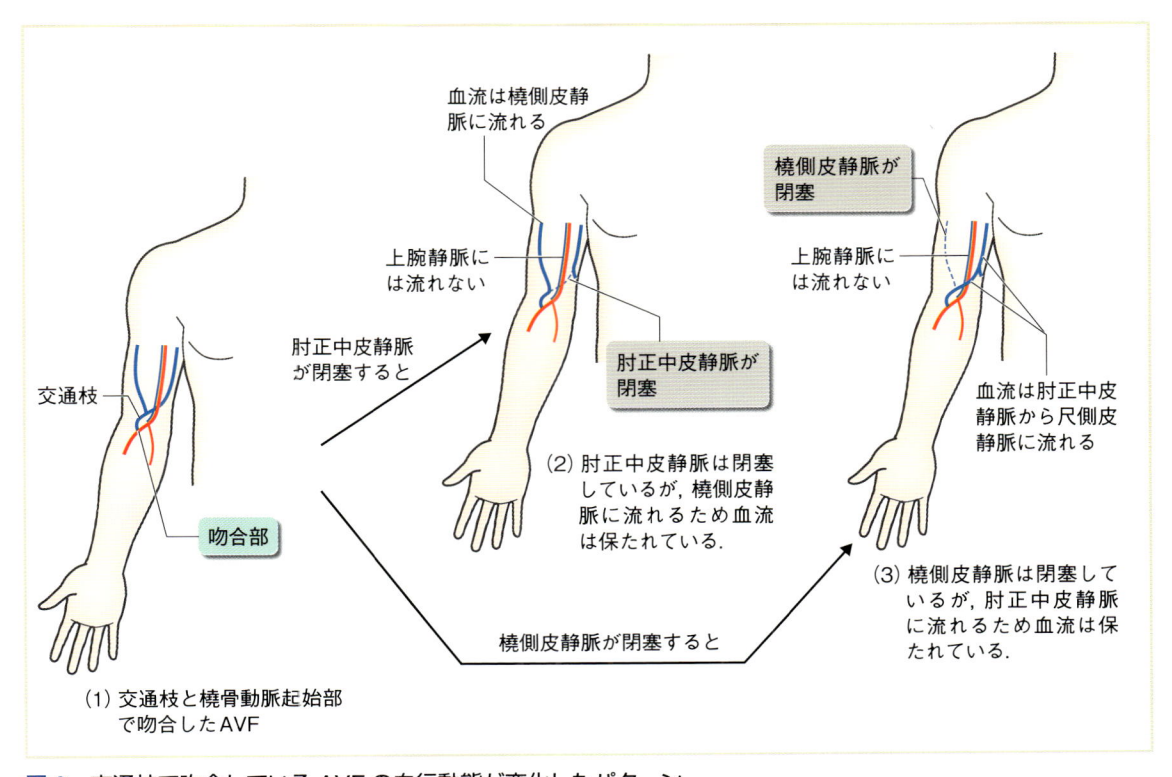

図2　交通枝で吻合している AVF の血行動態が変化したパターン

STEP UP! 6

報告書

- 報告書は，超音波検査で得た数々の情報を正確に伝達する重要な手段となる．数値を正確に計測できていても，伝え方が間違っていれば，活きたデータではなくなる．

- 当院で使用している報告書の例を提示する（図1，図2）．

- 機能評価として，上腕動脈の血流量およびRI，ATを記載している．

- 形態評価では，血管走行の概要を示し，その横にシェーマを記載している．

- 血管走行が多種多様であるバスキュラーアクセスであるがゆえに，報告書の定型化が難しい．一方で，多種多様であるからこそ，自由に描けるフリーハンド形式の報告書が使える．シェーマを記載することは簡単ではないが，文章では表現しにくい血管走行も直感的に伝えることができる．うまく記載できると，簡潔に短時間でシャントを表現できる方法であり，伝えやすく，伝わりやすい．

- 多くの症例を経験し，積極的にシェーマを記載する勇気が必要であると考えている．

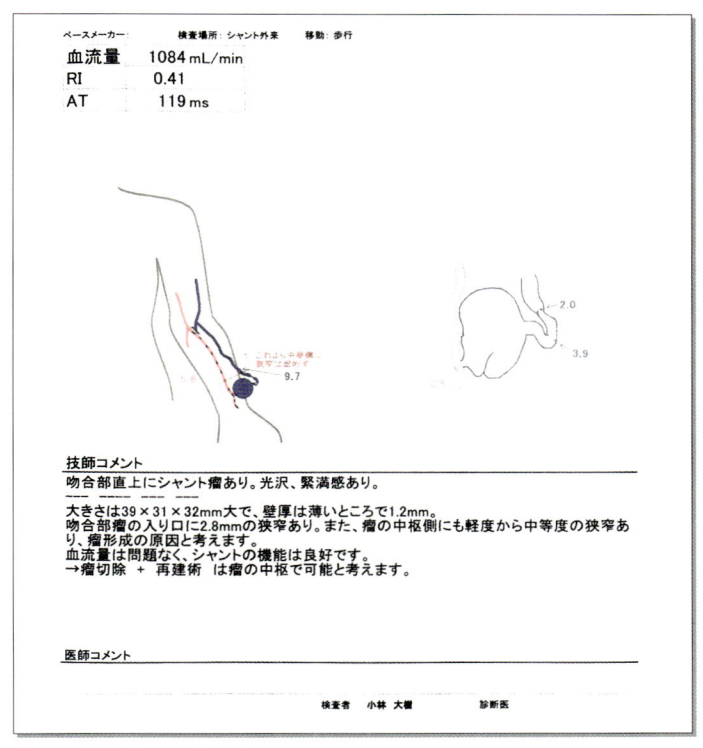

図1　報告書の1例（AVF）

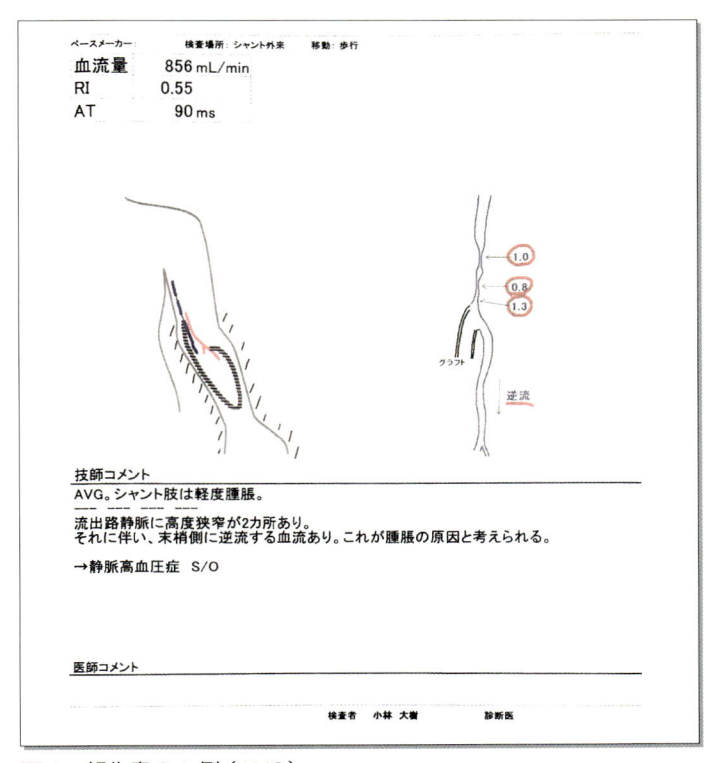

図2　報告書の1例（AVG）

STEP UP! 7
VA 超音波上達法

● 振り返ると，私がバスキュラーアクセスのエコーに従事し始めてから約 20 年が経つ．これまで，さまざまな勉強法を試してきたが，やはり，ここまでの道のりは長かった．ただ，自分の技術や知識の成長が，少し緩やかになってきたと感じた時，以下の 3 つの事柄を実践したことによって，大幅に上達できたと実感している．

(1) 理学所見で病変を推測・確認する

基本的に超音波検査は，"見えない部分を見る"ことができる．ところが，シャント領域は血管走行が浅いため，体表面から触診で得られる情報も多い．だからこそ，スキャンをしながら血管の走行やシャントの状態を観察することが，期待される検査所見の推測や異常所見の確認に役立つ．つまり，検査による見逃しを減らし，自分の検査精度に自信が持てるようになる．また，検査終了時にはエコーゼリーをガーゼで拭き取るが，その時も，もう一度シャント肢や血管走行を確認することにしている（図 1）．

(2) 血管造影所見と対比させる

超音波検査で記載したシェーマの確認は，血管造影所見と対比することが，いわゆる"答え合わせ"になる（図 2）．特に，正しく血管走行が理解できていたか，正しいシェーマが書けていたか，を確認する術がこれである．エコー所見と血管造影所見は必ずしも一致するものではないが，血管走行のマッピングや病変の程度，範囲などが概ね一致してくれば，依頼医の信頼を大きく掴むことができる．超音波検査で見えたものが造影でどのように映るのか，を考えながら検査を行うことが，精度の高いシェーマを記載するトレーニングになる．

(3) 常にシャントの全体像をイメージする

超音波検査で得られる画像は部分像である．しかし得るべき情報の最終形は，やはりシャントの全体像であり，血行動態を理解することである．部分像を全体像に置き換えるイメージが必要になる．右手にプローブを持ち，両目でモニタを見ていると，超音波検査に集中したくなるが，逆に，あまり超音波検査にとらわれず，シャント全体を落ち着いて見つめる視線が重要である．

今，思い返すと，これらが私の VA エコー上達法であり，今なお実践中である．

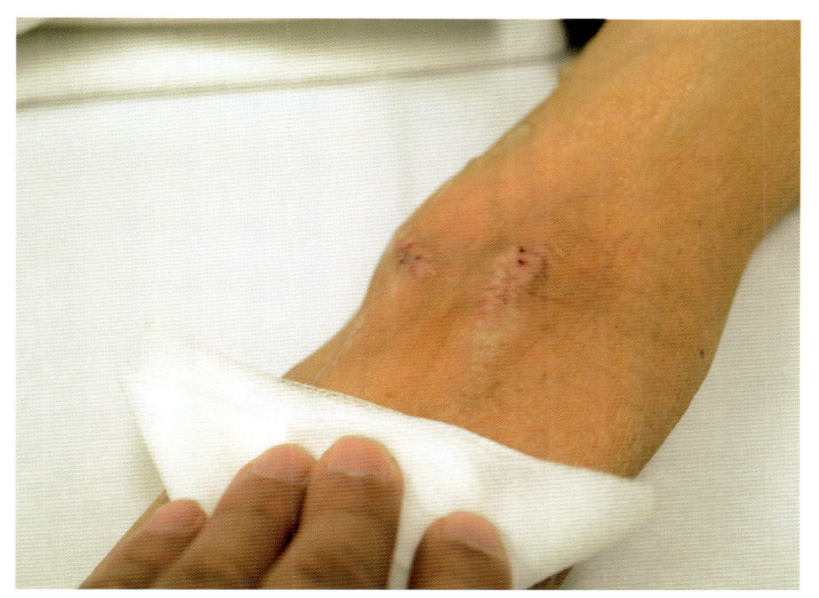

図1　エコーゼリー拭き取り時に再確認

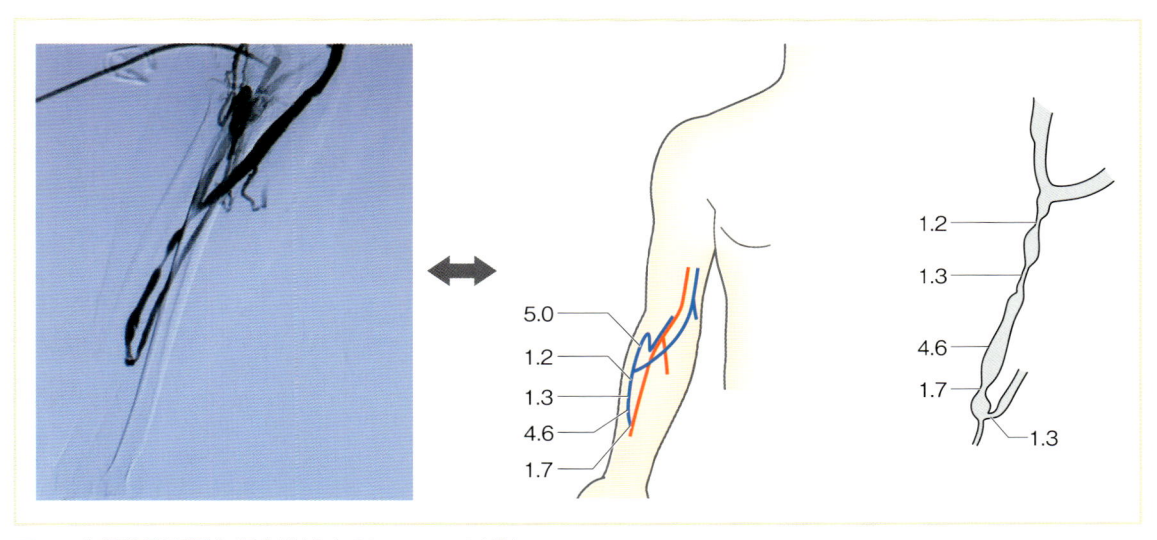

図2　血管造影所見と超音波検査のシェーマの対比

中山書店の出版物に関する情報は，小社サポートページを御覧ください．
https://www.nakayamashoten.jp/support.html

エコーでできる評価と管理
バスキュラーアクセス超音波50症例

2019年6月1日初版第1刷発行©
2021年7月1日　　第2刷発行　　　　　　　　　　　　〔検印省略〕

監修	末光浩太郎
編集	寺島　茂
著	小林大樹
発行者	平田　直
発行所	株式会社 中山書店

〒112-0006　東京都文京区小日向 4-2-6
TEL 03-3813-1100（代表）　振替 00130-5-196565
https://www.nakayamashoten.jp/

本文デザイン・装丁 …… 臼井弘志（公和図書 株式会社 デザイン室）
印刷・製本 …… 三報社印刷株式会社

Published by Nakayama Shoten. Co., Ltd.　　　　　　　　　Printed in Japan
ISBN978-4-521-74759-0
落丁・乱丁の場合はお取り替え致します

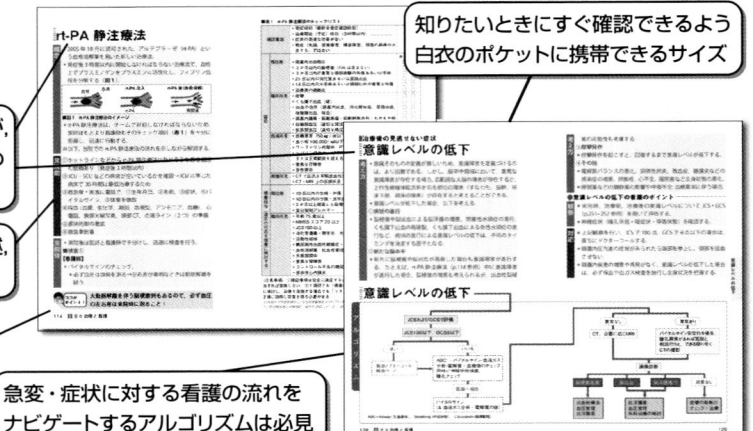
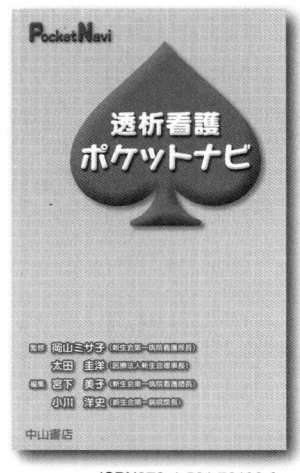